甲状腺细针穿刺细胞学诊断与陷阱

主　编　刘志艳
副主编　Kennichi Kakudo
　　　　Mitsuyoshi Hirokawa
主　审　周晓军

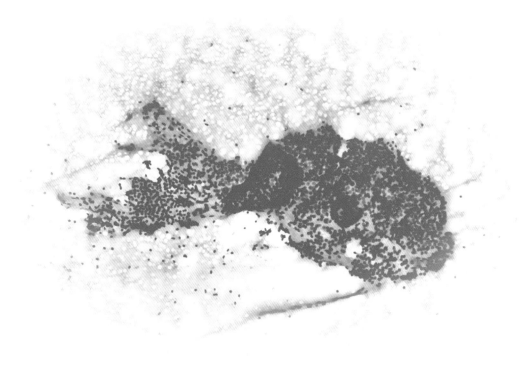

科学出版社
北京

内 容 简 介

甲状腺细针穿刺细胞学检查广泛应用于甲状腺结节的术前诊断。本书对比分析了现有美国、英国、意大利和日本甲状腺细针穿刺细胞学诊断系统,参照2017年甲状腺细针穿刺细胞学Bethesda报告系统和2017年新版WHO甲状腺肿瘤分类,对甲状腺结节常见及罕见病例细胞学、影像学、组织学诊断及其鉴别诊断进行剖析,阐述了如何准确实施甲状腺细胞学诊断并避开诊断陷阱。

本书图文并茂,可供病理科、超声科及普外科医生阅读。

图书在版编目(CIP)数据

甲状腺细针穿刺细胞学诊断与陷阱 / 刘志艳主编. — 北京:科学出版社,
2018.4

ISBN 978-7-03-056939-4

Ⅰ.①甲… Ⅱ.①刘… Ⅲ.①甲状腺疾病—活体组织检查—细胞诊断
Ⅳ.①R581.04

中国版本图书馆CIP数据核字(2018)第049673号

责任编辑:沈红芬 / 责任校对:张小霞
责任印制:赵 博 / 封面设计:黄华斌

科 学 出 版 社 出版

北京东黄城根北街16号
邮政编码:100717
http://www.sciencep.com

中国科学院印刷厂 印刷

科学出版社发行 各地新华书店经销

*

2018年4月第 一 版 开本:787×1092 1/16
2018年4月第一次印刷 印张:19
字数:440 000

定价:198.00元

(如有印装质量问题,我社负责调换)

译　者
（按姓氏汉语拼音排序）

白艳花　北京大学肿瘤医院病理科

白玉萍　首都医科大学附属北京同仁医院病理科 /
　　　　头颈部分子病理诊断北京市重点实验室

崔秀杰　山东大学基础医学院病理学系

樊祥山　南京大学医学院附属鼓楼医院病理科

郭会芹　国家癌症中心 / 北京协和医学院 /
　　　　中国医学科学院肿瘤医院病理科

郭凌川　苏州大学附属第一医院病理科

韩　博　山东大学基础医学院病理学系 / 山东大学齐鲁医院病理科

何淑蓉　北京医院病理科

姜慧峰　山东大学齐鲁医院（青岛）病理科

李　丽　山东大学基础医学院病理学系 / 山东大学齐鲁医院病理科

李香菊　北京大学肿瘤医院病理科

李亚琼　山东省立医院病理科

刘红刚　首都医科大学附属北京同仁医院病理科 /
　　　　头颈部分子病理诊断北京市重点实验室

刘甜甜　山东大学基础医学院病理学系 / 山东大学齐鲁医院病理科

刘志艳　山东大学基础医学院病理学系 / 山东大学齐鲁医院病理科

牟　坤　山东大学基础医学院病理学系 / 山东大学齐鲁医院病理科

乔旭柏　北京和睦家医院病理科

任玉波　聊城市人民医院 / 北大国际医院病理科

戎　荣　南京医科大学第一附属医院 / 江苏省人民医院病理科

苏　鹏　山东大学齐鲁医院病理科

孙红柳　托莱多大学（University of Toledo）医学中心病理科

孙玉静　山东大学基础医学院病理学系 / 山东大学齐鲁医院病理科

王铁生　江苏省原子医学研究所附属江原医院病理科

邬宏恂　江苏省原子医学研究所附属江原医院超声科

吴　妍　南京医科大学第一附属医院 / 江苏省人民医院病理科

岳常丽　首都医科大学附属北京同仁医院病理科 /
　　　　头颈部分子病理诊断北京市重点实验室

张春燕　山东省济宁医学院附属医院病理科

张翠娟　山东大学基础医学院病理学系 / 山东大学齐鲁医院病理科

张仁亚　山东省济宁医学院附属医院病理科

张晓芳　山东大学基础医学院病理学系 / 山东大学齐鲁医院病理科

张智泓　南京医科大学第一附属医院 / 江苏省人民医院病理科

张智慧　国家癌症中心 / 北京协和医学院 /
　　　　中国医学科学院肿瘤医院病理科

章宜芬　南京中医药大学附属医院 / 江苏省中医院病理科

赵　焕　国家癌症中心 / 北京协和医学院 /
　　　　中国医学科学院肿瘤医院病理科

赵海鸥　江苏省盐城市第一人民医院病理科

朱　云　江苏省原子医学研究所附属江原医院病理科

作 者

Andrey Bychkov, MD, PhD
Department of Pathology, Faculty of Medicine
Chulalongkorn University
Bangkok, Thailand
Andrey.B@chula.ac.th

Guido Fadda, MD, FIAC
Division of Anatomic Pathology and Histology
Catholic University
Roma, Italy
guido.fadda@unicatt.it

Kayoko Higuchi, MD, PhD, FIAC
Section of Anatomic Pathology
Aizawa Hospital
Matsumoto, Japan
byori-dr@ai-hosp.or.jp

Miyoko Higuchi, CT, IAC
Department of Laboratory Science
Kuma Hospital
Kobe, Japan
higuchi01@kuma-h.or.jp

Mitsuyoshi Hirokawa, MD, FIAC
Department of Diagnostic Pathology and Cytology,
Kuma Hospital
Kobe, Japan
mhirokawa@kuma-h.or.jp

Keiko Inomata, PhD
Department of Laboratory Medicine
Yamashita Thyroid and Parathyroid Clinic
Fukuoka, Japan
kinomata@kojosen.com

Aki Ito, CT, IAC
Department of Laboratory Science,
Kuma Hospital
Kobe, Japan
akiito@kuma-h.or.jp

Yasuhiro Ito, MD, PhD
Department of Surgery
Kuma Hospital
Kobe, Japan
ito01@kuma-h.or.jp

Kennichi Kakudo, MD, PhD, FIAC
Department of Pathology, Nara Hospital
Kindai University Faculty of Medicine
Nara, Japan
kakudo@thyroid.jp

Kaori Kameyama, MD, PhD
Division of Diagnostic Pathology
Keio University School of Medicine
Tokyo, Japan
kameyama@a5.keio.jp

Takashi Koshikawa, MD, PhD, FIAC
Department of Pathology
Shubun University Faculty of Nursing
Aichi, Japan
koshikawa.t@shubun.ac.jp

Junko Maruta, CT, PhD
Noguchi Thyroid Clinic and Hospital
Oita, Japan
junko@noguchi-med.or.jp

Claire W. Michael, MD
Department of Pathology
Case Western Reserve University
Cleveland, OH
claire.michael@uhhospitals.org

Yusuke Mori, MD, PhD
Department of Endocrine Surgery
Yamashita Thyroid and Parathyroid Clinic
Fukuoka, Japan
mori@kojosen.com

Shinya Satoh, MD, PhD
Department of Endocrine Surgery
Yamashita Thyroid and Parathyroid Clinic
Fukuoka, Japan
shinya.satoh.48128@gmail.com

Ayana Suzuki, CT, CTIAC
Department of Laboratory Science
Kuma Hospital
Kobe, Japan
suzuki01@kuma-h.or.jp

Nami Takada, CT
Department of Laboratory Science
Kuma Hospital
Kobe, Japan
takada01@kuma-h.or.jp

Toru Takano, MD, PhD
Department of Metabolic Medicine
Osaka University
Osaka, Japan
ttakano@labo.med.osaka-u.ac.jp

Emiko Taniguchi, CT, CTIAC
Department of Human Pathology
Wakayama Medical University
Wakayama, Japan
emi5106@yahoo.co.jp

Masahiko Ura, CT, CTIAC
Department of Pathology, Nara Hospital
Kindai University Faculty of Medicine
Nara, Japan
kensa@nara.med.kindai.ac.jp

Hiroyuki Yamashita, MD, PhD
Department of Endocrine Surgery
Yamashita Thyroid and Parathyroid Clinic
Fukuoka, Japan
yamaftc@kojosen.com

戴军 , MD
江苏省原子医学研究所附属江原医院病理科
江苏，中国
daijun1959@163.com

赖琼如 , MD, FIAC
台北荣民总医院病理科
台湾，中国
crlai@vghtpe.gov.tw

刘志艳 , MD, PhD，MIAC
山东大学基础医学院病理学系 /
山东大学齐鲁医院病理科
山东，中国
zhiyanliu@sdu.edu.cn

王铁生 , MD
江苏省原子医学研究所附属江原医院病理科
江苏，中国
1246513715@qq.com

邬宏恂 , MD
江苏省原子医学研究所附属江原医院超声科
江苏，中国
wuhongxun@jsinm.org

任玉波 , MD
聊城市人民医院 / 北大国际医院病理科
北京，中国
renli676312@163.com

朱云 , MD
江苏省原子医学研究所附属江原医院病理科
江苏，中国
zhuyun@jsinm.org

荆欣 , MD
密歇根大学病理系
安娜堡，美国
xinjing@med.umich.edu

序　一

　　2017 年的日本春季临床细胞学会议，中华医学会病理学分会细胞学组选派 4 人参会。会后对此进行报道的作者，就是这本书的主编，那是我第一次开始对这个年轻人有所了解。最近几年，她在国际和国内甲状腺病理、细胞学各大学术会议多有发言，关注甲状腺细胞学和外科病理学的最新进展，多以病例分析入手，深入浅出地讲述如何进行甲状腺细胞学和病理学的诊断与鉴别诊断。

　　据介绍，原著作为亚洲第一部甲状腺 FNA 细胞学诊断英文书，作者遍布全球，其中绝大多数为具有亚洲背景的外科病理学、细胞病理学专家。作为英文版副主编、中文版主编，刘志艳博士组织国内外优秀的病理学、细胞学专家实施翻译工作。书中对现有的美国、英国、意大利和日本甲状腺 FNA 细胞学诊断系统进行了对比分析，并对 2017 年新版 WHO 甲状腺肿瘤分类和美国第二版甲状腺 FNA 细胞学 Bethesda 诊断系统最新进展进行综述，对英文版内容进行更新整理，为目前国内甲状腺病理、细胞病理诊断领域的一本好书，值得作为案头参考书推荐给读者。

步　宏

四川大学华西医院病理科主任

中华医学会病理学分会主任委员

2018 年 2 月

序 二

我国细胞学发展始于 20 世纪 50 年代的妇科细胞学，杨大望医生最早在北京协和医院开始实践宫颈巴氏涂片分类及宫颈癌筛查项目。1958 年，她出版了国内第一部细胞学图书《阴道细胞学》，标志着国内现代细胞病理学的开始。

我国甲状腺 FNA 细胞学检查始于 20 世纪七八十年代，最早在内分泌科、继而在临床检验科或病理科中开展，并逐渐在全国流行。同时经历了从盲穿到超声引导下细针穿刺的过程。术前甲状腺 FNA 细胞学诊断可以有效提高甲状腺手术恶性比例，避免对良性结节采取不必要的诊断性手术，应进一步推广并常规作为甲状腺病变术前诊断的有效方法。

全球现有美国、英国、意大利和日本甲状腺 FNA 细胞学诊断四种诊断系统，目前我国仅少数医院采用美国 Bethesda 诊断系统，缺乏统一的甲状腺 FNA 细胞学诊断系统、参考书及相应的规范化培训。2017 年新版 WHO 甲状腺肿瘤分类、美国第二版甲状腺 FNA 细胞学 Bethesda 诊断系统推出，使得出版最新版甲状腺病变参考书籍迫在眉睫。该书顺应这一时代潮流，由全球细胞病理学、超声影像及病理科医生共同编写，以病例为中心，讲述甲状腺结节临床、超声、细胞学、病理学一系列诊断标准及陷阱；对新版 WHO 和 Bethesda 诊断系统进行综述，并首次就甲状腺交界性肿瘤概念对甲状腺 FNA 细胞学实践所产生的影响及应对措施进行详细阐述，具有极大的参考价值，值得一阅。

刘东戈

北京医院病理科主任

中华医学会病理学分会细胞病理专业学组组长

2018 年 2 月

前　言

甲状腺 FNA 细胞学检查广泛应用于甲状腺结节的术前诊断。因其准确、可靠而有助于筛选需要手术治疗的高危患者，避免不必要的手术治疗。美国国家癌症中心提出甲状腺 FNA 细胞学诊断系统（Bethesda 诊断系统）已近 10 年。在该指南推动下，意大利、英国和日本建立了各国的诊断系统。这些诊断系统的建立，较好地促进了甲状腺细胞学的发展，促进了不同诊断系统之间的交流。四个诊断系统着眼于对三方面进行标准化：①诊断术语；②临床处理；③恶性风险。然而，仍然有一些重要的诊断陷阱，需要细胞病理医生在临床实践中很好地掌握和鉴别。本书将通过对常见及罕见病例细胞学、影像学、组织学诊断及其鉴别诊断的剖析，教您如何避开日常工作中的诊断陷阱。书中宝贵的经验必将有助于您提高甲状腺 FNA 细胞学诊断水平。

本书首次在甲状腺肿瘤细胞学中编入甲状腺交界性肿瘤，包括 Carney 提出的透明变梁状肿瘤，Williams 提出的恶性潜能未定的肿瘤，新近笔者等提出的恶性生物学行为未定的肿瘤，Kakudo 等提出的交界性肿瘤，Nikiforov 等提出的具有乳头样核特点的非浸润性甲状腺滤泡性肿瘤。本书原著为亚洲地区出版的第一部甲状腺 FNA 细胞学诊断英文书，绝大多数作者具有亚洲背景。英文版电子书由 Smashwords 出版社发布，英文版纸质书由 BookWay GLOBAL 出版。国内外优秀的病理、细胞学家参与了本书的中文版翻译工作，在此表示最诚挚的谢意。在英文版的基础上，中文版新增两个附录，对 2017 年新版 WHO 甲状腺肿瘤分类和第二版 Bethesda 甲状腺细胞病理学报告系统进行解读，并对各个章节进行了审核与修订，使得本书能够紧跟国际前沿，成为目前国内甲状腺病理、细胞病理诊断领域的一本好书。

本书承蒙步宏教授和刘东戈教授作序，周晓军教授对全书进行审校，国内外病理同仁和我的家人在本书出版过程中亦给予较大帮助，在此一并表示最衷心的感谢。

刘志艳

山东大学基础医学院病理学系 / 山东大学齐鲁医院病理科

2018 年 2 月 20 日于美国密歇根大学

目　　录

第一章 甲状腺细针穿刺细胞学影响因素及细胞学诊断标准

一、美国甲状腺学会甲状腺细针穿刺细胞学指南

由 ATA 制订的甲状腺结节和分化型甲状腺癌的最新指南目前最为成熟、最具影响力[1]。在 2015 年 ATA 指南中包含 FNA 细胞学的推荐意见（R7 to R24）。在第 8 条中指出，推荐对超过 1cm 的甲状腺结节、超声不确定或高度可疑恶性病变进行细针穿刺检查。直径小于 1cm 或纯囊性病变不推荐行诊断性 FNA 细胞学检查。因此，直径小于 1cm 的微小乳头状癌应进行临床随访，而无需细胞学确诊。根据该指南，美国囊性 FNA 标本中恶性比例高于其他国家。这可能是由于根据该指南，纯囊性病变不需要进行穿刺，囊实性结节需要从实性区域（高危区域）穿刺。因此，美国以外其他地区的细胞病理学家要时刻牢记，当地囊性病变的穿刺标本有相当一部分为纯囊性病变（恶性概率极低），从而造成恶性概率与美国不同。

2015 年 ATA 指南对意义不明的细胞非典型病变 / 滤泡性病变（低度风险不确定型）和滤泡性肿瘤 / 可疑滤泡性肿瘤（高危不确定型病变）的临床处理做了重要更新。尽管在西方国家手术是 FN/SFN 的传统和标准治疗方案，但是 2015 年 ATA 指南中推荐追加其他术前风险评估。在第 16 条中，对中等量的 FN/SFN 细胞穿刺标本除了需结合超声和临床特征外，推荐进行分子检测辅助评估恶性风险，来替代直接进行诊断性手术治疗。因此，无论是细胞病理医生还是临床医生都应清楚，手术治疗并非 FNA 细胞学诊断为 FN/SFN 的唯一处理方式。第 15 条中也指出，对于诊断为 AUS/FLUS 的标本，除重复细针穿刺和超声检查外，可行分子检测作为风险评估的补充。在亚洲国家中，针对 AUS/FLUS 或者 FN/SFN 结节的分子检测已成常规，最终临床检查为良性的患者，一半以上未行手术干预而仅随访。尽管对于不确定型病变通过细胞亚分型、临床检查、超声检查和分子分型可进行风险评估，但是在韩国[2,3]、中国[4]和日本[5-9]均报道，手术证实这些病变仍有较高恶性风险。2015 年 ATA 指南中尤其强调了应用分子检查结合临床、超声检查进行风险评估后实施保守治疗的重要性[1]。

二、2017 年新版（第 4 版）WHO 内分泌肿瘤分类中甲状腺肿瘤的新增分类

WHO 肿瘤分类是针对所有器官系统肿瘤性病变的组织病理学诊断及临床治疗的国际

性标准。第 4 版中甲状腺肿瘤分类与第 3 版分类基本类似，但有一重大改变，即在新版中增加了滤泡上皮性肿瘤的前驱病变，以适应肿瘤多步癌变的理论（图 1-1，详见附录二）。这一类病变包括 2016 年由 Nikiforov 等报道的具有乳头样核特征的甲状腺非浸润性滤泡性肿瘤（NIFTP）、2000 年由 Williams 报道的恶性潜能未定的高分化肿瘤（WDT-UMP）和由 Liu 等 2011 年报道的生物学行为未定的高分化肿瘤（WDT-UB）[10-12]。所谓 NIFTP 是指包裹性 / 边界清楚的滤泡生长模式的肿瘤，这些肿瘤细胞核具有甲状腺乳头状癌的细胞核特征，但缺乏浸润性。这一类肿瘤的诊断在不同的病理学家之间往往存在明显不一致性[13-15]，在西方国家通常被诊断为恶性肿瘤（非浸润性包裹性滤泡型甲状腺乳头状癌），以致其成为甲状腺乳头状癌的最常见型（10% ~ 30%）。然而在亚洲的实践中，仅有 <1% 的所谓"非浸润性包裹性滤泡型乳头状癌"被诊断为恶性，当浸润证据不确切时，绝大多数不伴有明确浸润的 NIFTP 被诊断为良性增生性结节或滤泡性腺瘤[12]。与亚洲细胞病理医生相比，西方细胞病理医生对 PTC 细胞核特点判定标准低，这是造成一部分病例在细胞学和组织学水平过度诊断为恶性（包裹性滤泡型甲状腺乳头状癌）的可能原因。美国新近文献报道中，有相当一部分细胞学诊断为中间型病变、术后病理诊断为恶性的病变最终确诊为 NIFTP。因此，如果 NIFTP 不再定义为恶性肿瘤，那么在 AUS/FLUS 和可疑恶性肿瘤中最终确诊为恶性肿瘤的概率将减少[16-18]。由于观察者本身标准的不同，东西方病理学家在 PTC 的诊断中存在着明显主观差异[11-15]。第二版 Bethesda 甲状腺细胞学报告系统尝试根据新版 WHO 对 PTC 和癌前病变（NIFTP）诊断的新标准来修订甲状腺细胞学诊断标准（详见附录一）。

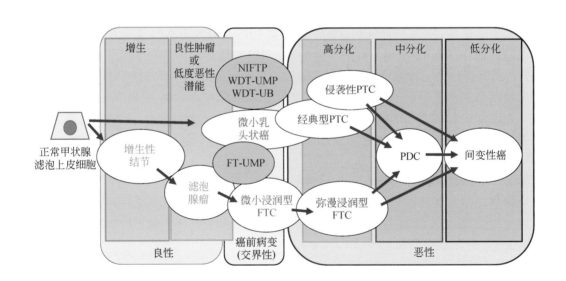

图 1-1　滤泡细胞肿瘤及其前驱病变的演进和去分化多步癌变机制

FTC. 甲状腺滤泡腺癌；FT-UMP. 恶性潜能未定的滤泡性肿瘤；NIFTP. 具有乳头样细胞核特征的非浸润性滤泡性肿瘤；PTC. 甲状腺乳头状癌；PDC. 低分化癌；WDT-UB. 生物学行为未定的高分化肿瘤；WDT-UMP. 恶性潜能未定的高分化肿瘤

三、诊断标准和争议

不同地域和人群间甲状腺恶性肿瘤的比例、不同组织学类型的比例和生物学行为之间存在着显著差异。本章重点强调的是，必须要在全球范围内采用一致的肿瘤诊断标准。以往针对 PTC-N 诊断一致性研究中发现，实践中存在东西方病理医生完全相反的诊断结果 [13-15]。这些差异不仅表现在 PTC 的诊断中，也存在于甲状腺滤泡性肿瘤的诊断中。最近，美国学者 Cipriani 等研究了过去 50 年中诊断的 66 例 FTC 病例，发现其中有 71% 需要重新分类，其中 36% 被诊断为 PTC，8% 被诊断为低分化癌，27% 被诊断为良性 FA[19]。因此，对甲状腺肿瘤的诊断必须采取严格标准 [19]。由于不同观察者之间在甲状腺肿瘤诊断中存在的差异，使得细胞学和组织学之间相关性研究成为难点，而两者在不同文献之间的相互比较成为研究热点。按照第 3 版 WHO 诊断标准诊断的大多数甲状腺恶性肿瘤均无复发和转移 [20, 21]，而按照第 4 版 WHO 诊断标准，一部分 PTC 被重新命名为 NIFTP[10]，因此笔者建议在诊断甲状腺癌时要采用更为严格的标准，要更为保守。目前诊断为癌的部分肿瘤，包括微小乳头状癌、局限于甲状腺内的 PTC、包裹性滤泡型 PTC 和微小浸润型 FTC，手术切除后复发率小于 5%，肿瘤特异性死亡率几乎可以忽略不计 [1, 22,23]。

四、甲状腺 FNA 细胞学诊断标准

细针穿刺标本首先需要评估细胞量及标本是否充分。只有标本充分才可进一步评估。但是对于不合格标本中的罕见异型细胞需要重点关注（细胞稀疏、空气干燥造成的人工假象、血液过多、固定欠佳或者标本较碎）（详见第五章）。因此，在这种情况下出现的异型细胞应注明标本不充分，并指出存在异型细胞，不能除外甲状腺乳头状癌，归类为低度风险中间型病变（图 1-2），比如归为日本诊断系统其他类型中的不确定型 B，或美国诊

```
标本是否充分（细胞稀疏、空气干燥造成的人工假象、血液过多、
    固定欠佳或者标本较碎）
超过6团细胞（每团超过10个细胞）
差：─────────────→ 标本不充分或不适于诊断
查见少量意义不明的非典型细胞 ──── （AUS）
（低度风险不确定型）
查见少量恶性细胞 ──→ 可疑恶性
标本充分，进一步评估下列2个特征：
    是否有PTC细胞核特征
    细胞核的异型性和组织结构的异型性
```

图 1-2　一个充分的标本必须含有至少 6 团细胞，每团至少 10 个细胞（新版 TBSRTC 系统修订了这一标准，详见附录一）。在制备欠佳的标本中需要仔细寻找异型细胞。在这种情况下出现的异型细胞应指出标本不充分，并注明查见异型细胞，诊断为低度风险不确定类型。如归为日本标准中的其他类型、不确定类型 B，在或美国标准中的 AUS（标本欠佳，但细胞具有 PTC 型异型性）。如果发现极少的具有典型特征的恶性细胞，但标本处理欠佳，应将之诊断为可疑恶性，而不是直接诊断恶性

断系统中的 AUS（标本欠佳，但细胞具有 PTC 型异型性，详见第二章和第五章）。如果发现极少的具有典型特征的恶性细胞，但标本处理欠佳，应将之归为可疑恶性，而非直接归为恶性（见图 1-2）。寻找以下特征：细胞核的异型性[24,25]（是否具有乳头状癌细胞核特征、神经内分泌癌细胞核特征、高级别核特征及异型淋巴细胞）（图 1-3、图 1-4）和组织结构的异型性，比如滤泡上皮巢或梁状细胞巢中由于细胞极性丧失而造成的细胞核拥

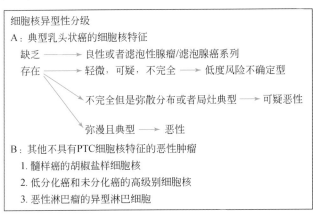

图 1-3　下一步对是否具有 PTC 细胞核特征进行评估。可以分为四级（阴性、可疑、明确但局灶恶性、明确恶性）。其他类型的恶性甲状腺肿瘤的细胞核特征也需要评估，包括：髓样癌的胡椒盐样细胞核（详见第十五章和第十六章）、低分化癌和未分化癌的细胞核特征（详见第二十一章）、恶性淋巴瘤中的异型淋巴细胞（详见第十四章）

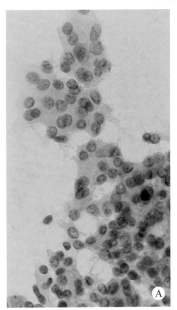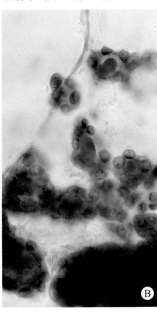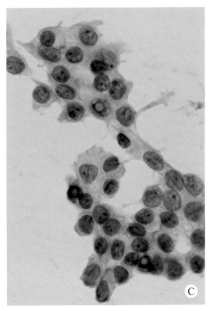

图 1-4　甲状腺乳头状癌细胞核特征：A. 不典型 PTC 细胞核特征，包括细胞核增大、细胞核不规则并伴有不明确的核沟；B. 不完全的 PTC 细胞核特征，包括苍白的染色质（毛玻璃样核）并可见清晰的小核仁，但是细胞核不大；C. 典型的 PTC 细胞核特征，包括核沟和核内假包涵体（传统涂片，Pap 染色，A 和 B. ×200, C. ×400）

挤、重叠；由于细胞失黏附而形成的弥散细胞或微滤泡（图 1-5~图 1-7）。Bethesda 诊断系统中专门强调了微滤泡结构，是指由 6 ~ 12 个滤泡上皮细胞围成的小圆圈，有时可见少量浓稠胶质（图 1-6、图 1-7）[24]。根据形态学特点（轻度异型、中度异型和显著异型）可以进一步分级：良性、低度风险不确定型、可疑恶性和恶性中的 PTC（图 1-3、图 1-4），以及良性、低度风险不确定型、高度风险不确定型滤泡腺瘤 / 滤泡腺癌（图 1-6、图 1-7）（详见 Kameyama 评分系统，第二十章）[8,25]。判定标准详见图 1-2、图 1-3、图 1-5 和图 1-8。

为了更好地评估细胞形态学特点，需要改进标本的准备、固定和染色方法，详见第二十七章和第三十一章。

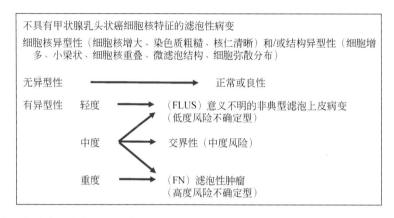

图 1-5　不具有甲状腺乳头状癌细胞核特征的滤泡性病变分为 3 级，良性、低度风险不确定型（美国标准中的 FLUS 或者日本系统中的不确定型 A1，倾向于良性）和高度风险不确定型（日本标准中的不确定型 A3、美国标准中的滤泡性肿瘤、英国标准中的 Thy 3f 和意大利标准中的 TIR 3B）

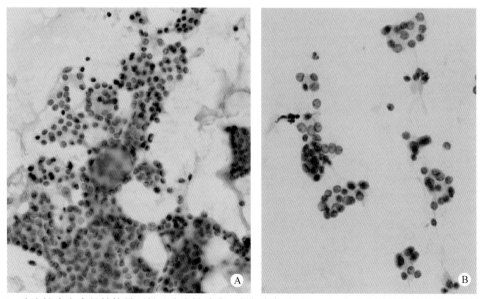

图 1-6　滤泡性病变中的结构异型性（滤泡性腺瘤 / 滤泡腺癌系列）。A. 大的小梁状结构伴有细胞核拥挤、核重叠，并可见小核仁。细胞黏附性较好，单个细胞少见。可见个别含有胶质的大滤泡（橘红色）。B. 细胞核极性紊乱形成的微滤泡结构。未见 PTC 细胞核特点（传统涂片，Pap 染色，A. × 200, B. × 400）

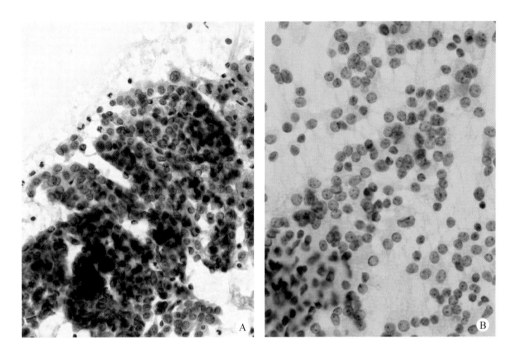

图 1-7　滤泡性病变的结构异型性（滤泡性腺瘤 / 滤泡腺癌系列）。A. 在三维立体增厚的小梁状细胞巢中可见细胞核排列拥挤和相互叠压。B. 细胞失黏附形成的弥散分布的细胞，可见含有少量胶质的微滤泡结构（橘红色）（传统涂片，Pap 染色，A. × 200，B. × 400）

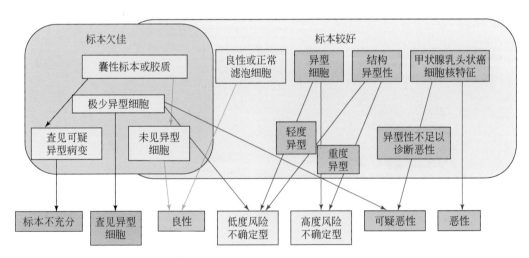

图 1-8　FNA 细胞学评估程序包括三个步骤：①标本是否充分；②细胞核的异型性；③结构的异型性

（Kennichi Kakudo　著；李亚琼　刘志艳　译）

参 考 文 献

[1] Haugen BR, Alexander EK, Bible KC, et al. American Thyroid Association management guidelines for adult patients with thyroid nodules and differentiated thyroid cancer. Thyroid 2015; 26:1-134.

[2] Park JH, Yoon SO, Son EJ, et al. Incidence and malignancy rates of diagnoses in the Bethesda system for reporting thyroid aspiration cytology: an institutional experience. Korean J Pathol 2014; 48:133-9.

[3] Hyeon J, Ahn S, Shin JH, et al. The prediction of malignant risk in the category 'atypia of undetermined significance/follicular lesion of undetermined significance' of the Bethesda System for Reporting Thyroid Cytopathology using subcategorization and BRAF mutation results. Cancer Cytopathol 2014; 122:368-76.

[4] Zhu Y, Dai J, Lin X, et al. Fine needle aspiration of thyroid nodules: Experience in a Chinese population. J Basic Clin Med 2015; 4:65-9.

[5] Takezawa N, Sakamoto A, Komatsu K, et al. Cytological evaluation of the "indeterminate" category by the Bethesda System for Reporting Thyroid Cytopathol. J JPN Soc Clin Cytol 2014; 53:251-6（in Japanese with English abstract）.

[6] Maekawa M, Hirokawa M, Yanase Y, et al. Cytology of follicular thyroid tumors, quality assurance, and differential diagnosis. J JPN Soc Clin Cytol 2010; 48-54（in Japanese with English abstract）.

[7] Yamao N, Hirokawa M, Suzuki A, et al. Analysis of atypia of undetermined significance（AUS）/follicular lesion of undetermined significance（FLUS）in the Bethesda system for reporting thyroid cytopathology. J JPN Soc Clin Cytol 2014; 53:342-8（in Japanese with English abstract）.

[8] Kameyama K, Sasaki E, Sugino K, et al. The Japanese Thyroid Association reporting system of thyroid aspiration cytology and experience from a high-volume center, especially in indeterminate category. J Basic Clin Med 2015; 4:70-4.

[9] Sugino K, Kameyama K, Ito K. Characteristics and outcome of thyroid cancer patients with indeterminate cytology. J Basic Clin Med 2015; 42:92-8.

[10] Nikiforov YE, Seethala RR, Tallini G, et al. Nomenclature revision for encapsulated follicular variant of papillary thyroid carcinoma: A paradigm shift to reduce overtreatment of indolent tumors. JAMA Oncol, 2016 Apr 14. doi: 10.1001/jamaoncol.2016.0386

[11] Williams ED. Guest editorial: Two proposals regarding the terminology of thyroid tumors. Int J Surg Pathol 2000; 8:181-3.

[12] Liu Z, Zhou G, Nakamura M, et al. Encapsulated follicular thyroid tumor with equivocal nuclear changes, so-called well-differentiated tumor of uncertain malignant potential: a morphological, immunohistochemical, and molecular appraisal. Cancer Sci 2011; 102:288-94.

[13] Lloyd RV, Erickson LA, Casey MB, et al. Observer variation in the diagnosis of follicular variant of papillary thyroid carcinoma. Am J SurgPathol 2004; 28:1336-40.

[14] Kakudo K, Katoh R, Sakamoto A, et al. Thyroid gland: international case conference. Endocrine Pathol 2002; 13:131-4.

[15] Hirokawa M, Carney JA, Goellner JR, et al. Observer variation of encapsulated follicular lesions of the thyroid gland. Am J Surg Pathol 2002; 26:1508-14.

[16] Strickland KC, Howitt BE, Marquesee E, et al. The impact of non-invasive follicular variant of papillary thyroid carcinoma on rates of malignancy for fine-needle aspiration diagnostic categories. Thyroid 2015; 25:987-92.

[17] Faquin WC, Wong LQ, Afrogheh AH, et al. Impact of reclassifying noninvasive follicular variant of papillary thyroid carcinoma on the risk of malignancy in the Bethesda system for reporting thyroid cytopathology. Cancer Cytopathol 2015 Oct 12. doi: 10.1002/cncy.21631. [Epub ahead of print]

[18] MalettaF, Massa F, Torregrossa L, et al. Cytological features of 'noninvasive follicular thyroid neoplasm with papillary-like nuclear features' and their correlation with tumor histology. Hum Pathol 2016,doi: 10.1016/j.humpath.2016.03.014. [Epub ahead of print]

[19] Cipriani NA, Nagar S, Kaplan SP, et al. Follicular thyroid carcinoma: How have histologic diagnosis changed in the last half-century and what are the prognostic implications? Thyroid 2015; 25:1209-16.

[20] Geffredo P, Cheung K, Roman SA, et al. Can minimally invasive follicular thyroid cancer be approached as a

benign lesion? Ann Surg Oncol 2013; 20:767-72.

[21] Piana S, Frasoldati A, Di Felice E, et al. Encapsulated well-differentiated follicular-patterned thyroid carcinomas do not play a significant role in the fatality rates from thyroid carcinoma. Am J Surg Pathol 2010; 34:868-72.

[22] Kakudo K, Bai Y, Liu Z, et al. Classification of thyroid follicular cell tumors: with special reference to borderline lesions. Endocr J 2012; 59:1-12.

[23] Kakudo K, Bai Y, Liu Z, et al. Encapsulated papillary thyroid carcinoma, follicular variant: A misnormer. Pathol Int 2012; 62:155-60.

[24] Ali SZ, Cibas ES. The Bethesda System for Reporting Thyroid Cytopathology. Definitions, Criteria and Explanatory Notes. New York: Springer, 2010; 1-166.

[25] Kakudo K, Kameyama K, Miyauchi A, et al. Introducing the reporting system for thyroid fine-needle aspiration cytology according to the new guidelines of the Japan Thyroid Association. Endocr J 2014; 61: 539-52.

第二章　美国、英国、意大利和日本甲状腺 FNA 细胞学报告系统对比

一、不同国家诊断系统发展简史

1996 年，由巴氏协会推荐发表了广为熟知的甲状腺 FNA 细胞学报告系统[1]。该报告系统中含有一类不确定类型的诊断分类（滤泡性肿瘤：FN）。而在此分类的应用过程中，许多细胞病理学家修订并形成了自己的报告系统，对此类患者的临床处理是医生面临的重要问题。

2008 年，美国国家癌症研究所对甲状腺 FNA 细胞学提出了一项新的报告系统（被命名为 Bethesda 诊断系统或者 TBSRTC 系统），建立了规范化的报告术语、临床处理和恶性风险评估[2]。该诊断系统将不确定类型诊断分成低危（AUS/FLUS）和高危（FN）两类[2,3]。随之，英国皇家病理学院（英国系统）[4]，以及意大利内分泌学协会，意大利解剖病理学、细胞学协会联合国际病理学会意大利分会（意大利系统）[5]与美国报告系统相比较并更新了各自的诊断纲要，并在 2014 年进行了修订[6,7]。2013 年日本甲状腺协会发表了甲状腺结节临床指南[8]，其中包括基于日本多个甲状腺中心诊断系统而撰写的甲状腺细胞学的报告系统（日本系统）[9, 10]。该系统以更多的自我注解性术语为特点，其不确定性诊断中的亚分型（滤泡系列和乳头状癌系列）有别于其他系统。

二、四个国家报告系统的差异

四个国家的报告系统（表 2-1）[11,12]略有差异，但对它们进行相互比较意义深远。

第一，第一版 Bethesda 诊断系统中，涂片中少于 6 团滤泡细胞巢的囊性标本在美国系统中被归类为无法诊断（即不满意标本）[2,3]，在新版 Bethesda 诊断系统中做了修订（详见附录一）。这主要是因为在美国甲状腺协会（ATA）2015 年的工作指南中不建议对甲状腺单纯囊性结节进行细针吸取细胞学检查。因此，美国系统中所涉及的囊性细胞学样本往往意味着此样本有怀疑为甲状腺乳头状癌的实性区域。相反，此种囊性样本在日本系统中被归类为良性，因为它们中绝大多数来自于单纯囊性结节[9]。而在意大利[6,11]和英国分类系统[7]中此类病例分别归类为 TIR 1C 和 Thy 1C，而对此类病变并不要求重复 FNA 检查，因为这些囊性病例恶性风险极低（恶性风险与良性组相同或更低）。2015 年 ATA 指南中也指出，虽然有丰富胶质和少量上皮细胞的涂片归类为无法诊断，但此类病例往往活检证实为良性结节。第二，美国报告系统建议限制 AUS/FLUS（低风险组不确定性病变）诊断分级的比例低于 7%，指出应当避免将此诊断分类作为"垃圾桶"而过度应用[2]。尽

管 1996 年巴氏协会建议不确定性诊断分级的比例应小于 20%，并被各系统公认为通用标准，但在其他报告系统中并未严格强调细胞学不确定性诊断中低危组和高危组的比例[1]。第三，对于高危组不确定性病变，意大利报告系统与美国和英国的报告系统不同。在意大利 TIR 3B 分级的诊断标准中要求具有一定程度的核的异型性，并且 TIR 3A 分级的恶性风险（5% ~ 10%）稍低于美国和英国报告系统（5% ~ 15%）[6,11]。第四，是对于不确定性诊断的分类方式。在日本报告系统中，不确定性诊断被再分类为滤泡腺瘤（FA）/ 滤泡腺癌（FTC）和乳头状癌两个系列，这不同于其他三个诊断系统，而在其他报告系统中不管有无乳头状癌细胞核的特征（PTC-N），都将其再分类为低危组（意大利 -TIR 3A、英国 -Thy 3a、美国 - AUS/FLUS）和高危组（意大利 -TIR 3B、英国 -Thy 3b、美国 -FN）。随后的研究中进一步证实，在意大利、英国和美国报告系统中不论是低危组还是高危组中 PTC 都有相当高的比例[2-7]，而在日本分类系统中，PTC 主要存在于不确定性诊断 B 中[9,13,15]。Sugino 等报道，不确定性诊断 A 组中恶性病变所占的比例为 36.3%（283/779），而其中只有 26.0%（61/235）为 PTC。相反，不确定性诊断 B 组中恶性病变所占的比例为 74.8%（202/270），其中大多数（174/235, 64.4%）为 PTC[15]。由于亚洲病理学家在组织学和细胞学诊断中均执行严格的 PTC-N 诊断标准，在日本报告系统中，细胞学 PTC 和 FTC 的分类更为准确[16-22]。

在亚洲，伴有不确定性（不完全和可疑）PTC 细胞核特征的非浸润性包裹性甲状腺滤泡性病变通常诊断为为良性：增生性结节或滤泡性腺瘤[17-22]。亚洲病理学者的这一诊断原则有助于接纳 Nikiforov 等新提出的癌前病变 NIFTP（具有乳头样核特征的非浸润性甲状腺滤泡性肿瘤）[23]。此类病例以往被界定为交界性肿瘤，如 Williams 等[24] 提出的恶性潜能未定的高分化肿瘤（WDT-UMP），Liu 等[20,25] 提出的生物学行为未定的高分化肿瘤（WDT-UB）（详见第一章和第六章）。

表 2-1　意大利、英国、美国（Bethesda）和日本甲状腺细胞学报告系统的比较

诊断分级	意大利	恶性风险（Fadda 等）	英国	美国（Bethesda）	恶性风险（Ali 等）	日本	恶性风险（Kakudo 等）
无法诊断	TIR 1	无	Thy 1	Ⅰ. 无法诊断	无	不满意标本 / 无法诊断	<10%
无法诊断 - 囊性	TIR 1C	极低	Thy 1c	Ⅰ. 无法诊断	无	良性	<1%
非肿瘤性 / 良性	TIR 2	<3%	Thy 2/Thy 2c	Ⅱ. 良性	0~3%	正常或良性	<1%
不确定性病变低危组	TIR 3A	<10%	Thy 3a：非典型 - 倾向肿瘤 / 无法诊断	Ⅲ.（AUS/FLUS）意义不明的非典型病变 / 滤泡性病变	5%~15%	不确定性诊断 A：滤泡性肿瘤（具有滤泡性肿瘤特征的病变） A1：倾向良性 A2：交界性 A3：倾向恶性 B：其他病变（乳头状癌）	A1：5%~15% A2：14%~30% A3：40%~60% B：40%~60%
不确定性病变高危组	TIR 3B	15%~30%	Thy 3f：肿瘤 - 倾向滤泡性肿瘤	Ⅳ.（FN/SFN）滤泡性肿瘤 / 可疑滤泡性肿瘤	15%~30%		
可疑恶性	TIR 4	60%~80%	Thy 4：可疑恶性	Ⅴ. 可疑恶性	60%~75%	可疑恶性（不能肯定为恶性）	>80%
恶性	TIR 5	>95%	Thy 5：恶性	Ⅵ. 恶性	97%~99%	恶性	>99%

三、日本报告系统中对甲状腺结节不确定性病变的再分类及其原则

美国、意大利和英国报告系统中将不确定性病变再分类为低危组和高危组（见表 2-1）。上述分类系统中没有将 PTC-N 的有无作为形态学诊断标准，因而导致不论在低危组还是在高危组都有相当比例的 PTC[2-7]。对于为何在不确定诊断的滤泡性病变（美国 -FN、英国 -Thy 3b、意大利 -TIR 3B）会出现 PTC 有多种解释，其中最易于被接受的是对于包裹性非浸润性滤泡型 PTC 的组织学诊断标准过于宽松；这一型中出现不确定性 PTC-N 很常见，细胞学上往往将此类病变诊断为 FN 而不是 PTC[2-4]。本章作者认为对于这两种病变（FA/FTC 和 PTC）应采取严格的 PTC-N 诊断标准，因为这两种高分化滤泡上皮细胞起源的癌在癌变过程中具有不同分子遗传学特点，因而分子诊断有助于两者的鉴别诊断。此外，伴有不确定性 PTC-N 的非浸润性包裹性滤泡型 PTC 应当属于 FA/FTC，因为此类肿瘤不发生 BRAF 基因突变和 RET/PTC 基因重排[20-27]（详见第六章和第二十九章）。该特点同样有助于临床处理，因为两者临床处理治疗方案不同[28]。

在日本报告系统中，不伴有 PTC 细胞核特点的滤泡性病变（不确定性诊断：A. 滤泡性肿瘤）进一步再分类为：A1. 倾向良性；A2. 交界性；A3. 倾向恶性（图 2-1）。该评分系统由 Kameyama 等[14] 提出，主要依据三个参数（细胞量、细胞核的重叠和细胞核的异型性）。日本的几项研究据此对不确定性诊断 A 病例成功地进行了分类和恶性风险评估[13-15,29]。具有 PTC 细胞核特征的病例也分为三类（见图 2-1）：不确定性诊断 B（恶性风险为

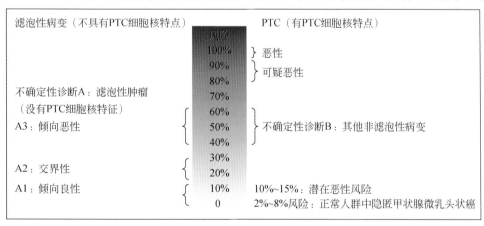

图 2-1　不确定性诊断 A（滤泡性肿瘤：FA/FTC）和 B（其他的：PTC）的恶性风险。左侧，不具有 PTC 细胞核特点的滤泡性病变（不确定性诊断：A. 滤泡性肿瘤）型：A1. 倾向良性；A2. 交界性和 A3. 倾向恶性。三个分型的分类依据三个参数（细胞量、细胞核的重叠和核的异型性），三组的恶性风险分别为 5% ~ 15%、15% ~ 30% 和 40% ~ 60%。右侧，具有 PTC 细胞核特征的病例也被分为三类：不确定性诊断 B（恶性风险为 40% ~ 60%）；可疑恶性（恶性风险大于 80%）和恶性（恶性风险大于 99%）。此分类系统中各组的恶性风险高于其他三个报告系统，这主要是因为我们在组织学和细胞学诊断中均执行严格的 PTC 细胞核的诊断标准

40% ~ 60%）；可疑恶性（恶性风险大于 80%）；恶性（恶性风险大于 99%）。依据上述诊断标准 Kameyama 等明确地将不确定性诊断再分类为 PTC 和 FTC[14]。

四、不确定性诊断病例的临床处理

美国和意大利报告系统建议对所有高危组患者（美国 -FN、意大利 -TIR 3B）进行诊断性腺叶切除 [1-4, 6,30]。FNA 因此被视为筛选高风险患者进行外科手术的有效手段。但是由于不确定性诊断中的大部分病例经组织学证实为良性结节，此种临床处理措施对大多数病例（超过 75%）而言是过度的。对于所有高危组患者进行诊断性外科手术可能导致高手术率（60% ~ 80%）和与之不对称的低恶性病变比例（15% ~ 30%）[31-33]。值得推荐的是，在英国报告系统中对于不确定性诊断的甲状腺病例（Thy 3a、Thy 3f 和 Thy 4）推荐进行多学科综合讨论来制定更为恰当的临床处理措施 [5-7]。在日本甲状腺协会（JTA）临床指南中同样建议对于不确定性甲状腺结节应参考其他临床检查，以最大限度地减少对良性结节采取不必要的诊断性手术 [8,9]，此管理方法与美国和意大利的完全不同。如果对所有不确定性诊断都建议立刻、不加选择地进行诊断性外科手术，则日本报告系统中对不确定性诊断 A（FN）的亚分型、英国报告系统中多学科讨论将无必要。相反，应当强调对高危组（FN）病例执行严格的诊断标准，以降低此诊断分级所占的比例，从而减少不必要的诊断性手术 [34,35]。Abele 和 Levine 认为与他们自己 5% 高危组不确定性诊断(FN)的比例相比，国家数据中的 15% 显然是由于过度诊断所致 [36]。如要对高危组患者立刻不加选择地实施诊断性手术治疗，就必须对此类病变采取更为严格的诊断标准。日本和英国的报告系统为了减少过度治疗建立了不同的临床处理措施，并指出对甲状腺结节进行综合性临床检查和随诊，可使许多良性患者免于手术治疗。这种综合的临床处理方式可以缓解细胞病理学家对于如何减少漏诊滤泡腺癌的担忧 [9]。这是因为对于细胞异型性不明显、缺乏细胞结构性改变（细胞拥挤和 / 或微滤泡结构）的滤泡腺癌，细胞学有可能将其诊断为不确定性诊断 A1（滤泡性肿瘤：倾向良性），临床会对其进行随诊，当有其他临床检查提示恶性可能时再进行外科手术。这种综合管理措施最终可以减少对于细胞异型性不明显的滤泡腺癌病例的漏诊（详见第十九章和第二十章）。

五、哪种报告系统更为有效

评价报告系统的有效性主要依据其对患者的分流管理方式和对不确定性结节的临床处理决策及过程。亚洲国家研究表明，对于细胞学不确定性诊断应用综合的临床检查进行术前分流管理可以减少手术比例，增加术后恶性病变肿瘤的比例 [13-15,22,29]。在临床实践中如果将尽可能减少漏诊恶性病变作为最高目标（与之相对应的是将过度治疗最小化），那么对于细胞学不确定性结节应建议手术治疗。因为组织学检查是判断结节良恶性的金标准。在这种情况下，势必会出现不确定性结节诊断中高比例的手术和低比例的恶性病变 [31,34,35]。不管应用何种报告系统，对甲状腺结节患者的临床处理决定权最终应该在临床医生（内分泌医生和外科医生）和患者手中，这种决定最终影响着甲状腺的手术切除率和术后恶性病变的比例。尽管这些数据是评价有效性的参数，但是数据的好坏有赖于指南中对患者的管理措施。因此，甲状腺细针穿刺细胞学报告系统仅是临床对甲状腺肿瘤适度管理的决定性因素之一。2015 年 ATA 临床指南中强调应用分子检测和临床 / 影像风险评估等手段对患者进行保守性临床处理，由此，各国的甲状腺细胞学报告系统越来越接近，不久的将来这种差异会越来越微不足道[28]。

六、结论

建立良好、有效的甲状腺细胞学诊断的另一种方法是专家互相讨论以明确诊断。本书的目的就是为了对疑难病例鉴别诊断提供帮助。书中对如何避免细胞学诊断陷阱也提供了充分的证据和深入浅出的说明，这些对于使用任何报告系统的医生而言都是有帮助的。

（Kennichi Kakudo　刘志艳　Kaori Kameyama　著；郭会芹　张智慧　译）

参 考 文 献

[1] The Papanicolaou Society of Cytopathology Task Force on Standards of Practice. Guidelines of the Papanicolaou Society of Cytopathology for the examination of fine-needle aspiration specimens from thyroid nodules. Diagn Cytopathol 1996; 15:84-9.（also simultaneously published in Mod Pathol 1996; 9:710-5）

[2] Baloch ZW, LiVolsi VA, Asa SL, et al. Diagnostic terminology and morphologic criteria for cytologic diagnosis of thyroid lesions: a synopsis of the National Cancer Institute Thyroid Fine-Needle Aspiration State of the Science Conference. Diagn Cytopathol 2008; 36:425-37.

[3] Ali SZ, Cibas ES. The Bethesda System for Reporting Thyroid Cytopathology. Definitions, Criteria and Explanatory Notes. New York: Springer 2010; 1-166.

[4] Fadda G, Basolo F, Bondi A, et al. Cytological classification of thyroid nodules. Proposal of the SIAPEC-IAP Italian consensus working group. Pathologica 2010; 102:405-6.

[5] Lobo C, McQueen A, Beale T, et al. The UK royal college of pathologists' thyroid fine-needle aspiration diagnostic classification: is a robust tool for the clinical management of abnormal thyroid nodules. Acta Cytol 2011; 55:499-506.

[6] Nardi F, Basolo F, Crescenzi A, et al. Italian consensus for the classification and reporting of thyroid cytology. J Endocrinol Invest 2014; 37:593-9.

[7] Perros P, Colley S, Boelaert K, et al. Guidelines for the management of thyroid cancer Third edition British Thyroid Association Chapt 5.1 pages 19-24; Clin Endocrinol 2014; 81, Suppl S1.

[8] Japanese Thyroid Association Guidelines for Clinical Practice for the Management of Thyroid Nodules in Japan 2013; 1-277, Nankodo Publishing Co. Tokyo, Japan（in Japanese）.

[9] Kakudo K, Kameyama K, Miyauchi A, et al. Introducing the reporting system for thyroid fine-needle aspiration cytology according to the new guidelines of the Japan Thyroid Association. Endocr J 2014; 61:539-52.

[10] Kakudo K, Kameyama K, Miyauchi A. History of thyroid cytology in Japan and reporting system recommended by the Japan Thyroid Association. J Basic Clin Med 2013; 2:10-5.

[11] Fadda G, Rossi ED. The 2014 Italian reporting system for thyroid cytology: Comparison with the national reporting systems and future directions. J Basic Clin Med 2015; 4:46-51.

[12] Bongiovanni M, Kakudo K, Nobile A. Performance comparison in the 'follicular neoplasm' category

between the American, British, Italian, and Japanese system for reporting thyroid cytology. J Basic Clin Med 2015; 4:42-5.

[13] Fujisawa T, Morimitsu E, Hirai T, et al. Fine needle aspiration cytology of follicular tumor, proposal for our subclassification. J Jpn Soc Clin Cytol 2010; 49:42-7（in Japanese with English abstract）.

[14] Kameyama K, Sasaki E, Sugino K, et al. The Japanese Thyroid Association reporting system of thyroid aspiration cytology and experience from a high-volume center, especially in indeterminate category. J Basic Clin Med 2015; 4:70-4.

[15] Sugino K, Kameyama K, Ito K. Characteristics and outcome of thyroid cancer patients with indeterminate cytology. J Basic Clin Med 2015; 4:92-8.

[16] Lloyd RV, Erickson LA, Casey MB, et al. Observer variation in the diagnosis of follicular variant of papillary thyroid carcinoma. Am J Surg Pathol 2004; 28:1336-40.

[17] Kakudo K, Katoh R, Sakamoto A, et al. Thyroid gland: International case conference. Endocrine Pathol 2002; 13:131-4.

[18] Hirokawa M, Carney JA, Goellner JR, et al. Observer variation of encapsulated follicular lesions of the thyroid gland. Am J Surg Pathol 2002; 26:1508-14.

[19] Liu J, Singh B, Tallini G, et al. Follicular variant of papillary carcinoma. A clinicopathologic study of a problematic entity. Cancer 2006; 107:1255-64.

[20] Liu Z, Zhou G, Nakamura M, et al. Encapsulated follicular thyroid tumor with equivocal nuclear changes, so-called well-differentiated tumor of uncertain malignant potential: A morphological, immunohistochemical, and molecular appraisal. Cancer Sci 2011; 102:288-94.

[21] Chan JK. Strict criteria should be applied in the diagnosis of encapsulated follicular variant of papillary thyroid carcinoma. Am J Clin Pathol 2002; 117:16-8.

[22] Y Zhu, Dai J, Lin X, et al. Fine needle aspiration of thyroid nodules: experience in a Chinese population. J Basic Clin Med 2015; 4:65-9.

[23] Nikiforov Y, Seethala RR, Tallini G, et al. Nomenclature revision for encapsulated follicular variant of papillary thyroid carcinoma: A paradigm shift to reduce overtreatment of indolent tumors. JAMA Oncol, 2016, doi: 10.1001/jamaoncol.2016.0386 [Epub ahead of print].

[24] Williams ED. Guest editorial: Two proposals regarding the terminology of thyroid tumors. Int I Surg Pathol 2000; 8:181-3.

[25] Kakudo K, Bai Y, Liu Z, et al. Encapsulated papillary thyroid carcinoma, follicular variant: A misnomer. Pathol Int 2012; 62:155-60.

[26] Rivera M, Ricarte-Hilho J, Knauf J, et al. Molecular genotyping of papillary thyroid carcinoma follicular variant according to its histological subtypes（encapsulated vs infiltrative）reveals distinct BRAF and RAS mutation patterns. Mod Pathol 2010; 23:1191-200.

[27] Howitt BE, Paulson VA, Barletta JA. Absence of BRAF V600E in non-infiltrative, non-invasive follicular variant of papillary thyroid carcinoma. Histopathol 2015; 67:579-82.

[28] Haugen BR, Alexander EK, Bible KC, et al. American Thyroid Association management guidelines for adult patients with thyroid nodules and differentiated thyroid cancer. Thyroid 2015; 26:1-134.

[29] Maekawa M, Hirokawa M, Yanase Y, et al. Cytology of follicular thyroid tumors, quality assurance, and differential diagnosis. J Jpn Soc Clin Cytol 2010; 49:48-54（in Japanese with English abstract）.

[30] Takami H, Ito Y, Okamoto T, et al. Revisiting the guidelines by the Japanese Society of Thyroid Surgeons and Japan Association of Endocrine Surgeons: a gradual move towards consensus between Japanese and Western practice in the management of thyroid carcinoma. World J Surg 2014; 38:2002-10.

[31] Theoharis CG, Schofield KM, Hammers L, et al. The Bethesda thyroid fine-needle aspiration classification system: year 1 at an academic institution. Thyroid 2009; 19:1215-23.

[32] Ohori NP, Schoedel KE. Variability in the atypia of undetermined significance/follicular lesion of

undetermined significance diagnosis in the Bethesda system for reporting thyroid cytopathology: Sources and recommendation. Acta Cytol 2011; 55:492-8.

[33] Bongiovanni M, Crippa S, Baloch Z, et al. Comparison of 5-tired and 6-tired diagnostic systems for the reporting of thyroid cytopathology: a multi-institutional study. Cancer Cytopathol 2012; 120:117-25.

[34] Strickland KC, Howitt BE, Marqusee E, et al. The impact of noninvasive follicular variant of papillary thyroid carcinoma on rates of malignancy for fine-needle aspiration diagnostic categories. Thyroid 2015; 25:987-92.

[35] Abele JS, Levine RA. Diagnostic criteria and risk-adapted approach to indeterminate thyroid cytodiagnosis. Cancer Cytopathol 2010; 118:415-22.

[36] Renshaw AA, Gould EW. Reducing indeterminate thyroid FNAs. Cancer Cytopathol 2015; 123:237-43.

第三章 甲状腺乳头状癌诊断陷阱

一、病史

10 岁男孩因甲状腺肿块致颈部肿大两年。无体重改变，无畏寒、发热，无腹泻、便秘，无过度出汗、焦虑及心悸。其母叙述，该男孩难与其他兄弟姐妹"同步"，易疲劳。

二、临床检查

1. 实验室检查

TSH 1.6 mU/L（参考值范围 0.30 ～ 5.50 mU/L），甲状腺过氧化物酶抗体 35 IU/ml（参考值范围 0 ～ 30IU/ml），游离 T_4 1.39 ng/dl（参考值范围 0.76 ～ 1.70ng/dl）。

2. 超声所见

右甲状腺含一复杂性囊肿，大小 2.1cm（横向）×3.2cm（上下）×1.3cm（前后）。彩色多普勒显示外周血管丰富，中央血管不明显。整个复杂囊肿显示多发非阴影点状回声（图 3-1）。

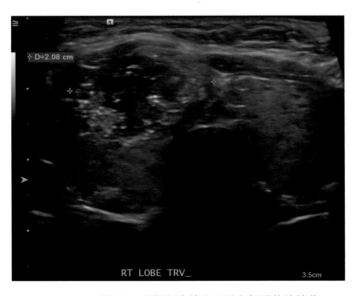

图 3-1　颈部超声检查显示右侧甲状腺结节

3. 细胞学所见

行超声引导下右侧甲状腺 FNA，行 Diff-Quik 和巴氏染色传统涂片。Diff-Quik 染色显示，细胞抽吸物包括淋巴细胞和滤泡上皮细胞，呈单个和/或不规则碎片/片状（图 3-2）。后者可见合胞体结构，其核呈不均匀分布（图 3-3）。细胞核呈多形性（圆形、卵圆形或拉长的），核增大明显。有些细胞胞质丰富，类似 Hurthle 细胞（图 3-4）。在巴氏染色涂片中更容易观察到细胞核的细微特点，包括不规则核膜、苍白染色质及明显的核仁（图 3-5）。另外，可

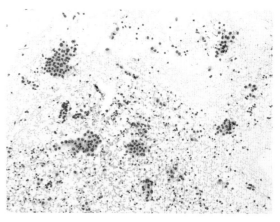

图 3-2 抽吸物由背景淋巴细胞、单个和不规则片状的滤泡细胞组成（传统涂片，Diff-Quik 染色，×100）

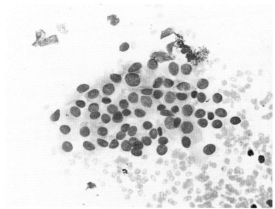

图 3-3 片状合胞体细胞伴不均匀分布的细胞核（传统涂片，Diff-Quik 染色，×400）

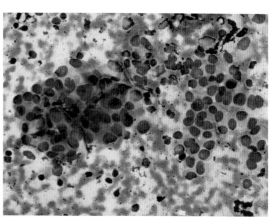

图 3-4 各种形态的细胞核（圆形、卵圆形或拉长）和核增大明显。有些细胞含丰富的胞质，似 Hurthle 细胞（传统涂片，Diff-Quik 染色，×400）

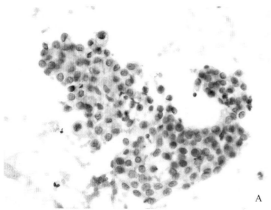

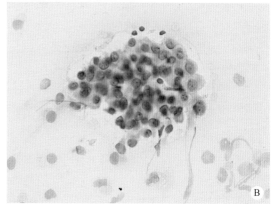

图 3-5 显示不规则核膜、苍白染色质和显著的核仁（传统涂片，巴氏染色，×400）

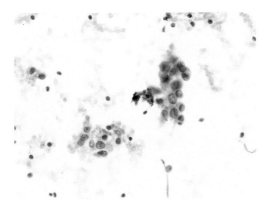

图 3-6　可见核沟（传统涂片，巴氏染色，×400）

偶见核沟（图 3-6）。但未发现核内包涵体。

三、鉴别诊断

（1）良性增生性结节。

（2）淋巴细胞性（Hashimoto）甲状腺炎。

（3）滤泡性肿瘤 /Hurthle 细胞肿瘤。

（4）可疑甲状腺乳头状癌。

（5）甲状腺乳头状癌，包括其亚型。

四、讨论

FNA 是鉴别甲状腺肿瘤性 / 恶性结节与非肿瘤性 / 良性结节的有用方法，已得到广泛认可。据报道，使用 FNA 检出 PTC 的准确率高于 90%[1]。PTC 相关的细胞形态特点已被确定，甲状腺细胞病理学 Bethesda 报告系统（TBSRTC）提供了伴有插图和注解的 PTC 诊断标准。简而言之，PTC 细胞形态特点包括富含细胞、乳头和 / 或合胞体组织碎片、核增大、伴有拥挤 / 重叠 / 融合的卵圆形或不规则形细胞核、纵向核沟、核内假包涵体、粉尘状染色质、边位小核仁、砂粒体及多核巨细胞（详见第六章）（表 3-1 和表

表 3-1　PTC 和良性非肿瘤性甲状腺结节鉴别特点

特点	PTC	BFH	LT/HT
乳头样碎片	合胞体样排列，伴核拥挤 / 重叠 / 变形	蜂窝状排列伴均匀分布的细胞核	蜂窝状排列伴均匀分布的细胞核
合胞体	中等至丰富，弥漫	罕见，灶状	罕见，灶状
微滤泡	在滤泡亚型中显著	较少见	较少见
Hurthle 细胞	可出现	可出现	可出现
淋巴细胞	可出现	可出现	显著，多形性细胞群
胶质	含量多变，可呈泡泡糖样外观	含量多变，同质，浓厚或稀薄	浓厚或稀薄
砂粒体	可出现	可出现	可出现
多核巨细胞	可出现，很多核仁	罕见	可出现，几个核仁
细胞核	卵圆形，拉长或不规则形，大小不一，显著增大，不规则轮廓，苍白的染色质	一致的圆形或卵圆形，轻微增大，轮廓平滑，染色质细	一致的圆形或卵圆形，轻微增大，轮廓平滑，染色质细
核沟	厚 / 纵向，伴随其他结构 / 核异型性	单独的，薄的和 / 或不完整	单独的，薄的和 / 或不完整
核内假包涵体	同其他结构 / 核的异型性一起出现	罕见，单独的表现	罕见，单独的表现

注：PTC. 甲状腺乳头状癌；BFH. 良性滤泡性增生；LT/HT. 淋巴细胞性甲状腺炎 / 桥本甲状腺炎。

表 3-2　PTC 与其他肿瘤性 / 恶性甲状腺结节的鉴别特点

特点	PTC	FN/HN	MTC
结构	乳头和 / 或合胞体片状结构，在滤泡中看到单一细胞或微小滤泡	微小滤泡，小梁，单一细胞 Hurthle 细胞型可显示穿越血管	多变，通常为分散的单个细胞
细胞	增大的细胞伴不等量胞质，可具有组织细胞样或鳞状外观	一致，正常至轻度增大的 Hurthle 细胞可显示显著的多形性	浆细胞样，梭形，小蓝细胞
细胞核	卵圆形，拉长或不规则形，大小不一，显著增大，不规则轮廓，苍白染色质	一致的圆形或卵圆形，轻微增大，轮廓平滑，染色质细，Hurthle 细胞可显示大小变化和明显的核仁	圆形、卵圆形或梭形，椒盐样染色质，核仁不明显
核沟	厚 / 纵向，伴随其他结构 / 核异型性	单独的，薄的和 / 或不完整	无
核内假包涵体	连同其他结构 / 核异型性同时出现	罕见且为唯一特点	常见
背景成分	可出现泡泡糖样胶质	胶质缺乏或无	可出现淀粉样物质
阳性免疫染色	TTF-1 和 TG	TTF-1 和 TG	钙视网膜蛋白、突触素、嗜铬粒蛋白、CD56、CEA

注：PTC. 甲状腺乳头状癌；FN/HN. 滤泡性 / 嗜酸细胞性肿瘤；MTC. 甲状腺髓样癌。

3-2）[2]。值得注意的是，这些特点中没有任何一个特点本身对诊断 PTC 具有特异性。我们曾经遇到良性增生性结节伴有呈单层片状和 / 或乳头状片段排列的滤泡细胞、核沟和 / 或少见的核内假包涵体；可见 Hurthle 细胞结节（即桥本甲状腺炎和 Hurthle 细胞肿瘤）伴核内假包涵体；以及制片不满意的良性增生性结节出现灶状苍白细胞核，类似有粉尘状染色质的苍白细胞核。同样地，Kini 报道了 3 例来自桥本甲状腺炎的抽吸物内含核内假包涵体（详见第十三章）[3]。除了少见的核拥挤、核内假包涵体外，Faquin 等在囊肿内衬细胞观察到了核增大、核沟、染色质细及显著核仁（详见第五章和第七章）[14]。其他研究者还建议，偶见的核沟应被解读为非特异性表现 [5-7]。总之，在评估具备单个或几个 PTC 相关特点的标本时应避免过度警惕，以防过诊为 PTC。另外，其他容易见到核内包涵体的恶性肿瘤如甲状腺髓样癌和转移至甲状腺的恶性黑色素瘤并不常见（详见第十五章和第十六章）。

关于 PTC 细针穿刺细胞学诊断陷阱的文献有限。通常，鉴别 PTC 与非 PTC 时，出现核重叠这一细胞学特征及对某些 PTC 相关特征的过度解读是造成 PTC 误诊的因素。以前我们曾对经组织学证实、误诊为 PTC 的 22 例甲状腺细胞学涂片进行回顾性分析，发现了若干导致 PTC 误诊的陷阱，包括将乳头样组织碎片和 / 或伴蜂窝状排列的单层片状结构误解为合胞体碎片 / 片状细胞巢（详见第四章图 4-6），过度解读不典型核沟或少见的核内包涵体，以及对拉长的或梭形细胞过度解读（实际上是异型性囊肿内衬细胞，详见第七章），而其他 PTC 相关特点细微或缺如 [8]。作者也报道细胞学过诊为 PTC 的病例组织学证实为桥本甲状腺炎（详见第十三章）。进一步论证了导致 PTC 过度诊断的陷阱，包括粉尘状染色质、偶见的核沟或假包涵体及背景淋巴细胞数量少。因而，识别滤泡上皮细胞群的淋巴细胞可避免将桥本甲状腺炎过诊为 PTC[9,10]。另外，一项研究回顾性分析了 3 个细胞学诊断为可疑 PTC，而组织学证实为孤立性乳头状增生性结节的病例。FNA 可疑细胞学表现包括宽而平的片状、三维簇状结构、伴穿越血管的无分支乳头，以及轻到中度核多形性和偶见的核沟。作者指出，短的无分支乳头、稀薄和浓缩胶质加之缺乏核内包涵体，可区分孤立性乳头状增生结节和 PTC[11]。同样重要的是，Pusztaszeri 等报道了一例组织学证实为甲状腺原发性朗格汉斯（Langerhans）细胞组织细胞增生症的病例，因在 FNA 标本出现伴有核增大、苍白染色质及明显核沟的细胞，被解读为可疑 PTC[12]。

　　除了前面提到的过度解读现象，对 PTC 亚型细胞学特点认识不足也是重要原因之一。因为某些 PTC 亚型不具备典型 PTC 细胞核特点（详见第六章、第九章和第十章）。在所有 PTC 亚型中，滤泡性亚型是最常见的一个，其 FNA 涂片可能主要显示结构异型性，表现为微小滤泡结构，而 PTC 细胞核特点不明显，因而常被误诊为滤泡性肿瘤而非 PTC（详见第四章和第六章）。但新版 WHO 甲状腺肿瘤分类中已对滤泡型 PTC 进行了重新分类（详见第四章、第二章和附录二）。

五、组织学诊断

　　患者随后进行了甲状腺全切术。大体检查：右叶甲状腺可见一 2.6cm 的结节，紧邻前方和峡部边缘（图 3-7）。组织学诊断为 PTC，混合性滤泡型和嗜酸细胞型（图 3-8）。

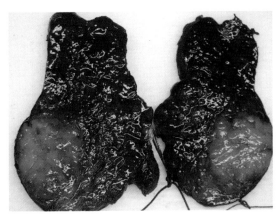 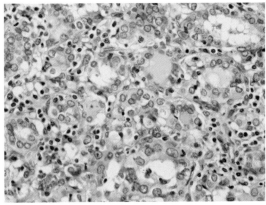

图 3-7　右叶甲状腺大体观察，显示一个 2.6cm 结节　　图 3-8　镜下观察显示 PTC，混合性滤泡型和嗜酸
　　　　　　　　　　　　　　　　　　　　　　　　　　　　　　　细胞型（HE 染色，×400）

（荆欣　Claire W. Michael　著；白玉萍　刘红刚　译）

参 考 文 献

[1] Renshaw AA. Accuracy of thyroid fine-needle aspiration using receiver operator characteristic curves. Am J Clin Pathol 2001; 116（4）:477-82.

[2] Auger MSE, Yang GCH, Sanchez MA, et al. Papillary thyroid carcinoma and variants//Ali SZ, Cibas E, ed. The Bethesda System for Reporting Thyroid Cytopathology: Definitions, Criteria and Explanatory Notes [Internet]. New York: Springer 2010; 91-115.

[3] Kini SR. Thyroid cytopathology: an atlas and text. 1st ed. Philadelphia: Lippincott Williams & Wilkins; 2008. p196-210.

[4] Faquin WC, Cibas ES, Renshaw AA. 'Atypical' cells in fine-needle aspiration biopsy specimens of benign thyroid cysts. Cancer 2005; 105（2）:71-9.

[5] Gould E, Watzak L, Chamizo W, et al. Nuclear grooves in cytologic preparations. A study of the utility of this feature in the diagnosis of papillary carcinoma. Acta Cytol 1989; 33（1）:16-20.

[6] Rupp M, Ehya H. Nuclear grooves in the aspiration cytology of papillary carcinoma of the thyroid. Acta Cytol 1989; 33（1）:21-6.

[7] Francis IM, Das DK, Sheikh ZA, et al. Role of nuclear grooves in the diagnosis of papillary thyroid carcinoma. A quantitative assessment on fine needle aspiration smears. Acta Cytol 1995; 39（3）:409-15.

[8] Jing X, Michael CW. Potential pitfalls for false suspicion of papillary thyroid carcinoma: A cytohistologic review of 22 cases. DiagnCytopathol 2012; 40（Suppl 1）:E74-9.

[9] Haberal AN, Toru S, Ozen O, et al. Diagnostic pitfalls in the evaluation of fine needle aspiration cytology of the thyroid: Correlation with histopathology in 260 cases. Cytopathol 2009; 20（2）:103-8.

[10] Harvey AM, Truong LD, Mody DR. Diagnostic pitfalls of Hashimoto's/lymphocytic thyroiditis on fine-needle aspirations and strategies to avoid overdiagnosis. Acta Cytologica 2012; 56（4）:352-60.

[11] Khurana KK, Baloch ZW, LiVolsi VA. Aspiration cytology of pediatric solitary papillary hyperplastic thyroid nodule. Arch Pathol Lab Med 2001; 125（12）:1575-8.

[12] Pusztaszeri MP, Sauder KJ, Cibas ES, et al. Fine-needle aspiration of primary Langerhans cell histiocytosis of the thyroid gland, a potential mimic of papillary thyroid carcinoma. Acta Cytologica 2013; 57(4):406-12.

第四章 具有甲状腺乳头状癌细胞核特征的病变风险评估

一、病史

患者 23 岁、女性，因发现甲状腺左叶结节 1 个月就诊。

二、超声检查

于甲状腺左叶探及一血流丰富的结节（图 4-1），直径约 1.1cm，边界不清，伴钙化，提示肿瘤侵犯甲状腺实质。

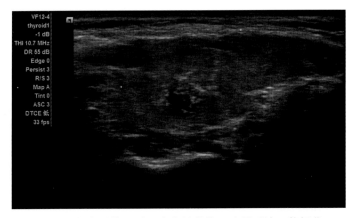

图 4-1 超声图像显示一个实性肿物，边界不清，伴钙化

三、细胞学结果

常规 HE 涂片中，低倍镜下可见中等数量的滤泡细胞团（图 4-2~ 图 4-5），由紧密黏附的三维结构和单层细胞片构成，乳头状结构有或无血管轴心（见图 4-2）。高倍镜下（见图 4-3），肿瘤细胞中等大小，核大，染色质呈粉尘状，查见中等数量的核沟及少量明确的核内假包涵体（见图 4-3 红箭头）。细胞呈合胞体样、车轮状排列（见图 4-4），图 4-5 中可见细胞核拥挤、重叠、融合和黏附性差的散在单个细胞。图 4-2 和图 4-5 中均可见多核巨细胞。背景中未查见胶质、囊性变、砂粒体或是坏死。

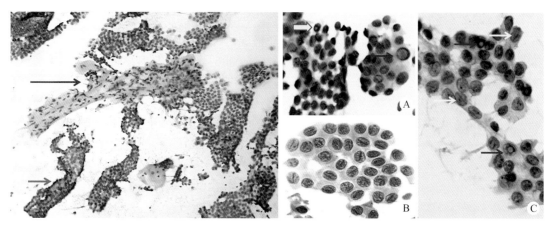

图4-2　低倍镜下观察结构是诊断的第一步。显示有纤维血管轴心的乳头（红箭头），该结构少见，而且并非诊断PTC的主要标准。PTC中还可见巨滤泡、片状和小滤泡结构（蓝箭头）

图4-3　高倍镜下评估细胞核特点。这一团细胞显示了重叠和拥挤的毛玻璃核。红箭头示核内假包涵体（A和C）。粗箭头示一非诊断性核内包涵体（A）。B和C（黄箭头）显示明显核沟

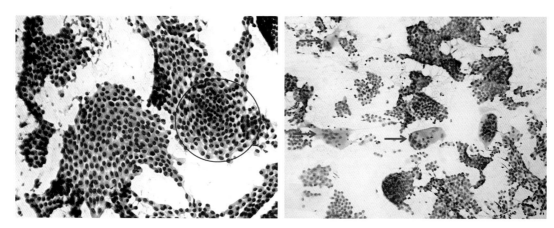

图4-4　巨滤泡，合胞体样细胞团或单层细胞片。红色圆圈示车轮状结构的细胞片

图4-5　PTC次要诊断标准：蓝箭头示多核巨细胞

四、鉴别诊断

（1）良性，非典型滤泡腺瘤。

（2）良性，桥本甲状腺炎伴异型滤泡上皮细胞。

（3）良性，可疑玻璃样变小梁状腺瘤。

（4）不确定B，其他，PTC不能除外（Bethesda诊断系统中的AUS）。

（5）可疑具有乳头样核特征的非浸润性甲状腺滤泡性肿瘤（NIFTP）。

（6）可疑经典型PTC。

（7）恶性，经典型PTC。

甲状腺FNA标本中上皮细胞量丰富而胶质稀少，则肿瘤可能性增加（见图4-2、图4-4和图4-5）。需仔细寻找标本中的乳头结构、合胞体样细胞团、PTC细胞核特点（染色质细腻、核沟、核内假包涵体）及砂粒体[1]。表4-1列出了细胞学涂片中经典型PTC常见的诊断特点。如果缺乏这些特点，其鉴别诊断包括滤泡性肿瘤、腺瘤样结节及其他非滤泡上皮性肿瘤[2]。具有乳头状结构（见图4-2），合胞体样细胞团（见图4-4）及PTC-N（见图4-3）

表 4-1　甲状腺乳头状癌诊断特点

项目	特点
组织碎片的结构	带有纤维血管轴心的真性乳头结构，伴或不伴复杂分支（见图4-2）
	乳头样结构，无明显轴心但呈指状生长（见图4-3）
	单层结构，伴或不伴分支
	合胞体样，无特殊结构或呈三维球形、洋葱皮样或旋涡状、车轮状（见图4-4）
细胞结构	多样性；大量肿瘤细胞至少数细胞伴纤维结缔组织增生或囊性变
细胞	大小和形状变化很大
	小、中等大小到非常大
	圆形、立方形、矮柱状、长方形、多角形、梭形
	细胞界限从清晰到难以分界
	核质比变化大
细胞质	多样性，淡染
细胞核	不同程度的核拥挤或核重叠
细胞核特点	具有多形性，呈圆形、椭圆形或长方形
	伴有光滑或不规则的核膜
	苍白染色质呈粉尘状细颗粒样
	纵向核沟
	核内假包涵体，周围染色质凝聚，呈一纤细清晰的边界，大于核直径的1/3
砂粒体	经常存在
	裸露或是存在于具有PTC-N肿瘤细胞的合胞体样组织碎片中
	任何标本组织碎片中单个或多个出现
	单纯裸露的砂粒体没有诊断意义
钙化	常存在但不特异
骨化生	常存在但不特异
鳞样化生	常存在但不特异
多核巨细胞	几乎总是存在；数量和大小不同（见图4-5）
背景	常很干净，无坏死
	组织细胞提示囊性变
	淋巴细胞浸润 ±
	不等量胶质，从苍白到致密，经常成串
免疫标记	表达TG、TTF-1、CK19、HBME-1和Galectin-3

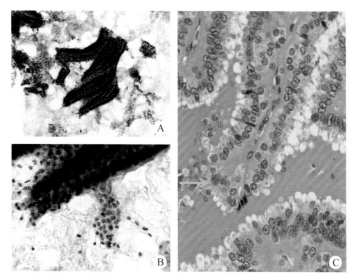

图 4-6　富含细胞性腺瘤样结节呈良性乳头状生长，细胞核圆而规则，不伴 PTC 细胞核特征，可见少许核沟（黄箭头）（A 和 B. 巴氏染色，C.HE 染色；A.×40，B.×200，C.×400）

可以除外非典型滤泡腺瘤。尽管桥本甲状腺炎也可偶见核沟及核内假包涵体，涂片背景中缺乏淋巴细胞及特征性嗜酸性变的滤泡上皮细胞可以排除桥本甲状腺炎（详见第三章和第十三章）。增生性结节性甲状腺肿背景上的假乳头要避免误诊为真性乳头（图 4-6A 和 B），其细胞核圆而规则，但偶可见核沟（图 4-6C）。与玻璃样变小梁状肿瘤的鉴别诊断详见第十二章。

五、注释说明

PTC 诊断最强有力的证据是 PTC-N，但是每位病理学者对 PTC-N 特点的理解和把握有所不同[2-7]。值得注意的是，所有这些核的特征没有一个是 PTC 所特异的，因此在评价 PTC-N 时应严格把握标准。一方面，PTC-N 的评价毫无疑问具有主观性。Nishigami 等报道 PTC 的细胞核往往增大而且不规则，而那些交界性肿瘤（如 NIFTP 或恶性潜能未定的高分化肿瘤 WDT-UMP）的细胞核特征则介于二者之间[8]。另一方面，一些 PTC 细胞核的改变并不明显。Renshaw 指出一些缺乏核明显增大、染色质淡染及核内假包涵体特征的 PTC，较经典型 PTC 更难诊断[9]。这两点是在甲状腺细胞学报告系统中增加不确定类型及可疑恶性类型的主要原因。作为低危不确定类型，Bethesda 系统中的意义不明的异型甲状腺滤泡上皮细胞（AUS）有 5%～15% 的风险是 PTC，而高危不确定类型（可疑恶性）有 60%～75% 的风险是 PTC[10,11]。本章作者建议应该更加客观地进行低危、高危和恶性危险度分级。只有成簇的细胞，核增大、拥挤，有明显核沟，核内假包涵体易见才可诊断为 PTC。缺乏其中任何一个特征，则应依据这些细胞核特征的程度归为低危或高危病变。

六、组织学诊断

本病例的组织学诊断为 PTC，经典型，pT1b，ex0，pN0（0/5）。

肉眼观，甲状腺左叶切面发现一直径 1.2cm 结节，界限不清，无纤维包裹，向周围甲状腺组织呈浸润性生长。显微镜下，肿瘤呈乳头状生长，可见由具有 PTC-N 的肿瘤细胞组成的大量乳头、个别砂粒体（图 4-7、图 4-8）。肿瘤细胞核呈卵圆形，有核沟及核内假包涵体，这与图 4-3 显示的细胞学图像相对应。可见核拥挤、核重叠，细胞核呈毛玻璃样（见图 4-7、图 4-8）。可见多核巨细胞（见图 4-8），与图 4-5 的多核巨细胞相对应。切除中央区颈部淋巴结，5 枚淋巴结（0/5）镜下均未查见癌转移。

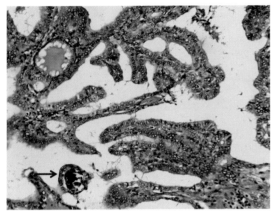 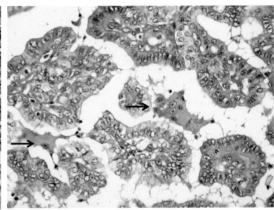

图 4-7　低倍镜下见伴有纤维血管轴心的乳头状结构，支持异型上皮增生。蓝箭头示乳头中央砂粒体

图 4-8　乳头状细胞簇中可见多核巨细胞（蓝箭头）。乳头被覆粉尘状染色质的恶性甲状腺滤泡上皮细胞

七、知识要点

几乎所有 PTC 都可见核沟，但高达 25% 的病例中核沟少见[10-12]，其常常与卵圆形核长轴平行，呈现"咖啡豆"样外观（见图 4-3B）。PTC 细胞核染色质特点在甲状腺病变中较为独特而成为一个重要的诊断依据[11,12]。PTC 细胞核染色质淡染，与正常滤泡上皮细胞核截然不同，被描述为"毛玻璃样"或"粉尘状染色质"。这些染色质的特点在乙醇固定巴氏染色的切片中相比空气干燥 Diff-Quik 染色及 HE 染色的切片更易观察（见图 4-3）（详见第三十一章）。核内假包涵体的出现高度提示 PTC，尤其是合并其他典型核特征时（见图 4-3A 和 C）。90% 以上 PTC 穿刺涂片中可见少量核内假包涵体。对于核内包涵体的诊断应采取严格的诊断标准。因空气干燥和乙醇溶液固定均会造成形似核内包涵体的非特异结构。PTC 的核内假包涵体较大，常常占据 1/3 以上核大小，较周围染色质更透亮，呈现细胞质样染色特点，由清晰的核膜包裹，周围环绕嗜碱性染色质浓聚的线状边界（见图 4-3A）。图 4-3 中粗箭头所示不应被误认为诊断性的核内包涵体。

（刘志艳　Kennichi Kakudo　著；姜慧峰　译）

参 考 文 献

[1] Kaushal S, Iyer VK, Mathur SR, et al. Fine needle aspiration cytology of medullary carcinoma of the thyroid with a focus on rare variants: A review of 78 cases. Cytopathology 2011; 22:95-105.

[2] Liu Z, Zhou G, Nakamura M, et al. Encapsulated follicular thyroid tumor with equivocal nuclear changes, so-called well-differentiated tumor of uncertain malignant potential: a morphological, immunohistochemical, and molecular appraisal. Cancer Sci 2011; 102:288-94.

[3] Rosai J, DeLellis RA, Carcangiu ML. Tumors of the Thyroid and Parathyroid Glands. Maryland: ARP Press; 2014.

[4] Chan JK. Strict criteria should be applied in the diagnosis of encapsulated follicular variant of papillary thyroid carcinoma. Am J Clin Pathol 2002; 117:16-8.

[5] Rivera M, Tuttle RM, Patel S, et al. Encapsulated papillary thyroid carcinoma: A clinico-pathologic study of 106 cases with emphasis on its morphologic subtypes（histologic growth pattern）. Thyroid 2009; 19:119-27.

[6] Rivera M, Ricarte-Filho J, Patel S, et al. Encapsulated thyroid tumors of follicular cell origin with high grade features（high mitotic rate/tumor necrosis）: A clinico-pathologic and molecular study. Hum Pathol 2010; 41:172-80.

[7] Piana S, Frasoldati A, Di Felice E. Encapsulated well-differentiated follicular-patterned thyroid carcinomas do not play a significant role in the fatality rates from thyroid carcinoma. Am J Surg Pathol 2010; 34:868-72.

[8] Nishigami K, Liu Z, Taniguchi E, et al. Cytological features of well-differentiated tumors of uncertain malignant potential: Indeterminate cytology and WDT-UMP. Endocr J 2012; 59:483-7.

[9] Renshaw AA, Wang E, Haja J, et al. Fine needle aspiration of papillary thyroid carcinoma: Distinguishing between cases that performed well and those performed poorly in the College of American Pathologists Nongynecologic cytology program. Arch Pathol Lab Med 2006; 130:452-5.

[10] Cibas ES, Ali SZ. The Bethesda System for reporting thyroid cytopathology. Am J Clin Pathol 2009; 132:658-65.

[11] Ali S, Cibas E. The Bethesda System for Reporting Thyroid Cytopathology. New York: Springer; 2009.

[12] Kini SR. Thyroid Cytopathology. Philadelphia: Wolters Kluwer; 2015.

第五章 Bethesda 诊断系统中 AUS/FLUS 的诊断标准与低危不确定性病变

一、病史

患者女性，49 岁，双侧甲状腺多发结节 1 年，到聊城市人民医院进行进一步检查。血清学检测显示：TSH 37IU/L（参考值范围 0.270 ~ 4.200IU/L），抗 TG 抗体 234IU/L（参考值 <4.11IU/L），抗过氧化物酶抗体 598kU/L（参考值范围 0 ~ 34.0kU/L）。FT_3 和 FT_4 水平分别为 5.4pmol/L（参考值范围 3.67 ~ 10.43pmol/L）和 6.2pmol/ L（参考值范围 12 ~ 22pmol/L）。

二、超声检查

右叶探及实性低回声结节，边界不规则，直径 0.3cm，无钙化（图 5-1）。

三、细胞学检查

细胞涂片巴氏染色查见少量滤泡上皮细胞簇（图 5-2~ 图 5-4），呈团簇状或微滤泡状排列，背景中有丰富的淋巴细胞（见图 5-2、图 5-3）。图 5-3 可见致密的胶质和多核巨细胞。滤泡上皮细胞核大，核仁小且明显（见图 5-3 黄色箭头）。可见鳞状上皮化生，

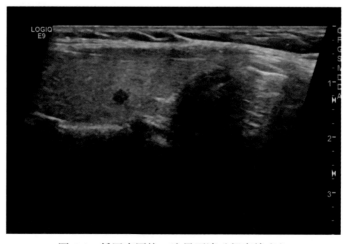

图 5-1 低回声团块，边界不清（超声检查）

细胞呈多边形，胞质致密丰富（见图 5-4）。偶见核沟和小且明显的核仁（见图 5-4 黄色箭头）。未见明确的核内包涵体。涂片中的机械损伤和纤维素性渗出物使细胞形态的细节评估变得困难，出现形态复杂的假象（见图 5-1 ～图 5-4），未见囊性变、砂粒体和坏死（见图 5-2 ～图 5-4）。

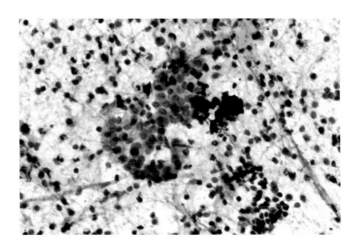

图 5-2　在单层合胞体排列的甲状腺滤泡上皮细胞簇中出现核拥挤现象。炎性背景中可见大量淋巴细胞和颗粒细胞（传统涂片，巴氏染色，×200）

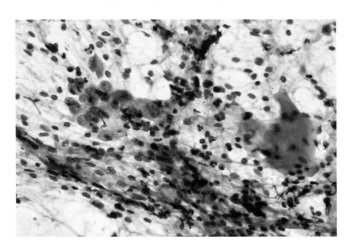

图 5-3　滤泡上皮细胞内陷于纤维素性渗出物中，形成三维微滤泡结构，呈现出假复杂性和核拥挤现象。细胞核呈椭圆形，染色质呈囊泡状，核仁明显（黄色箭头）。涂片质量较差，可见致密的胶质（右侧）、形状不规则的淋巴细胞和纤维素性渗出物（传统涂片，巴氏染色，×200）

四、鉴别诊断

（1）取材不充分。
（2）良性，桥本甲状腺炎。

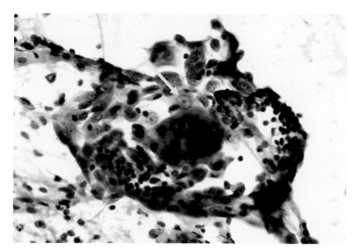

图 5-4　甲状腺滤泡上皮细胞胞质丰富、致密，提示嗜酸性变或鳞状上皮化生。细胞呈多边形，胞质嗜蓝色，胞核大且呈囊泡状，核仁明显（黄色箭头）。注意：上皮细胞簇中可见明显小淋巴细胞（传统涂片，巴氏染色，×400）

（3）AUS/FLUS（低危不确定性分类）。

（4）滤泡性肿瘤（高危不确定性分类）。

（5）可疑恶性，甲状腺乳头状癌，滤泡型。

（6）恶性，甲状腺乳头状癌，经典型。

鉴别诊断包括桥本甲状腺炎中的异型甲状腺滤泡上皮细胞、滤泡状腺瘤、滤泡型 PTC（恶性潜能未定的高分化肿瘤或者具有乳头状核特征的非浸润性甲状腺滤泡性肿瘤）和经典型 PTC。

尽管变性的甲状腺滤泡上皮细胞特征性嗜酸性变并不明显[1-4]，但涂片背景中淋巴细胞浸润、滤泡上皮细胞胞质浓稠提示桥本甲状腺炎的可能。甲状腺滤泡上皮细胞胞核体积轻度增大，形状不规则，并且出现显著的核仁（见图 5-3、图 5-4）、核拥挤现象（见图 5-2），提示滤泡性肿瘤（高危不确定性分类）和 / 或 PTC。然而，图 5-2~ 图 5-4 中细胞核改变轻微，并非典型 PTC 细胞核特点（详见第三章和第四章）。该样本细胞密度不足以诊断为滤泡性肿瘤[3, 4]。虽然核沟偶见，但缺乏核内包涵体。因此 AUS（意义不明的异型性，提示为 PTC 的核特征不充分）应为最合理的诊断，建议临床随诊并重复 FNA 检查。此病例还可以诊断为日本分类系统中的其他，不确定性类型 B，或者低危不确定性分类（意大利分类系统中的 TIR 3A 或者英国分类系统中的 Thy 3a，详见第二章）。此样本细胞数较少，背景淋巴细胞丰富。核增大、拥挤、核沟、不规则核和核融合较少见，因而也可诊断为 Bethesda 系统中可疑恶性的 B 型（核改变不充分）[3, 4]。但是，由于涂片质量较差、细胞数量较少、细胞学特征不明显等原因，尽管术后组织学确诊为 PTC，但该细胞学样本不足以诊断为恶性病变，如经典型 PTC。

五、组织学诊断

本病例组织学诊断：甲状腺乳头状微小癌合并桥本甲状腺炎。

在桥本甲状腺炎背景下可见一直径 0.3cm 的硬化性结节，边界不规则，呈浸润性生长。病变呈滤泡样生长，未见乳头状结构（图 5-5、图 5-6）。同细胞学检查结果相似，可见细胞核轻度增大、核型不规则（见图 5-6）。胞核浓染，毛玻璃样核和核重叠不明显。虽然未查见典型核内包涵体和核沟，硬化背景中浸润性生长方式提示诊断为浸润性滤泡型 PTC。术中未发现肿大的淋巴结，因而未行淋巴结清扫。

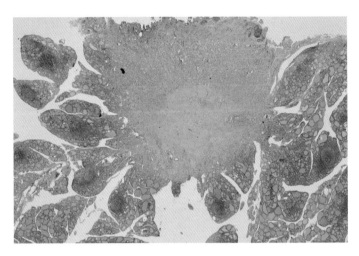

图 5-5　低倍镜下，在桥本甲状腺炎的背景下可见一直径 0.3cm 的硬化性结节，边界不规则，浸润性生长，侵及甲状腺被膜和切缘（HE 染色，×40）

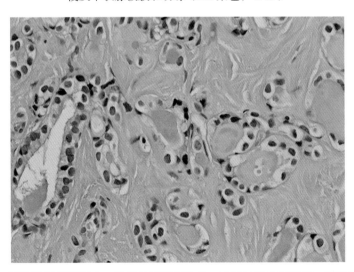

图 5-6　高倍镜下，硬化性间质背景中，肿瘤呈滤泡状生长，未查见乳头样结构。同细胞学检查结果相似，细胞核轻度增大，核型不规则（HE 染色，×200）

六、注释

20% ~ 30% 的甲状腺 FNA 细胞学无法做出明确诊断（取材不足，不确定性或者可疑恶性），给临床医师确定治疗方案造成困难[1-8]。美国国家癌症研究所（NCI）在 2007 年成立了 NCI 甲状腺细针穿刺学会，并于 2010 年发布了甲状腺细胞病理学 Bethesda 报告系统（TBSRTC）[3]，提出把不确定性类别分为两个亚类：低危不确定性分类（AUS/FLUS）和高危不确定性分类（滤泡性肿瘤）。AUS/FLUS 主要表现为意义不明的交界性异型性[3-7]（详见第二章）。这一类的穿刺物包含甲状腺滤泡上皮细胞、C 细胞或淋巴细胞，伴有结构和/或细胞核的异型性，但又不足以诊断为滤泡性肿瘤（高危性不确定分类）、可疑恶性或恶性[3-7]。

七、AUS/FLUS 的定义和 Bethesda 诊断系统说明

AUS/FLUS 分类主要指那些既不满足良性病变也不满足高危不确定性分类诊断标准的病例（详见第三、四、六、十九和二十章），Bethesda 诊断系统低危不确定性分类（详见第二章），包含多种病变。由 Ali 和 Cibas 主编的教科书归纳了适用于 AUS/FLUS 诊断的 9 种情况，详见表 5-1[3-8]。当出现组织结构的异型性（细胞失去极性或者细胞间连接）或者细胞核的异型性（并不足以诊断为恶性分类）时均可以诊断为 AUS/FLUS。

在具有三维甲状腺滤泡上皮细胞簇中出现核拥挤和核重叠现象，又称为结构异型性。这种现象常出现在滤泡腺瘤、滤泡腺癌和低分化癌中（详见第十九、二十和二十一章）。除了高危不确定性分类的标本，结构异型性或者复杂性假象也可见于由于空气干燥、机械损伤（见图 5-2~图 5-4）、固定不充分或者血液成分较多等因素（图 5-7）造成的质量较差的标本。

细胞核轻度异型性，如细胞核增大（见图 5-4）、核拥挤（见图 5-2）、毛玻璃样核（见图 5-4）和核沟等，也可见于桥本甲状腺炎（详见第十三章）、亚急性甲状腺炎（详见第十一章）、甲状腺滤泡上皮细胞退行性变和囊壁衬附细胞[9]（图 5-8、见图 7-11）。具有 PTC 细胞核特征的细胞可只占很小一部分，大部分甲状腺滤泡上皮细胞呈良性改变（图 5-9、详见第六章）。细胞核异型性还可见于外源性射线、放射性碘治疗或者服用甲状腺抑制剂的患者中（见表 5-1）[1-5]。对乙醇溶液固定的巴氏染色涂片进行空气干燥可以造成比较严重的假象，导致细胞核结构发生改变（细胞核增大、不规则和浓染）（图 5-10A）。本章强调对于涂片质量不佳而诊断 AUS/FLUS 的样本进行重复细针穿刺细胞学检查以进一步确诊的（图 5-10B）重要性[11]。以图 5-10 诊断为 AUS/FLUS 的标本为例，大部分情况下重复进行细针穿刺细胞学检查可以明确良性或者恶性诊断[7-15]。

表 5-1　最常见的 AUS/FLUS 诊断
（修订于甲状腺细胞病理学报告 Bethesda 系统）[3, 4]

A）结构异型性

　a）意义不明的甲状腺滤泡上皮细胞

　　1）穿刺细胞散在分布，缺乏胶质，主要以微滤泡、梁状结构或者拥挤的甲状腺滤泡上皮细胞团簇为主

　　2）一张切片以微滤泡为主，其他涂片以良性大滤泡和片状细胞为主

　b）意义不明的嗜酸性（Hurthle）甲状腺滤泡上皮细胞

　　1）在细胞数较少的涂片上，主要以 Hurthle 细胞簇为主，缺乏淋巴细胞和正常甲状腺滤泡上皮细胞

　　2）桥本甲状腺炎或者多结节性甲状腺肿患者的细胞穿刺物全部由 Hurthle 细胞组成

　c）由于制片因素造成的异型性

　　1）空气干燥的涂片出现细胞核和细胞质增大的现象

　　2）血液成分较多或者有微小凝血块的标本中观察到拥挤假象或者微滤泡

B）细胞核异型性

　a）在以良性改变为主的涂片上出现具有可疑 PTC 细胞核特征的细胞

　　1）在细胞数较少的涂片上只有很少的甲状腺滤泡上皮细胞具有 PTC 细胞核特点

　　2）在总体呈现良性表现的细胞背景下，只有很少的甲状腺滤泡上皮细胞具有提示 PTC 的细胞核特点（详见第四章和第六章）

　　3）细胞核轻度异型，比如细胞核增大、核拥挤现象和毛玻璃样核，但是缺少诊断性意义的 PTC 细胞核特点，比如核沟易见、核不规则和核内包涵体（详见第四章和第六章）

　　4）桥本甲状腺炎中的细胞核异型性（详见第十三章）

　b）囊壁衬附细胞的异型性

　　在总体呈现良性表现的细胞背景下，在片状细胞中观察到核沟、明显核仁、拉长的细胞核和 / 或核内包涵体

　c）甲状腺滤泡上皮细胞继发性异型性

　　细胞核异型性还可见于外源性射线照射、放射性碘治疗或者服用甲状腺抑制剂的患者中

　d）淋巴细胞异型性不足以诊断为恶性淋巴瘤

　　桥本甲状腺炎标本中出现不成熟的异型淋巴细胞

　e）标本制作过程中造成的继发细胞异型性

　　空气干燥的标本出现核增大、不规则核和核浓染

　f）其他未特别说明的情况

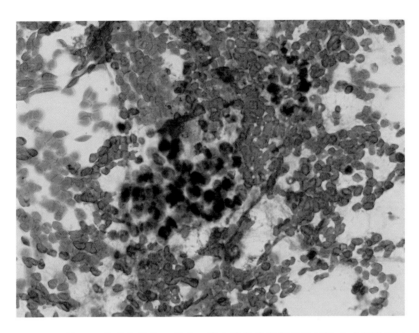

图 5-7　意义不明的异型性。血液成分较多，具有三维立体结构的甲状腺滤泡上皮细胞簇中出现核拥挤和核重叠现象，细胞核小而深染。大量的血液和涂片过厚造成固定不充分和甲状腺滤泡上皮细胞皱缩，导致细胞核细节模糊。注意视野右上出现微滤泡。手术显示为腺瘤样增生性结节（巴氏染色，×400）

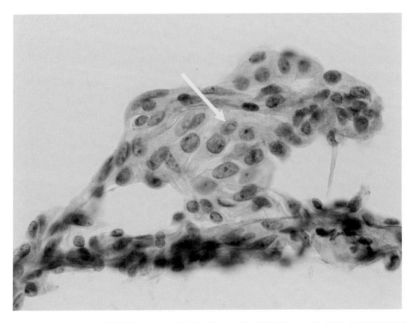

图 5-8　意义不明的异型性。囊壁衬附细胞呈片层排列，细胞质增宽，细胞核拉长且不规则，核仁明显。黄色箭头提示可能为核内假包涵体。细胞呈片层排列，结合紧密，无核拥挤/重叠现象，使诊断倾向于 AUS/FLUS（低危不确定性），而不是可疑恶性或者恶性。手术后组织学标本显示腺瘤样结节伴有囊性变（巴氏染色，×400）

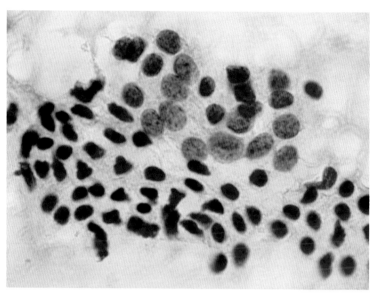

图 5-9　意义不明的异型性。甲状腺滤泡上皮细胞形成巨滤泡片状结构，细胞核较小、深染，呈良性特点（视野下半部）；视野上方一团细胞胞核增大、浅染，提示 PTC（传统涂片，巴氏染色，×1000）

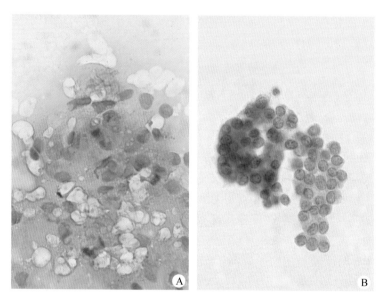

图 5-10　A. 涂片空气干燥造成染色质量欠佳，细胞核结构模糊。细胞核不规则提示可疑 PTC。此病例诊断为异型性（空气干燥因素导致），需重复细针穿刺细胞学检查。重复检查显示在具有三维立体结构的细胞簇中出现核拥挤和重叠现象，染色质浅染提示 PTC（B）。手术证明此病例为经典型 PTC（传统涂片，巴氏染色，×400）

八、关于 AUS/FLUS 的争议

临床实践中，AUS/FLUS 的报告率是 0.7% ～ 18%，其中术后确诊为恶性病变的病

例数也各不相同，据报道占 6% ~ 48%，因此 AUS/FLUS 成为 TBSRTC 中最受争议的分类 [5,11,16-21]。这可能是由于不同病理医生对于这一诊断标准的应用不同造成的，并且也有报道指出不同观察者之间对于同一标本的诊断也存在很大分歧 [16-22]。AUS/FLUS 病例经过手术确诊，最常见的恶性诊断是滤泡型 PTC[9,10,16,18,21-28]。NIFTP（包裹性非浸润性滤泡型 PTC 改名为 NIFTP，即具有乳头样核特征的非浸润性甲状腺滤泡性肿瘤）不确定的核特征，是导致恶性肿瘤报告率参差不齐的原因（详见第六章）[26-30]。还应该注意到由于诸如细胞数较少、空气干燥假象、混杂较多血液成分、固定不充分和机械损伤等因素造成的涂片质量较差也是 AUS/FLUS 分类需要考虑的重要方面 [3-7]。因此，在 AUS/FLUS 和取材不足两种诊断上容易出现意见分歧。"取材不足"或者"AUS/FLUS"的诊断，取决于细胞病理医生在综合评价标本和涂片质量后的主观判断 [4]。还有人指出，AUS/FLUS 类别与"可疑恶性"和"其他类别"有很多重叠 [19]，从而导致不同医生对于 AUS/FLUS 的诊断分歧很大 [16-22,24,31]。对于细胞病理医生而言，亟须不断精细化 AUS/FLUS 诊断标准，尽量减少使用这一具有争议的类别 [10,32]。为了标准化 AUS/FLUS 诊断标准，Bongiovanni 在巴氏细胞病理学协会网站（www.papsociety.org）和他的综述中介绍了一些参考图片和资料 [5]。常规进行细胞学 - 组织学相关性研究、对手术病例进行质控分析是病理工作者完善 AUS/FLUS 诊断标准，提高诊断准确率最有效的手段 [19,21,23,33]。明确 AUS/FLUS 的诊断并及时向临床医生反馈其恶性比例，有助于临床医生为患者甲状腺结节选择最佳临床治疗方案。

九、AUS/FLUS 分类中的型

诊断为 AUS/FLUS 的患者究竟确诊为恶性的可能性有多大，至今尚无明确数据。而西方国家的报道很不一致（6% ~ 48%）。这是因为这一部分患者中只有少数（30.3% ~ 52.5%）会接受诊断性手术，因而大部分并无明确诊断 [3, 4, 18,19]。韩国曾报道，同时有其他临床检查提示高风险恶性肿瘤的 AUS/FLUS 患者，手术明确诊断为恶性肿瘤的概率较高（69%）[33]；日本也报道，通过结合其他临床检查对 AUS/FLUS 患者进行分类后，手术明确诊断为恶性肿瘤的概率则非常高（88.6%）[34]。因此，这些文献中报道的 AUS/FLUS 确诊为恶性肿瘤的概率应高于细胞学 - 组织学诊断结果对照所得到的数值 [19]。Renshaw 报道了 AUS/FLUS 的几种细胞学特点，并且指出不同细胞学特点提示不同的恶性肿瘤风险（表 5-2）[35,36]。如果在不确定性类别中出现了 PTC 细胞核特征，那么该病例组织学上确诊为 PTC 的风险较高 [21,22,26,29,33,35-44]。这也是日本分类系统中将这一类别从不伴有 PTC 核特征的滤泡性病变（不确定性分类 A）中单独划分出来的原因（不确定性分类 B）（详见第二章）。在日本不确定性分类 B 中，PTC 占甲状腺恶性肿瘤的绝大部分（90%），并且应用 FNA 标本进行分子生物学检查对 PTC 诊断更为有效 [38, 45, 46]，因此在日本分类系统中 PTC 系与 FA/FTC 系诊断分开进行。对不同细胞学特点的 AUS/FLUS 病例进行质控分析有助于完善该分类 [5,32,36,38,42,44,46]。

表 5-2　不确定性分类的细胞学特点，Renshaw、Singh 和 Wang 提出的报告系统

及其在美国、意大利、英国和日本分类系统中的对应类别

Renshaw 报告系统的细胞学特点（36）	Bethesda 报告系统 Renshaw 修订版（7,8）	Singh 和 Wang 报告系统（32）	美国 / 意大利 / 英国分类系统	日本分类系统
甲状腺滤泡上皮细胞 <100 个，全部分布在几个结合紧密的微滤泡中，而不是内陷在血液成分中	AUS	微滤泡病变	FLUS/TIR 3A/Thy 3a	不确定性，A1：倾向丁良性
5~6 个微滤泡簇分散分布，良性背景	AUS	微滤泡病变	FLUS/TIR 3A/Thy 3a	不确定性，A1：倾向于良性
内陷在血液成分中，形态多样的甲状腺滤泡上皮细胞	倾向于良性	由于血液成分过多导致涂片质量欠佳，提示微滤泡病变	FLUS/TIR 3A/Thy 3a	取材不足，良性或者 A1：倾向于良性（取决于样本质量）
<100 个细胞，全部是 Hurthle 细胞	AUS	Hurthle 细胞结节	FLUS/TIR 3A/Thy 3a	不确定性，A1：倾向于良性
大量 Hurthle 细胞伴有异型增生	AUS	Hurthle 细胞肿瘤	FN（嗜酸细胞肿瘤）/ TIR 3B/Thy 3b	不确定性，A1~3（取决于细胞数和结构异型性）
大量 Hurthle 细胞，缺乏异型性，通常呈片状	倾向于良性	Hurthle 细胞病变	FLUS/TIR 3A/Thy 3a	不确定性，A1~3（取决于细胞数和结构异型性）
在桥本甲状腺炎背景中出现大量 Hurthle 细胞	倾向于良性	Hurthle 细胞病变	AUS/TIR 3A/Thy 3a	良性
局灶性乳头状癌特点，通常 <100 个细胞	AUS	滤泡性病变，局灶提示但不足以诊断 PTC	AUS/TIR 3A/Thy 3a	不确定性，B
非微滤泡，非乳头状癌细胞核特征的细胞异型性	AUS	未分类	AUS/TIR 3A/Thy 3a	不确定性，A1~3（取决于细胞数和结构异型性）
空气干燥假象	倾向于良性	空气干燥导致的标本质量欠佳	AUS/TIR 3A/Thy 3a	取材不足，良性或者不确定性，B（取决于样本质量）
桥本甲状腺炎型异型性（细胞核拉长、深染、污浊，无乳头结构）	倾向于良性	良性滤泡性病变	AUS/TIR 3A/Thy 3a	良性或者不确定性，B（取决于细胞异型性）
囊壁衬附异型细胞	倾向于良性	滤泡性病变，局灶提示但不足以诊断 PTC	AUS/TIR 3A/Thy 3a	良性或者不确定性，B（取决于细胞异型性）

续表

Renshaw 报告系统的细胞学特点（36）	Bethesda 报告系统 Renshaw 修订版（7,8）	Singh 和 Wang 报告系统（32）	美国 / 意大利 / 英国分类系统	日本分类系统
放射导致的异型性（孤立，细胞核拉长、深染，常见核仁）	倾向于良性	滤泡性病变，局灶提示但不足以诊断 PTC	AUS/TIR 3A/Thy 3a	不确定性，B
大量微滤泡，伴或不伴细胞异型性，无 PTC 细胞核特点	FN/SFN	微滤泡性滤泡性肿瘤	FN/TIR 3B/Thy 3b	不确定性，A1 ~ 3（取决于细胞量和结构异型性）
大量异型增生的 Hurthle 细胞	可疑 Hurthle 细胞肿瘤	Hurthle 细胞肿瘤	FN（嗜酸细胞肿瘤）/TIR 3B/Thy 3b	不确定性，A1 ~ 3（取决于细胞量和结构异型性）
大量微滤泡，伴有 PTC 细胞核特点	可疑 PTC，排除 FN	可疑 PTC	可疑恶性	恶性
大量不典型增生的 Hurthle 细胞，具有 PTC 细胞核特征	可疑 PTC，排除 Hurthle 细胞肿瘤	可疑 PTC	可疑恶性	恶性

十、AUS/FLUS 报告率及其恶性风险

TBSRTC 的作者担心，像其他器官"意义不明的异型性"一样，"AUS/FLUS"这一诊断有可能被过度使用，并建议控制 AUS/FLUS 的诊断比例在 7% 左右 [3]。AUS/FLUS 是不得已的诊断，不能不加甄别地使用 [4]。对于细胞病理学工作者而言，减少使用不确定性诊断（取材不足、低危不确定性、高危不确定性和可疑恶性等）能够减少不确定性结节患者的手术率。在不确定性诊断率较高的机构，强调可能存在技术层面的问题。而改正技术层面的问题，会减少不确定性类别和 AUS/FLUS 的诊断率 [19]。Abele 和 Levine 讨论了不确定性类别的诊断标准，认为全国 15% 的不确定性诊断中有很大一部分是过度诊断，并针对如何降低不确定性诊断率提出了一些细节建议 [1]。Vander Laan 分析了由 7 名细胞病理医师诊断的 5000 例甲状腺 FNA 标本，发现 AUS/FLUS 诊断率越高，这一患者群体的恶性肿瘤风险越低 [21]。Singh 等和 Renshaw、Gould 分析了 AUS/FLUS 的细胞学特点，证明不同疾病具有不同的恶性风险（见表 5-2）[17,36]。Renshaw 提出了降低不确定性诊断率的具体措施 [36]；Singh 等则提出了他们自己的诊断体系，并且认为采取适当措施可以消除 AUS/FLUS 诊断 [32]。

十一、要点

　　2015 年 ATA 临床指南推荐对 AUS/FLUS 结节患者进行重复 FNA 细胞学检查、超声检查或者分子检测进行风险评估以取代诊断性手术。大多数情况下，重复 FNA 细胞学检查能够改善标本质量从而获得更为明确的诊断。虽然在 TBSRTC 中 AUS 和 FLUS 是同义词，但是由于二者的临床治疗方法和恶性风险不同，本章作者认为在做细胞病理报告时二者应该加以区分。有报道显示，手术确诊的患者中，具有可疑 PTC 细胞核特征的病例恶性风险更高（＞40%）。

（任玉波　刘志艳　Kennichi Kakudo　著；孙玉静　刘志艳　译）

参 考 文 献

[1] Abele JS, Levine RA. Diagnostic criteria and risk-adapted approach to indeterminate thyroid cytodiagnosis. Cancer Cytopathol 2010; 118:415-22.

[2] Kini SR. Thyroid Cytopathology: An Atlas and Text. 2nd ed. Philadelphia:Wolters Kluwer Health; 2015.

[3] Cibas ES, Ali SZ. The Bethesda system for reporting thyroid cytopathology. Am J Clin Pathol 2009; 132:658-65.

[4] Ali SZ and Cibas ES（ed）. The Bethesda System for Reporting Thyroid Cytopathology. Definitions, Criteria and Explanatory Notes. New York: Springer, 2010; 1-166.

[5] Bongiovanni M, Krane JF, Cibas ES, et al. The atypical thyroid fine-needle aspiration: Past, present, and future. Cancer Cytopathol 2012; 120:73-86.

[6] Nayar R, Ivanovic M. The indeterminate thyroid fine-needle aspiration: Experience from an academic center using terminology similar to that proposed in the 2007 National Cancer Institute Thyroid Fine Needle Aspiration State of the Science Conference. Cancer 2009; 117:195-202.

[7] Faquin WC, Baloch ZW. Fine-needle aspiration of follicular patterned lesions of the thyroid: Diagnosis, management, and follow-up according to National Cancer Institute（NCI）recommendation. Diagn Cytopathol 2010; 38:731-9.

[8] Haugen BR, Alexander EK, Bible KC, et al. American Thyroid Association management guidelines for adult patients with thyroid nodules and differentiated thyroid cancer. Thyroid 2015; 26:1-134.

[9] Faquin WC, Cibas ES, Renshaw AA. "Atypical" cells in fine-needle aspiration biopsy specimens of benign thyroid cysts. Cancer Cytopathol 2005; 105:71-9.

[10] Utsun H, Astarci HM, Altunkaya C, et al. Fine-needle aspiration of follicular patterned lesions of the thyroid: diagnosis, management, and follow-up according to thyroid Bethesda system. Acta Cytol 2012; 56:361-9.

[11] VanderLaan PA, Marqusee E, Krane JF. Clinical outcome for atypia of undetermined significance in thyroid fine-needle aspirations. Should repeated FNA be the preferred initial approach? Am J Clin Pathol 2011; 135:770-5.

[12] Yassa L, Cibas ES, Benson CB, et al. Long-term assessment of a multidisciplinary approach to thyroid nodule diagnostic evaluation. Cancer Cytopathol 2007; 111:508-16.

[13] Sullivan PS, Hirschowitz SL, Fung PC, et al. The impact of atypia/follicular lesion of undetermined significance and repeat fine-needle aspiration: 5 years before and after implementation of the Bethesda system. Cancer Cytopathol 2014; 122:866-72.

[14] Yoo MR, Gweon HM, Park AY, et al. Repeat diagnosis of Bethesda category III thyroid nodules: What to do next? PLoS One 2015; 10（6）:e0130138.

[15] Brandler TC, Aziz MS, Coutsouvelis C, et al. Young investigator challenge: Atypia of undetermined significance in thyroid FNA: Standardized terminology without standardized management—A closer look at repeat FNA and quality measures. Cancer Cytopathol 2016; 124:37-43.

[16] Layfield LJ, Cibas ES, Gharib H, et al. Thyroid aspiration cytology: Current status. CA Cancer J Clinicians 2009; 59:99-110.

[17] Shi Y, Ding X, Klein M, et al. Thyroid fine-needle aspiration with atypia of undetermined significance. A necessary or optional category? Cancer Cytopathol 2009; 117:298-304.

[18] Marchevsky AM, Walts AE, Bose S, et al. Evidence-based evaluation of the risks of malignancy predicted by thyroid fine-needle aspiration biopsies. Diagn Cytopathol 2010; 38:252-9.

[19] Ohori NP, Schoedel KE. Variability in the atypia of undetermined significance/follicular lesion of undetermined significance diagnosis in the Bethesda system for reporting thyroid cytopathology: Sources and recommendations. Acta Cytol 2011; 55:492-8.

[20] Cochand-Priollet B, Schmitt FC, Totsch M, et al. The Bethesda terminology for reporting thyroid cytopathology: from theory to practice in Europe. Acta Cytol 2011; 55:507-11.

[21] VanderLaan PA, Krane JF, Cibas ES. The frequency of 'atypia of undetermined significance' interpretation is negatively correlated with histologically proven malignant outcomes. Acta Cytol 2011; 55:512-7.

[22] Mathur A, Najafian A, Schneider EB, et al. Malignancy risk and reproducibility associated with atypia of undetermined significance on thyroid cytology. Surgery 2014; 156:1471-6.

[23] Kierman CM, Broome JT, Solorzano CC. The Bethesda system for reporting thyroid cytopathology: A single-center experience over 5 years. Ann SurgOncol 2014; 21:3522-7.

[24] Muddegowda PH, Srinivasan S, Lingegowda JB, et al. Spectrum of cytology of neck lesions: Comparative study from two centers. J Clin Diagn Res 2014; 8:44-5.

[25] Park VY, Kim EK, Kwak JY, et al. Malignancy risk and characteristics of thyroid nodules with two consecutive results of atypia of undetermined significance or follicular lesion of undetermined significance on cytology. Eur Radiol 2015; 25:2601-7.

[26] Jung YY, Jung S, Kee HW, et al. Significance of subcategory atypia of undetermined significance/follicular lesion of undetermined significance showing both cytological and architectural atypia in thyroid aspiration cytology. Acta Cytol 2015; 59:370376.

[27] Strickland KC, Howitt BE, Marquesee E, et al. The impact of non-invasive follicular variant of papillary thyroid carcinoma on rates of malignancy for fine-needle aspiration diagnostic categories. Thyroid 2015; 25:987-92.

[28] Faquin WC, Wong LQ, Afrogheh AH, et al. Impact of reclassifying noninvasive follicular variant of papillary thyroid carcinoma on the risk of malignancy in the Bethesda system for reporting thyroid cytopathology. Cancer Cytopathol 2015 Oct 12. doi: 10.1002/cncy.21631. [Epub ahead of print]

[29] Wu HH, Jones JN, Grzybicki DM, et al. Sensitive cytologic criteria for the identification of follicular variant of papillary thyroid carcinoma in fine-needle aspiration biopsy. Diagn Cytopathol 2003; 29:262-6.

[30] Nishigami K, Liu Z, Taniguchi E, et al. Cytological features of well-differentiated tumors of uncertain malignant potential: indeterminate cytology and WDT-UMP. Eendocr J 2012; 59:483-7.

[31] Cibas ES, Baloch ZW, Fellegra G, et al. A prospective assessment defining limitations of thyroid nodule pathologic evaluation. Ann Int Med 2013; 159:325-32.

[32] Singh RS, Wang HH. Eliminating the "atypia of undetermined significance/follicular lesion of undetermined significance" category from the Bethesda System for Reporting Thyroid Cytopathology. Am J Clin Pathol 2011; 136:896-902.

[33] Park JH, Yoon SO, Son EJ, et al. Incidence and malignancy rates of diagnoses in the Bethesda system for reporting thyroid aspiration cytology: An institutional experience. Korean J Pathol 2014; 48:133-9.

[34] Takezawa N, Sakamoto A, Komatsu K, et al. Cytological evaluation of the "indeterminate" category by the Bethesda System for Reporting Thyroid Cytopathol. J JPN Soc Clin Cytol 2014; 53:251-6.（in Japanese with English abstract）

[35] Renshaw AA. Focal features of papillary carcinoma of the thyroid in fine needle aspiration material are strongly associated with papillary carcinoma at resection. Am J Clin Pathol 2002; 118:208-10.

[36] Renshaw AA, Gould EW. Reducing indeterminate thyroid FNAs. Cancer Cytopathol 2015; 123:237-43.

[37] Weber D, Brainard J, Chen L. Atypical epithelial cells, cannot exclude papillary carcinoma, in fine needle aspiration of the thyroid. Acta Cytol 2008; 52:320-4.

[38] Hyeon J, Ahn S, Shin JH, et al. The prediction of malignant risk in the category 'atypia of undetermined significance/follicular lesion of undetermined significance' of the Bethesda System for Reporting Thyroid Cytopathology using subcategorization and BRAF mutation results. Cancer Cytopathol 2014; 122:368-76.

[39] OlsonMT, Clark DP, Erozan YS, et al. Spectrum of risk of malignancy in subcategories of 'atypia of undetermined significance'. Acta Cytol 2011; 55:518-25.

[40] Krane JF, VanderLaan PA, Faquin WC, et al. The atypia of undetermined significance/follicular lesion of undetermined significance: malignant ratio: A proposed performance measure for reporting in the Bethesda system for thyroid cytopathology. Cancer Cytopathol 2012; 120:111-6.

[41] Wu HH, Inman A, Cramer HM. Subclassification of 'atypia of undetermined significance' in thyroid fine-needle aspirates. Diagn Cytopathol 2014; 42:23-9.

[42] Park HJ, Moon JH, Yom CK, et al. Thyroid 'atypia of undetermined significance' with nuclear atypia has high rates of malignancy and BRAF mutation. Cancer Cytopathol 2014; 122:512-20.

[43] Zhu Y, Dai J, Lin X, et al. Fine needle aspiration of thyroid nodules: experience in a Chinese population. J Basic Clin Med 2015; 4:65-9.

[44] Yoon JH, Kwon HJ, Kim EK, et al. Subcategorization of atypia of undetermined significance/follicular lesion of undetermined significance（AUS/FLUS）: A study applying thyroid imaging reporting and data system（TIRADS）. Clin Endoclinol（Oxf）2015 Dec 7. doi: 10.1111/cen.12987. [Epub ahead of print]

[45] Kakudo K, Kameyama K, Miyauchi A, et al. Introducing the reporting system for thyroid fine-needle aspiration cytology according to the new guidelines of the Japan Thyroid Association. Endocr J 2014; 61:539-52.

[46] Kakudo K, Kameyama K, Takano T. Thyroid fine needle aspiration cytology: current and future. Proposal of a new diagnostic system for reporting thyroid cytology. J Basic Clin Med 2915; 4:110-4.

第六章　肿瘤新概念 NIFTP 与经典型
甲状腺乳头状癌

一、临床简史

患者女性，72 岁，有卒中史。随访期间，发现右叶甲状腺结节，遂至医院行进一步检查。行超声引导下 FNA。

二、超声表现

甲状腺右叶查见一枚包膜完整的实性结节（图 6-1），局灶伴有囊性变。无提示间质浸润的不规则边界或提示包膜侵犯的超声表现，无钙化。超声学检查提示良性腺瘤样结节。

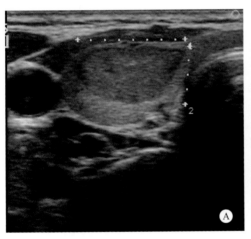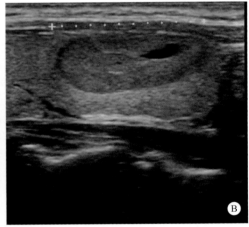

图 6-1　超声图像：可见一边界清楚的结节

三、细胞学所见

在巴氏染色的传统细胞学涂片中可见中等数目滤泡样结构的滤泡上皮细胞团（图 6-2～图 6-6）。背景中缺乏提示囊性变的巨噬细胞。细胞排列较松散，中等度核重叠（见图 6-2～图 6-4），或呈大的梁状排列（见图 6-5）。可见大量胞质淡染、边界不清的孤立性细胞（见图 6-4）。肿瘤细胞核不规则（见图 6-3、图 6-5），中等度增大，染色质细腻，核沟少见

（见图 6-2~ 图 6-6）。可见细胞核拥挤、重
叠和变形（见图 6-5）。只有一个样本中查
见核内假包涵体（见图 6-6），但可见小的
疑似核内假包涵体或空泡（见图 6-3 和图 6-4
中的红色箭头）和少数核沟（见图 6-3 和图 6-4
中的黄色箭头），提示 PTC。核仁小而模糊、
不明显。涂片背景中无砂粒体或坏死。

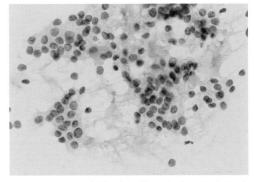

图 6-2　微滤泡结构或松散细胞巢，肿瘤细胞
核中等大（传统涂片，巴氏染色，×200）

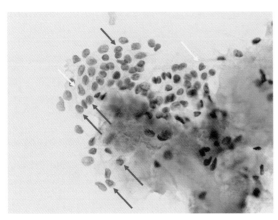

图 6-3　松散黏附性滤泡上皮细胞，可见细胞核内
小空泡（红色箭头）和核沟（黄色箭头）（传统涂片，
巴氏染色，×200）

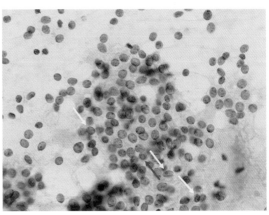

图 6-4　大片松散黏附性滤泡上皮细胞内，可见细
胞核内小空泡（红色箭头）和核沟（黄色箭头），
背景中另见大量孤立散在的滤泡上皮细胞（传统
涂片，巴氏染色，×200）

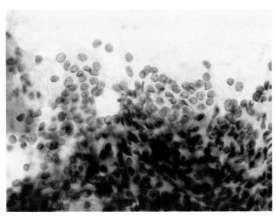

图 6-5　大片滤泡上皮细胞巢呈梁状排列。细胞
核拥挤、异型、不规则（传统涂片，巴氏染色，
×200）

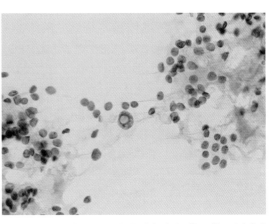

图 6-6　标本中唯一一个核内假包涵体，位于图片中
央大细胞核内（传统涂片，巴氏染色，×200）

四、鉴别诊断

（1）良性，滤泡性腺瘤。

（2）良性，非典型滤泡性腺瘤。

（3）良性，桥本甲状腺炎。

（4）中间型病变 A，滤泡性肿瘤（Bethesda 系统中的滤泡性肿瘤、意大利诊断系统中的 TIR 3B、英国诊断系统中的 Thy 3f）。

（5）中间型病变 B，其他，不除外 PTC（Bethesda 系统中的 AUS、意大利诊断系统中的 TIR 3A、英国诊断系统中的 Thy 3a）。

（6）可疑滤泡型 PTC。

（7）恶性，滤泡型 PTC。

（8）恶性，经典型 PTC。

鉴别诊断包括：非典型腺瘤，桥本甲状腺炎中的异型滤泡上皮细胞，经典型 PTC，滤泡型 PTC，恶性潜能未定的高分化肿瘤（WDT-UMP），具有乳头样核特征的非浸润性甲状腺滤泡性肿瘤（NIFTP）和甲状腺滤泡腺癌。

细胞涂片背景中缺乏淋巴细胞，可除外桥本甲状腺炎。同时，涂片缺乏桥本甲状腺炎特征性改变，即滤泡上皮细胞嗜酸性变（详见第十三章）。

细胞涂片中的一些可疑 PTC 细胞核特点，令人担心有 PTC 的可能，包括细胞核中等大，核型不规则，细胞核内可见小空泡。80% 以上经典型 PTC 中可见到核内包涵体（详见第三、四章），但它对诊断 PTC 不具有特异性，还可见于髓样癌（详见第十五、十六章）、透明变梁状肿瘤（详见第十二章）和一些腺瘤样结节及滤泡腺瘤（详见第三、四章）。典型 PTC 的核内包涵体，直径需大于其所在细胞核直径的三分之一，与周围染色质之间界限清楚（详见第三、四章），而本例当中极少见到典型的核内包涵体。诊断 PTC 所需的最少核内包涵体数尚未明确，因其阈值依据不同观察者而不同，具有相当大的主观差异。PTC 中核内包涵体易见。而图 6-3 和图 6-4 中，PTC 细胞核特点不充分，因此应诊断为"中间型 B，其他，不除外 PTC"（Bethesda 诊断系统中的 AUS、意大利诊断系统中的 TIR 3A 和英国诊断系统中的 Thy 3a）或中间型 A，滤泡性肿瘤（Bethesda 诊断系统中的 FN、意大利诊断系统中的 TIR B、英国诊断系统中的 Thy 3f）。可以接受、但并不推荐诊断为 Bethesda 诊断系统中的可疑滤泡型 PTC（TIR 4 或 Thy 4）；或 B 型，可疑恶性肿瘤，因其临床处理方式与中间型病变不同。最近在中间型病变和可疑恶性病变组之间，新列出的交界性病变，可用于诊断具有轻度 PTC 细胞核特征的肿瘤。几家研究中心均报道，相当一部分 NIFTP 和 WDT-UMP，在细胞学诊断时被诊断为"可疑恶性"[1,2]。而"可疑恶性"的诊断应当减少，因为 NIFTP 和 WDT-UMP 具有良好的生物学行为。仅仅一个典型核内包涵体（见图 6-6）不足以诊断恶性。因此该例不应诊断为经典型 PTC。

五、组织病理学诊断

组织病理学诊断包括 NIFTP、WDT-UMP 或非浸润性包裹性滤泡型 PTC。

大体标本可见甲状腺右叶一直径 18mm、边界清楚的结节性病变，切面查见小灶性出血和囊性变（图 6-7）。显微镜下可见一具有薄层纤维包膜的包裹性滤泡性病变（图 6-8A、B），未见肿瘤包膜侵犯及乳头结构。组织学特点与细胞学特点一致，细胞核中等大，核膜不规则（图 6-8~ 图 6-10）。图 6-9 和图 6-10 中不规则核沟及毛玻璃核（粉尘状染色质）更为明显。蓝色箭头标示不完整的核内包涵体或退行性变的核内空泡。图 6-8~ 图 6-10 中可见圆形的毛玻璃样核。术中未见明显淋巴结肿大，未行预防性淋巴结清扫。

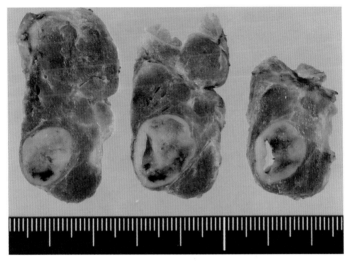

图 6-7 肿瘤大体所见（切面，甲醛溶液固定后）：境界清楚的包裹性结节，直径 18mm，实性，伴灶性出血和囊性变，呈象牙白色

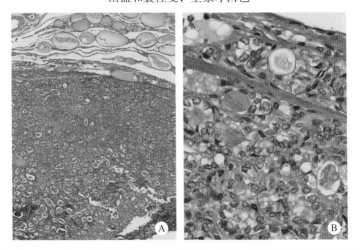

图 6-8 肿瘤低倍镜（A.×100）和高倍镜（B.×400）所见：肿瘤为薄层纤维性包膜所包裹。滤泡性生长，缺乏乳头状结构，滤泡由异型甲状腺滤泡上皮细胞组成，细胞核大而不规则

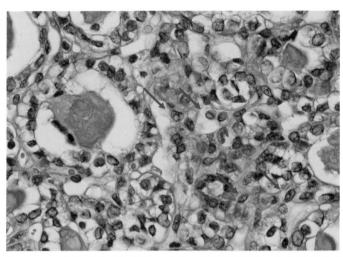

图 6-9　蓝色箭头标示不完整核内假包涵体或空泡。核膜不规则，染色质呈粉尘状（×400）

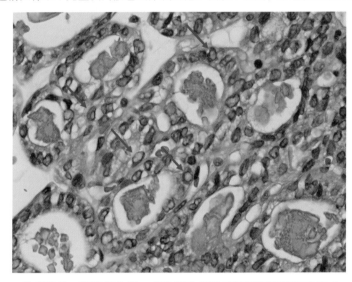

图 6-10　肿瘤呈单一滤泡状生长。蓝色箭头标示不规则细胞核和空泡（×400）

六、关键说明

　　PTC 是具有典型 PTC 细胞核特征（PTC-N）的滤泡上皮起源的恶性肿瘤。FVPTC 是其最常见型，其特点为具有 PTC-N 和单一滤泡结构（无乳头状结构）。但是关于 FVPTC 的诊断标准一直存在争议，而滤泡腺瘤和 FVPTC 的诊断在不同观察者之间存在较大差异[3-5]。美国纪念斯隆 – 凯特琳癌症中心的学者们根据不同的遗传学改变和不同的生物学行为，将 FVPTC 分为 3 个型，非浸润性包裹性 FVPTC、浸润性包裹性 FVPTC 和浸润性非包裹性 FVPTC[6-8]。57 例非浸润性包裹性 FVPTC，术后随访平均 9.5 年，无一例复发和转移[6-8]。包裹性 FVPTC 无 BRAF 基因突变，而其中 36% 具有 RAS 基因突变，其分子生物学特点与滤泡腺瘤或滤泡腺癌相似[7]。随后几个研究证实，即使单纯腺叶切除，而无放射性 [131]I

治疗，这些肿瘤仍然具有良性生物学行为[9-11]，并提议用"具有乳头状核特征的非浸润性甲状腺滤泡性肿瘤（NIFTP）"这一术语取代"非浸润性 FVPTC"的概念，以避免过度治疗[12]。这一概念为 2017 年新版 WHO 所引用，归类为交界性肿瘤（详见附录二），本例即为这类肿瘤。这一组肿瘤细胞核增大，染色质淡染，但是核沟和核内假包涵体数目少于经典型 PTC。笔者课题组分析了 WDT-UMP 的细胞学特征，认为其形态学特点介于 PTC 和 FA 之间，这是为什么有些 NIFTP 和 WDT-UMP，多见于细胞学诊断为中间型病变组的原因[15]。其他研究也证实中间型肿瘤中的大多数 PTC 为低危 PTC 或良性非浸润性包裹性 FVPTC[1,2,16]。因此细胞病理医生或技术人员必须明白，对于具有可疑 PTC-N 的滤泡上皮细胞起源的肿瘤，应诊断为良性或者中间型病变。而只有具有典型 PTC-N 的肿瘤，才可以诊断为恶性病变，以避免对具有可疑 PTC-N、但生物学行为为良性的这些肿瘤，因过度诊断而采取不必要的外科手术治疗。

七、要点

对于具有灶性或者局限性 PTC-N 的肿瘤，应采取保守的评判标准。可疑 PTC-N（不充分或令人担忧的 PTC 细胞核特点）并非高危甲状腺癌或晚期 PTC 的诊断依据，而为大多数病变中提示肿瘤早期病变的诊断线索，如良性滤泡腺瘤、具有低度恶性潜能的癌前病变（NIFTP）或早期甲状腺癌（T1 或 T2）。如无其他高危恶性特点，可临床随访而不推荐立即手术。

（刘志艳　Shinya Satoh　Kennichi Kakudo　著；韩博　刘志艳　译）

参 考 文 献

[1] Strickland KC, Howitt BE, Marquesee E, et al. The impact of non-invasive follicular variant of papillary thyroid carcinoma on rates of malignancy for fine-needle aspiration diagnostic categories. Thyroid 2015; 25:987-92.

[2] Liu X, Medici M, Kwong N, et al. Bethesda categorization of thyroid nodule cytology and prediction of thyroid cancer type and prognosis. Thyroid 2016;26（2）:256-61.

[3] Kakudo K, Katoh R, Sakamoto A, et al. Thyroid gland: international case conference. Endocrine Pathol 2002; 13:131-4.

[4] Hirokawa M, Carney JA, Goellner JR, et al. Observer variation of encapsulated follicular lesions of the thyroid gland. Am J Surg Pathol 2002; 26:1508-14.

[5] Lloyd RV, Erickson LA, Casey MB, et al. Observer variation in the diagnosis of follicular variant of papillary thyroid carcinoma. Am J Surg Pathol 2004; 28:1336-40.

[6] Liu J, Singh B, Tallini G, et al. Follicular variant of papillary carcinoma. A clinicopathologic study of a problematic entity. Cancer 2006; 107:1255-64.

[7] Rivera M, Ricarte-Filho J, Knauf J, et al. Encapsulated papillary thyroid carcinoma: A clinic-pathologic study of 106 cases with emphasis on its morphologic subtypes（histologic growth pattern）. Mod Pathol 2010; 23:1191-200.

[8] Ganly I, Wang L, Tuttle RM, et al. Invasion rather than nuclear features correlates with outcome in

encapsulated follicular tumors: Further evidence for the reclassification of the encapsulated papillary thyroid carcinoma follicular variant. Hum Pathol 2015; 46:657-64.

[9] Liu Z, Zhou G, Nakamura M, et al. Encapsulated follicular thyroid tumor with equivocal nuclear changes, so-called well-differentiated tumor of uncertain malignant potential: A morphological, immunohistochemical, and molecular appraisal. Cancer Sci 2011; 102:288-94.

[10] Vivero M, Kraft S, Barletta JA. Risk stratification of follicular variant of papillary thyroid carcinoma. Thyroid 2013; 23（3）:273-9

[11] Rosario PW, Penna GC, Calsolari MR. Noninvasive encapsulated follicular variant of papillary thyroid carcinoma: Is lobectomy sufficient for tumours>/=1 cm? Clin Endocrinol（Oxf）2014; 81（4）:630-2.

[12] Nikiforov YE, Seethala RR, TalliniGi, et al. Nomenclature revision for encapsulated follicular variant of papillary thyroid carcinoma: A paradigm shift to reduce overtreatment of indolent tumors. JAMA Oncol 2016 Apr 14. doi: 10.1001/jamaoncol.2016.0386. [Epub ahead of print]

[13] Williams ED. Guest editorial: Two proposals regarding the terminology of thyroid tumors. Int I Surg Pathol 2000; 8:181-3.

[14] Kakudo K, Bai Y, Liu Z, et al. Encapsulated papillary thyroid carcinoma, follicular variant: A misnomer. Pathol Int 2012; 62:155-60.

[15] Nishigami K, Liu Z, Taniguchi E, et al. Cytological features of well-differentiated tumors of uncertain malignant potential: Indeterminate cytology and WDT-UMP. Endocrine J 2012; 59:483-7.

[16] Rago T, Scutari M, Latrofa F, et al. The large majority of 1520 patients with indeterminate thyroid nodule at cytology have a favorable outcome, and a clinical risk score has a high negative predictive value for a more cumbersome cancer disease. J Clin Endocrinol Metab 2014: 99:3700-7.

第七章 囊肿与囊性甲状腺乳头状癌

一、临床病史

患者女性，66岁，声嘶，颈前部有一直径10cm的包块。患者9个月前发现颈部包块，体积逐渐增大，肿物触之光滑、质硬、有弹性、分叶状。结合超声、CT和FNA结果，怀疑囊性PTC，行甲状腺全切和颈部淋巴结清扫术。

二、临床检查

血清学检查显示血清游离T_3和T_4正常，但TG水平升高至125 ng/ml（正常 ~ 33.7 ng/ml）。

三、超声和CT检查

颈部超声检查显示甲状腺右叶一多结节囊性包块，直径10cm，囊壁可见一2.4cm不规则实性结节，结节内回声不均。大量点状回声提示微小钙化（图7-1A）。彩色多普勒检查提示结节内血流信号（图7-1B）。

强化CT扫描示甲状腺右叶多结节囊性包块伴囊壁不规则附壁结节（图7-2），附壁结节内可见细小钙化灶，提示PTC。

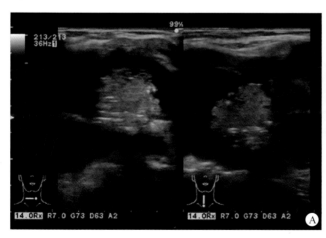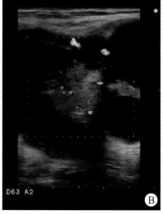

图7-1 右颈部超声图像。A. 甲状腺右叶直径10cm多结节囊性包块，囊壁见一直径2.4cm不规则实性结节，结节内回声不均。可见大量点状回声灶，提示微小钙化。B. 彩色多普勒检查显示结节内血流信号

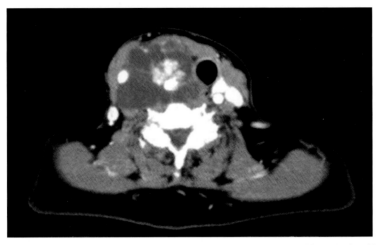

图 7-2   颈部 CT 图像。强化 CT 显示甲状腺右叶多结节囊性包块伴不规则高密度附壁结节，结节内见
细小钙化，提示 PTC

四、细胞学所见

囊腔吸取物为血性，含少数肿瘤细胞团和大量伴或不伴含铁血黄素的巨噬细胞，后者在恶性肿瘤中不明显（图 7-3）。涂片背景上未见胶质，肿瘤细胞多散在分布，胞质浓染、界限清楚，形成小乳头状结构或扇贝样结构（图 7-4～图 7-6）。多数肿瘤细胞胞质呈不同程度的空泡状（图 7-7）。囊壁附壁结节 FNA 细胞丰富，含有合体样细胞片和具有毛玻璃核的典型 PTC 细胞团（图 7-8）。液基细胞学（LBC）标本显示：合体样上皮细胞片（图 7-9A）；单层平铺的肿瘤细胞团片，胞质厚且呈穹隆状（提示鳞状上皮化生）（图 7-9B）；由空泡状肿瘤细胞构成的小乳头结构（图 7-9C）；肿瘤细胞团中央可见砂粒体（图 7-9D）。图 7-10 显示癌细胞团的鳞状上皮化生和再生性改变。

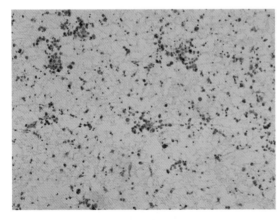

图 7-3   囊液 FNA 涂片。囊内吸取物为血性，含大量巨噬细胞，无明显恶性肿瘤细胞，缺乏胶质样物质（巴氏染色，×200）

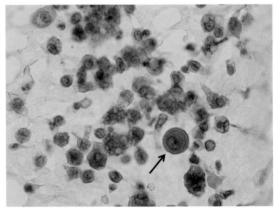

图 7-4   FNA 涂片示少数肿瘤细胞。肿瘤细胞散在分布，胞质厚，界限清楚，可见较多组织细胞，胞质内含或不含含铁血黄素（巴氏染色，×1000）

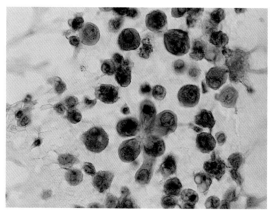
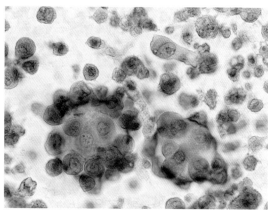

图 7-5　囊液 FNA 涂片示小的乳头状细胞簇，肿瘤细胞具有鞋钉样外观（巴氏染色，×1000）

图 7-6　囊液 FNA 涂片示肿瘤细胞呈扇贝样排列（巴氏染色，×1000）

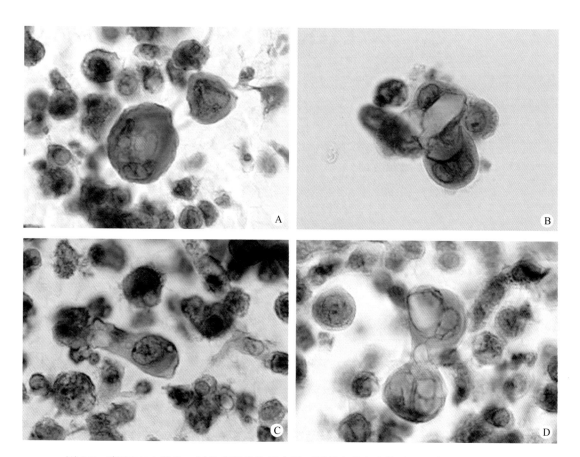

图 7-7　囊液 FNA 涂片，示肿瘤细胞胞质多呈不同程度的空泡状（巴氏染色，×1000）

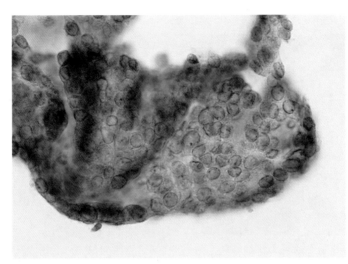

图 7-8　囊壁结节 FNA 涂片，示合体样上皮细胞团，由具有呈毛玻璃核的典型甲状腺乳头状癌细胞构成
（巴氏染色，×1000）

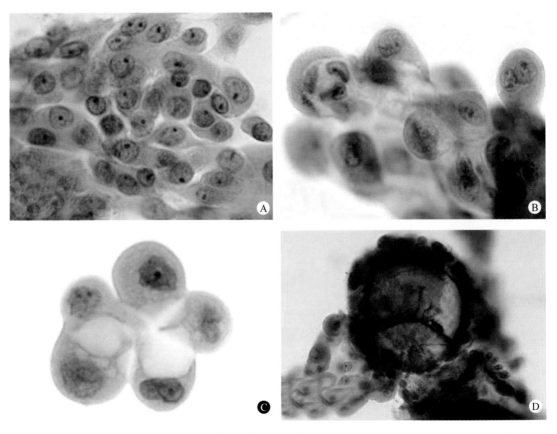

图 7-9　囊壁结节的液基涂片。A.乳头状癌的合体样细胞片；B.单层肿瘤细胞团，细胞伴穹隆状厚胞质（提示鳞状上皮化生）；C.小乳头状空泡状肿瘤细胞团；D.肿瘤细胞团中的砂粒体（巴氏染色，×1000）

五、鉴别诊断

（1）囊性甲状腺乳头状癌。

（2）囊性结节性甲状腺肿。

（3）囊性间变性甲状腺癌。

（4）颈部鳃裂囊肿。

（5）其他良性囊肿。

甲状腺最常见的囊性病变是囊性结节性甲状腺肿，甲状腺囊肿中发生甲状腺癌的概率比较低[1]。最常见的伴囊性变的甲状腺恶性肿瘤是

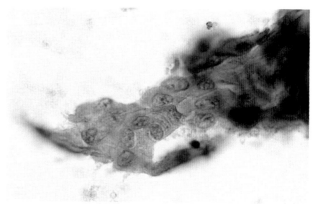

图 7-10　囊壁结节的 FNA 涂片：癌细胞簇显示鳞状上皮化生和再生性改变（巴氏染色，×1000）

PTC，据报道其发生率可高达 16.6%。囊性 PTC 吸取液中常含有很少量肿瘤细胞，在这样的病例中，鉴别是囊性 PTC 还是囊性结节性甲状腺肿非常困难[2,3]。此外，无论标本细胞是非常少还是非常丰富，均含有较多组织细胞。当囊性病变中发现附壁结节时，附壁结节和囊内液体均应进行针吸检查。除各型 PTC 都有的特征，囊性 PTC 的肿瘤细胞还可显示其他部分特征（详见第三、四章）[4,5]，如孤立性肿瘤细胞常胞质厚且界限清楚，细胞核大，核质比较组织细胞高。由鞋钉样肿瘤细胞构成的扇贝样细胞团和小乳头状细胞团是囊性 PTC 的特点。此外，肿瘤细胞胞质常有空泡，因而形态酷似空泡状组织细胞，不要误认为组织细胞[5]。囊性结节性甲状腺肿囊壁的滤泡上皮可以显示再生性改变，由单层细胞组成细胞片，细胞大、异型，胞质深染，核大、不规则，可见不规则、增大的核仁，这样的病例很容易和 PTC 混淆（图 7-11）（详见第五章，图 5-8）[6]。间变性癌囊性变时，会见到坏死细胞碎屑和明显异型的肿瘤细胞（详见第三十七章，小测验病例 2）。鳃裂囊肿也可发生于甲状腺，这种病例 FNA 会含有伴或不伴角化的鳞状细胞，但这些细胞分化成熟，具有典型的细胞学特点（详见第三十七章，小测验病例 8）[7]。

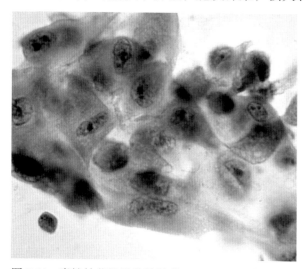

图 7-11　囊性结节性甲状腺肿的 FNA 吸取物涂片：囊壁滤泡上皮细胞显示再生性改变，细胞呈单层排列，大且异型，胞质深染，细胞核大而不规则，伴有大核仁（巴氏染色，×1000）

六、大体和镜下所见

大体上，甲状腺右叶可见一直径 10cm 肿物，形状不规则，囊壁可见一附壁结节。低倍镜下可见纤维性厚囊壁（图 7-12），高倍镜下，附壁结节内见

乳头状和滤泡结构（图 7-13），部分肿瘤细胞呈鞋钉样，胞质嗜酸性，凸向囊腔（图 7-14）。部分肿瘤细胞贴附于囊壁，偶见鳞状上皮化生（图 7-15）。

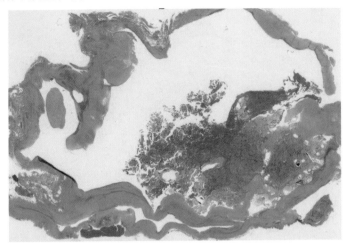

图 7-12　组织切片低倍镜示囊肿纤维性厚囊壁（HE 染色，×3.5）

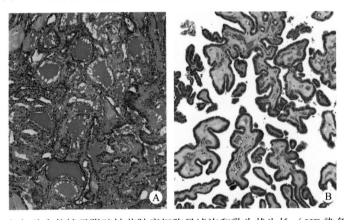

图 7-13　组织切片高倍镜示附壁结节肿瘤细胞呈滤泡和乳头状生长（HE 染色，×200）

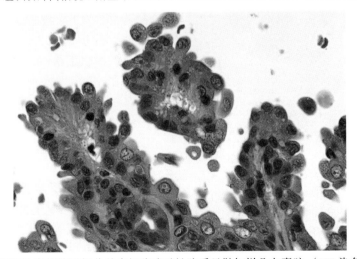

图 7-14　组织切片高倍镜示部分肿瘤细胞嗜酸性胞质呈鞋钉样凸向囊腔（HE 染色，×1000）

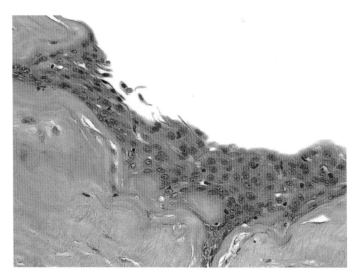

图 7-15　组织切片高倍镜示部分囊壁被覆肿瘤细胞，偶见鳞状上皮化生（HE 染色，×400）

（Kayoko Higuchi　著；李丽　译）

参 考 文 献

[1] Miller JM, Zafar S, Karo JJ. The cystic thyroid nodule. Diagn Radiol 1974; 110:257-62.

[2] Goellner JR, Johnson DA. Cytology of cystic papillary carcinoma of the thyroid. Acta Cytol 1982; 26:797-808.

[3] Ali SZ, Cibas ES. The Bethesda System for Reporting Thyroid Cytopathology: Definitions, Criteria, and Explanatory Notes. New York: Springer. 2009.

[4] Kini SR. Cysts and cystic lesions of the thyroid. In: Thyroid Cytopathology: An Atlas and Text. 2nd ed. Philadelphia: Lippincott Williams & Wilkins. 2015; 10630-11098/15102 （e-book version）.

[5] Renshaw AA. "Histiocytoid" cells in fine-needle aspirations of papillary carcinoma of the thyroid. Frequency and significance of an under-recognized cytologic pattern. Cancer Cytopathol 2002; 96:240-3.

[6] Faquin WC, Cibas ES, Renshaw AA. Atypical cells in fine-needle aspiration biopsy specimens of benign thyroid cysts. Cancer 2005; 105:71-9.

[7] Lim-Tio SW, Judson R, Busmanis I, et al. An intra-thyroidal branchial cyst: A case report. Aust N Z J Surg 1992; 62:826-8.

第八章　高细胞型与经典型甲状腺乳头状癌

一、病例报道

患者女性，62 岁，因颈部包块就诊。6 年前患者因甲状腺乳头状癌（PTC）行全甲状腺切除并左颈部淋巴结清扫术。超声提示肿块位于颈部皮下，大小 8.2mm×7.8 mm×5.1mm（图 8-1）。低回声结节，略呈分叶状，边界欠清，形态不规则，提示肿块呈浸润性生长。针吸细胞学提示为 PTC。涂片后用盐溶液冲洗针头，0.5ml 冲洗液中甲状腺球蛋白（TG）含量为 1335.0 ng/ml（详见第二十三章）。考虑到针道转移可能，行肿块切除（详见第二十六章）。

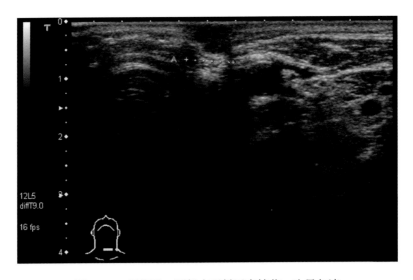

图 8-1　B 超提示，颈部皮下低回声结节，边界欠清

二、细胞学所见

针吸标本细胞丰富，背景中缺乏炎细胞、砂粒体或胶质。异型细胞呈实性、梁状、乳头状和单层排列（图 8-2）。细胞核位于乳头状细胞巢周边，呈线状排列（图 8-3）。无滤泡结构。异型细胞呈圆形、高柱状或梭形，核质比不高。胞质丰富、深染，呈淡绿色。可见胞质延伸至细胞巢外（图 8-4）。出现核沟和核内假包涵体，而粉尘状核染色质不明显。

图 8-2 异型细胞呈乳头状结构（巴氏染色，×40）

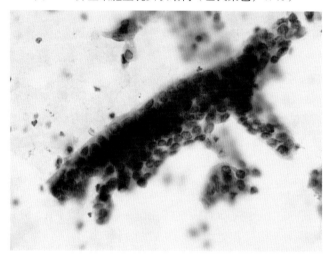

图 8-3 细胞核位于乳头状细胞巢周边，呈线状排列（巴氏染色，×400）

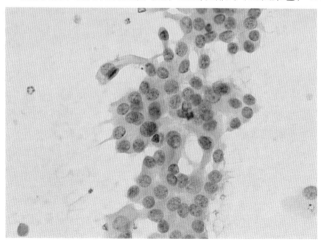

图 8-4 异型细胞胞质延伸至细胞巢外（巴氏染色，×400）

三、组织学所见

PTC 位于真皮和皮下脂肪组织内（图 8-5）。癌细胞呈梁状或乳头状生长。大多数癌细胞是高柱状细胞，其高度是宽度的 2～3 倍或以上（图 8-6）。胞质丰富，中度嗜酸性。核稍微拉长，核特征除毛玻璃样外，其他与 PTC 一致。400 倍下观察，热点区 Ki-67 增殖指数高达 10%（详见第二十八章）。

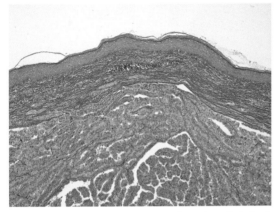 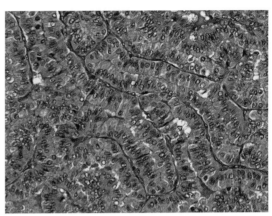

图 8-5　皮下可见乳头状癌，肿瘤细胞呈乳头状或梁状排列

图 8-6　乳头状癌细胞呈高细胞，高度是宽度的 2～3 倍或以上，胞质嗜酸性（HE 染色，×400）

四、鉴别诊断

高细胞型（tall cell variant PTC，TCV-PTC）是一种侵袭型 PTC，约占 PTC 的 10%[1]。好发于老年人[2]，常浸润至甲状腺外组织。2017 年新版 WHO 修订高细胞的高度是宽度的 2～3 倍，当高细胞的比例占 PTC 的 30% 时即可诊断为 TCV-PTC[3]（详见附录二）。肿瘤细胞呈乳头状、梁状生长，胞质嗜酸性，细胞核拉长，具有经典 PTC-N，如核内包涵体、核沟和毛玻璃样。

因其临床上具有侵袭性，故术前 TCV-PTC 细胞学诊断至关重要。但 FNA 细胞学确诊 TCV-PTC 有一定的困难，因 TCV-PTC 和经典型 PTC 有重叠，而经典型 PTC 癌细胞特征也可见于 TCV-PTC 病例中。

TCV-PTC 涂片常富含细胞、胶质，偶见泡沫细胞[1]。砂粒体非常少见。癌细胞主要呈乳头状或梁状生长，但是经典型 PTC 常见的分支状乳头和多层片状结构、滤泡结构并不常见。

高柱状细胞是提示 TCV-PTC 最重要的形态学表现。癌细胞拉长至高柱状，有时看起来像梭形细胞，通常为多边形[4]。胞质深染呈浅绿色，细胞边界清晰。胞质延伸至细胞簇外的癌细胞称为尾状细胞或蝌蚪细胞[5]。因胞质丰富，TCV-PTC 的癌细胞核质比低于经典型 PTC（表 8-1）。Lee 和 Suzuki 等发现，对于识别这种高细胞形态，液基细胞学涂片要优于传统涂片（图 8-7，详见第二十七章）[6,7]。

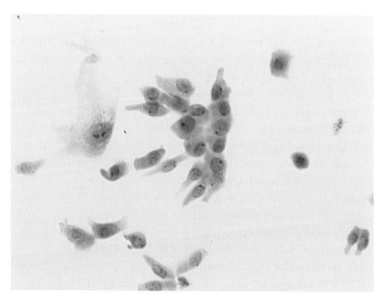

图 8-7　异型细胞呈柱状，部分呈梭形（LBC，巴氏染色，×400）

尽管 TCV-PTC 可有经典 PTC 细胞核特征，但毛玻璃核少见，多呈颗粒状[4]。"肥皂泡沫"样核内假包涵体常见于 TCV-PTC，而经典型 PTC 罕见[8]。

在甲状腺 FNA 中，具有高细胞成分的癌的鉴别诊断包括 Warthin 瘤样 PTC、筛状型 PTC（详见第九章）、柱状细胞型 PTC（详见第十章）及转移性肠源性腺癌。Warthin 瘤样型 PTC 的胞质更丰富，嗜酸性，背景内可见大量淋巴细胞。筛状型好发于年轻人，超声图像提示肿瘤界限清楚[9]。细胞学上染色质呈颗粒状，背景中可见泡沫细胞。出现奇特的透明核、桑葚体、透明变性物质常提示筛状型 PTC[10]。柱状细胞型 PTC 侵袭性更高，细胞学所见与转移性肠源性腺癌或子宫内膜样腺癌相似（详见第十章）。两种癌的细胞核均为梭形，染色质均呈颗粒状[11]。

表 8-1　TCV-PTC 的细胞学特征

项目	特征
细胞密度	常富含细胞
背景	缺乏胶质、炎细胞（包括淋巴细胞、泡沫细胞），砂粒体罕见
排列	多呈乳头状或梁状生长方式
	分支状乳头、单层片状及滤泡结构少见
细胞	核质比低，细胞拉长至柱状（尾状细胞/蝌蚪细胞），梭形、多边形
细胞质	丰富、染色密集、胞界清
细胞核	核偏心，圆形或卵圆形
	细胞核内多个假包涵体
	核沟、核膜不规则、核染色质呈颗粒状（粉尘状少见）
	核分裂象

（Miyoko Higuchi　著；张春燕　张仁亚　译）

参 考 文 献

[1] Guan H, VandenbusscheCJ, Erozan YS, et al. Can the tall cell variant of papillary thyroid carcinoma be distinguished from the conventional type in fine needle aspirates? A cytomorphologic study with assessment of diagnostic accuracy. Acta Cytol 2013; 57:534-42.

[2] Cameselle-Teijeiro J, Febles-Pérez C, Cameselle-Teijeiro JF, et al. Cytologic clues for distinguishing the tall cell variant of thyroid papillary carcinoma. A case report. Acta Cytol 1997; 41（4 Suppl）:1310-6.

[3] DeLellis RA, Lloid RV, Heitz PU, et al. WHO Classification of Tumours, Pathology & Genetics, Tumours of Endocrine Organs. Lyon: IARC Press, 2004.

[4] Bocklage T, DiTomasso JP, Ramzy I, et al. Tall cell variant of papillary thyroid carcinoma: Cytologic features and differential diagnostic considerations. Diagn Cytopathol 1997; 17:25-9.

[5] Gamboa-Domínguez A, Candanedo-González F, Uribe-Uribe NO, et al. Tall cell variant of papillary thyroid carcinoma. A cytohistologic correlation. Acta Cytol 1997; 41:672-6.

[6] Lee SH, Jung CK, Bae JS, et al. Liquid-based cytology improves preoperative diagnostic accuracy of the tall cell variant of papillary thyroid carcinoma. Diagn Cytopathol 2014; 42:11-7.

[7] Suzuki A, Hirokawa M, Higuchi M, et al. Cytological characteristics of papillary thyroid carcinoma on LBC specimens, compared with conventional specimens. Diagn Cytopathol 2015; 43:108-13.

[8] Solomon A, Gupta PK, LiVolsi VA, et al. Distinguishing tall cell variant of papillary thyroid carcinoma from usual variant of papillary thyroid carcinoma in cytologic specimens. Diagn Cytopathol 2002; 27:143-8.

[9] Fujimoto T, Hirokawa M, Ota H, et al. Characteristic sonographic features of cribriform papillary thyroid carcinoma for differentiation from other thyroid nodules. J Med Ultrason（2001）2015; 42:83-7.

[10] Hirokawa M, Maekawa M, Kuma S, et al. Cribriform-morular variant of papillary thyroid carcinoma—cytological and immunocytochemical findings of 18 cases. Diagn Cytopathol 2010; 38:890-6.

[11] Ylagan LR, Dehner LP, Huettner PC, et al. Columnar cell variant of papillary thyroid carcinoma. Report of a case with cytologic findings. Acta Cytol 2004; 48:73-7.

第九章　筛状桑葚型甲状腺乳头状癌

一、病史介绍

患者女性，21岁，休检时发现颈前多个结节。穿刺细胞学怀疑恶性病变，建议到神户隈病院接受手术治疗。超声检查发现甲状腺内结节两枚，左叶结节大小8 mm×5mm×7mm，略低回声、均质、形状不规则，未见强回声区。肿块界限清楚（图9-1）。彩色多普勒超声示肿瘤全血供。超声检查提示恶性，穿刺细胞学怀疑筛状型PTC。另一个结节位于甲状腺右叶，大小11mm×3mm×6 mm，超声和细胞学检查提示为良性结节。患者行甲状腺左叶及峡部切除术并颈部中央区淋巴结清扫。术后病理诊断为PTC，筛状桑葚型，遂进行结肠镜检查，未见任何异常。未接受APC基因突变检测。患者父母无结肠息肉病及甲状腺肿瘤的病史。

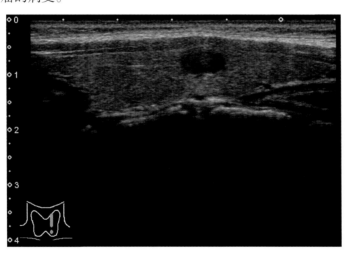

图9-1　B超图像示界限清楚的低回声结节

二、细胞学特点

细胞涂片中富含细胞。背景中可见少量的泡沫样组织细胞，未见胶质成分。癌细胞呈乳头状或筛状排布，筛状细胞巢可见裂隙样结构和吻合支（图9-2）。乳头状细胞巢的细胞核可呈栅栏样排列，一些细胞巢还包含小的玻璃样物质。散在的癌细胞巢呈旋涡状排列（图9-3）。大多数癌细胞呈高柱状，核质比低。孤立的癌细胞呈梭形或狭长，细胞质淡绿色。未查见具有浓染细胞质的化生性细胞。细胞簇周围可见癌细胞胞质拉长呈

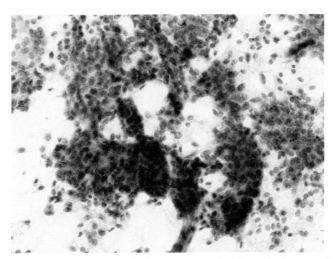

图 9-2　筛状细胞巢可见空白腔隙和吻合支，背景和腔内均缺乏胶质（巴氏染色，×100）

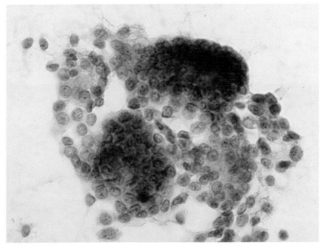

图 9-3　由癌细胞组成的两个旋涡状结构，即"桑葚体"（巴氏染色，×400）

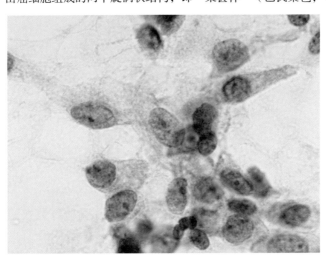

图 9-4　癌细胞胞质延伸呈"彗星尾状"（巴氏染色，×1000）

"彗星尾状"（图9-4）。细胞核圆形、卵圆形或短梭形，可见核沟和核内假包涵体（NCI）。核染色质非毛玻璃样，而是颗粒状（图9-5）。一些桑葚体细胞可见奇异性核透明/透明核，这些透明区占据大部分细胞核，由染色质直接包绕（图9-6）。

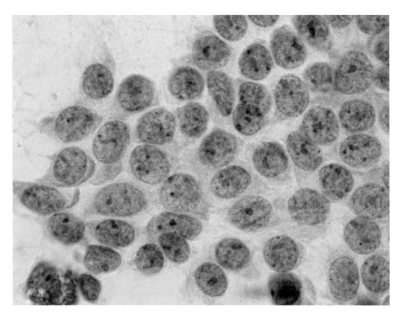

图9-5　核染色质并非毛玻璃样，而是呈颗粒状（巴氏染色，×1000）

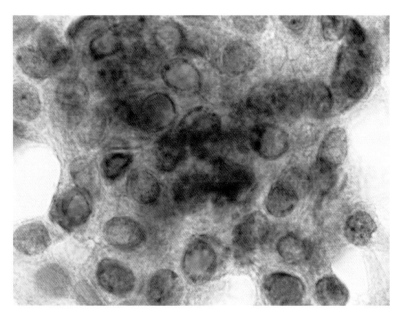

图9-6　一些细胞核可见奇异性核透明/透明核，透明区域占据整个核，周边围以染色质（巴氏染色，×1000）

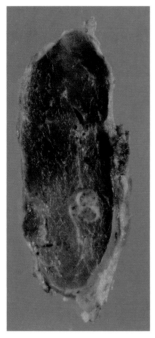

图 9-7　甲状腺内查见包裹性
分叶状肿瘤

三、病理学特点

　　肿瘤位于甲状腺左叶，切面大小 7mm×5mm，呈实性、分叶状（图 9-7）。界限清楚并且未浸润周围甲状腺组织。显微镜下，癌细胞呈筛状（图 9-8）、乳头状、实性和滤泡状。筛状结构由相互吻合支或者呈拱形的癌细胞组成，不浸润周围间质，腔内缺乏胶质成分。实性区可以见到散在的"桑葚体"结构。乳头状区由高柱状癌细胞组成，细胞质轻度嗜酸性，细胞核呈圆形或者梭形，可见核内假包涵体（图 9-9）。个别桑葚体细胞中可以看到特征性奇异性核透明（图 9-10）。染色质呈颗粒状，无经典型 PTC 中常见的毛玻璃样核，无砂粒体，无淋巴结转移。免疫组化染色显示，β-catenin 阳性表达于癌细胞核和细胞质（图 9-11），甲状腺球蛋白阴性（图 9-12），ER 阳性表达于肿瘤细胞核，但桑葚样细胞阴性（图 9-13）。

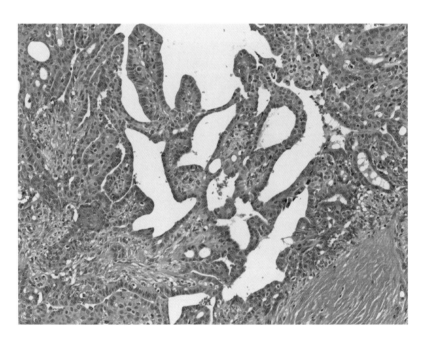

图 9-8　筛状结构由呈吻合支和拱形结构的癌细胞组成，腔内缺乏胶质（HE 染色，×100）

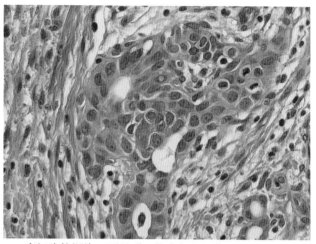

图 9-9　癌细胞核深染，可见明显核内假包涵体（HE 染色，×400）

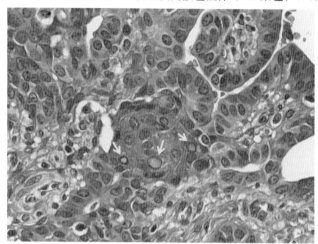

图 9-10　箭头所示奇异性核透明

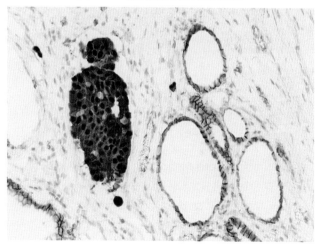

图 9-11　β-catenin 在正常甲状腺滤泡上皮细胞膜呈阳性表达（右）。相反，在癌细胞阳性表达于
细胞核和细胞质（左）（免疫组化染色，×200）

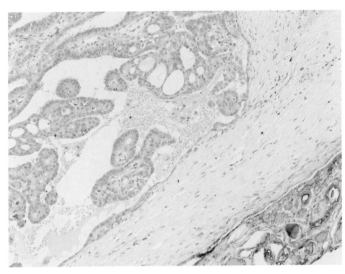

图 9-12　正常滤泡细胞表达甲状腺球蛋白（右下），而癌细胞和桑葚体细胞不表达
（免疫组化染色，×100）

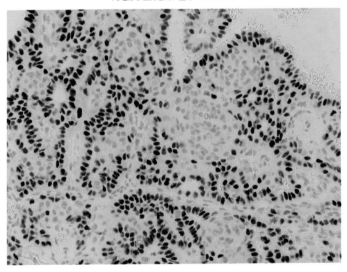

图 9-13　癌细胞阳性表达雌激素受体，但是桑葚体细胞不表达（免疫组化染色，×200）

四、鉴别诊断

筛状桑葚型 PTC（papillary thyroid carcinoma, cribriform-morula variant, CMV-PTC）是一种罕见类型，在所有 PTC 中所占比例不足 0.5%。好发于年轻人，尤以女性为著，女性同男性比例为 17 ∶ 1（表 9-1）。通常与家族性腺瘤性息肉病（familial adenomatous polyposis，FAP）相关，患者的腺瘤性结肠息肉病基因（APC）可发生种系突变。但是，亦有未发生 FAP 的散发患者。

术前诊断 CMV-PTC 很重要。因为 FAP 患者的 PTC 通常是多灶性的，需要进行甲状腺全切手术。而散发病例为孤立结节，且预后很好，腺叶切除已足够。CMV-PTC 患者多同时患有结肠息肉病，故术前须行结肠镜检查和 / 或 APC 基因分析 [1-3]。因此准确的 FNA 报告对该型的临床处理很关键。

表 9-1　筛状桑葚型甲状腺乳头状癌的临床特征

项目	特征
年龄	年轻人
性别	女性为著（女 / 男比例为 17:1）
遗传背景	APC 基因异常（并非全部）
病灶	家族性腺瘤性息肉病相关患者呈多个病灶
	非家族性腺瘤性息肉病相关患者呈单个病灶
预后	很好
结节转移	10% ~ 20%

　　CMV-PTC 组织学特征包括错综复杂的筛状、滤泡状、乳头状、小梁状及实性型伴有桑葚体结构（表 9-2）。筛状型由吻合支或拱形的癌细胞构成，不伴有间质，形似乳腺导管癌。筛状型的腔内通常缺乏胶质。癌细胞呈高柱状，细胞核呈假复层。小梁状结构形似玻璃样变小梁状肿瘤。在所有的甲状腺癌中，桑葚体结构仅见于筛状型中。核染色质呈细颗粒状，毛玻璃核不明显。在桑葚状结构中往往可查见特征性的核透明区 [4]。Hirokawa 等总结筛状型 PTC 的特征是：①细胞丰富；②乳头状结构由高柱状细胞组成；③筛状结构；④桑葚体结构；⑤梭形细胞；⑥毛玻璃样核不明显；⑦特征性核内透明区；⑧泡沫细胞或者吞噬含铁血黄素的组织细胞；⑨玻璃样变样物质；⑩背景中少量或无胶质 [5]。

　　CMV-PTC 中通常可以见到乳头状结构，然而并非诊断该型的要点。条索状肿瘤细胞吻合，呈裂隙样或筛状结构，筛状结构是细胞簇中见到的裂隙样结构和吻合支 [6]。岛屿癌和滤泡性肿瘤也可见到筛状结构，其裂隙小而圆并含有胶质。相反，在筛状型中，裂隙大而不规则，并且缺乏胶质成分。高柱状结构容易辨认，因为癌细胞核呈栅栏状，且核质比低，同时也可以见到"彗星尾状"细胞质延伸。

　　高柱状细胞也可见于乳头状癌的高细胞型和柱状细胞型中（详见第三、八和十章）。细胞核呈假复层，染色质深染及核的异型性，可鉴别柱状细胞型和筛状桑葚型。而与高细胞型相鉴别较为困难（详见第十章表 10-1），高细胞型患者通常年龄较大，因而患者年龄可能有帮助。桑葚体结构通常是肿瘤细胞巢呈旋涡状，像鳞状细胞化生 [6, 7]。但与鳞状细胞化生相比，组成桑葚体结构的癌细胞胞质不深染，同时背景中可见个别的梭形细胞 [8]。

　　与经典型 PTC 类似，筛状型可见到核内假包涵体和核沟，然而毛玻璃核不明显（表 9-3）。染色质呈颗粒状，类似滤泡性肿瘤或者髓样癌的染色质。特征性核内透明区在诊断筛状型时很有帮助，此浅染区通常占据整个核，核周染色质深染，而与核内假包涵体不同，后者通常与细胞质染色一致，且核膜界限清楚 [7]。

免疫组化染色在诊断 CMV-PTC 中非常有用（详见第二十八章）。当怀疑此型时，应常规行 β-catenin（图 9-14）、ER（图 9-15）及 PgR 免疫组化染色。β-catenin 在 CMV-PTC 中呈细胞核和细胞质阳性着色[9,10]，而经典型 PTC 中呈细胞膜阳性着色。肿瘤细胞呈 ER 和 PgR 细胞核强阳性，但桑葚体结构阴性[11]。而经典型 PTC 通常不表达二者。

表 9-2　筛状桑葚型甲状腺乳头状癌的病理特征

观察方式	病理特征
大体	界限清楚的或者包裹性实性结节，偶尔局灶呈囊性
镜下	
生长模式	筛状、小梁状、实性、乳头状、滤泡状、桑葚体（特征性，可有或无）
细胞形态	高柱状、立方状，圆形、梭形
细胞质	中度丰富，嗜酸性
细胞核	特征性核内透明区
	细颗粒状的染色质
	毛玻璃核不明显
胶质	缺乏
砂粒体	非常罕见
免疫组化	
甲状腺球蛋白	通常阴性
β-catenin	细胞核和细胞质阳性
ER、PgR	除了桑葚状结构均阳性

表 9-3　筛状桑葚型与经典型甲状腺乳头状癌甲状腺穿刺细胞学鉴别诊断

	筛状桑葚型	经典型
排列结构	乳头状、筛状	乳头状、滤泡状
	栅栏样核	
桑葚体结构	偶然可见	缺乏
细胞形态	高柱状、立方状，梭形	圆形、立方状
细胞质	中度丰富	变化不一
	"彗星尾状"延伸	
细胞核		
奇异细胞核特征性核内透明区	有	无
毛玻璃样核	不明显	有
核内假包涵体	有	有
背景		
胶质	无	黏性丝条状
淋巴细胞	无	偶尔见到
泡沫细胞	有	偶尔见到
玻璃样物质	有	无

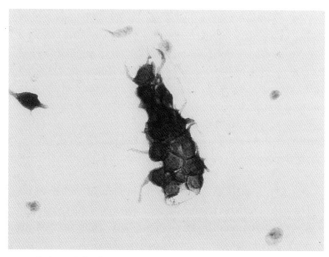

图 9-14　β-catenin 染色，癌细胞呈细胞核和细胞质阳性（免疫组化染色，LBC，×400）

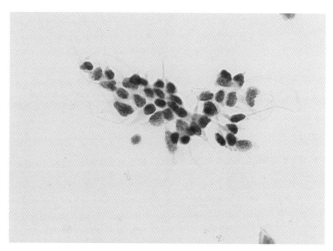

图 9-15　癌细胞核阳性表达 ER（免疫组化染色，LBC，×400）

（Ayana Suzuki　著；苏鹏　译）

参 考 文 献

[1] Nikiforov YE. Diagnostic Pathology and Molecular Genetics of the Thyroid; A comprehensive Guide for Practicing Thyroid Pathology. Philadelphia: Lippincott Williams & Wilkins. 2009; p191-2.

[2] Harach HR, Williams GT, Williams ED. Familial adenomatous polyposis associated thyroid carcinoma: A distinct type of follicular cell neoplasm. Histopathol 1994; 25:549-61.

[3] Cetta F, Toti P, Petracci M, et al. Thyroid carcinoma associated with familial adenomatous polyposis. Histopathol 1997; 31:231-6.

[4] Kini SR. Thyroid Cytopathology; An Atlas and Text. Philadelphia: Lippincott Williams & Wilkins. 2008; p163-9.

[5] Hirokawa M, Maekawa M, Kuma S, et al. Cribriform-morular variant of papillary thyroid carcinoma—cytological and immunocytochemical findings of 18 cases. Diagn Cytopathol 2010; 38:890-6.

[6] Koo JS, Jung W, Hong SW. Cytologic characteristics and β -catenin immunocytochemistry on smear slide of cribriform-morular variant of papillary thyroid carcinoma. Acta Cytol 2011; 55:13-8.

[7] Kuma S, Hirokawa M, Xu B, et al. Cribriform-morular variant of papillary thyroid carcinoma. Report of a case showing morules with peculiar nuclear clearing. Acta Cytol 2004; 48:431-6.

[8] Hirokawa M, Kuma S, Miyauchi A, et al. Morules in cribriform-morular variant of papillary thyroid carcinoma: Immunohistochemical characteristics and distinction from squamous metaplasia. APMIS 2004; 112:275-82.

[9] Jung CK, Choi YJ, Lee KY, et al. The cytological, clinical, and pathological features of the cribriform-morular variant of papillary thyroid carcinoma and mutation analysis of CTNNB1 and BRAF genes. Thyroid 2009; 19:905-13.

[10] Boonyaarunnate T, Olson MT, Bishop JA, et al. Cribriform morular variant of papillary thyroid carcinoma: Clinical and cytomorphological features on fine-needle aspiration. Acta Cytol 2013; 57:127-33.

[11] Cameselle TJ, Chan JK. Cribriform-morular variant of papillary carcinoma: A distinctive variant representing the sporadic counterpart of familial adenomatous polyposis-associated thyroid carcinoma? Mod Pathol 1999; 12:400-11

第十章　柱状细胞型甲状腺乳头状癌

一、病例介绍

患者女性，32岁，既往体健，无系统性疾病。常规查体时发现甲状腺多发结节。超声检查发现双叶甲状腺多发结节，其中左叶甲状腺查见一直径0.8cm低回声（图10-1）结节。甲状腺功能检查未见明显异常。在头颈部未见其他病变。FNA标本分别行Pap染色、刘氏染色和液基细胞染色。

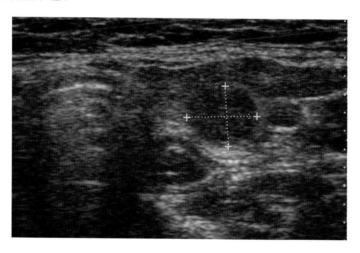

图 10-1　甲状腺左叶见一低回声结节（大小 7.8 mm×6.6 mm）

二、细胞学/病理学改变

细胞学涂片显示细胞中等丰富，未见明显胶质及血液，细胞呈疏松的三维立体结构或单层片状（图10-2）。偶见具有纤维结缔组织轴心的模糊不清的乳头状结构（图10-3）。可见假复层柱状上皮排列成栅栏状，细胞核似雪茄、长杆状，染色质粗糙（图10-4~图10-6）。局灶可见毛玻璃样核和核内包涵体（图10-7）。应用液基制片后剩余的标本进行免疫细胞化学检测，TTF-1阳性表达，CDX2和BRAF阴性。最终FNA的报告为：PTC，倾向于柱状细胞型。患者遂行甲状腺全切术，病理最终结果为：甲状腺微小乳头状癌，柱状细胞型（图10-8和图10-9），BRAF^{V600E}为野生型。

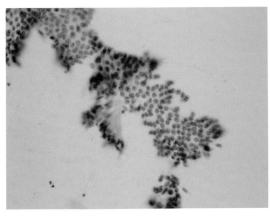

图 10-2　中等量细胞排列成疏松的三维细胞巢和
单层片状细胞（Pap 染色，×200）

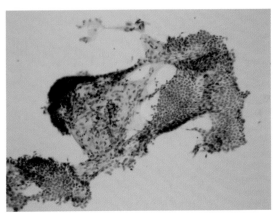

图 10-3　含有纤维血管轴心的模糊不清的乳头状
结构（Pap 染色，×200）

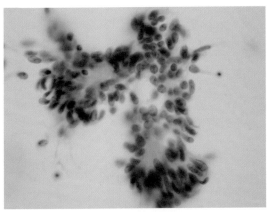

图 10-4　具有假复层细胞核的肿瘤细胞呈致密放射
状排列（Pap 染色，×400）.

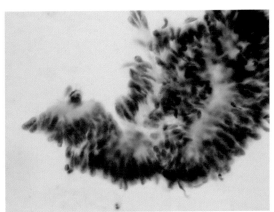

图 10-5　假复层柱状上皮排列成栅栏状，细胞核似
雪茄、长杆状，染色质粗糙（Pap 染色，×400）

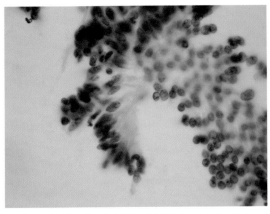

图 10-6　注意细胞巢左侧的柱状细胞排列成假复层
（Pap 染色，×400）

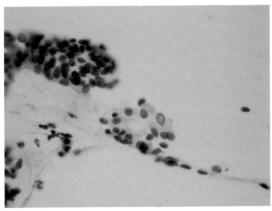

图 10-7　可见少数核内假包涵体（Pap 染色，
×400）

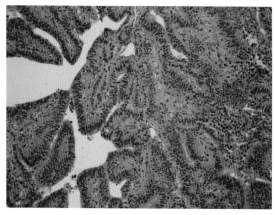 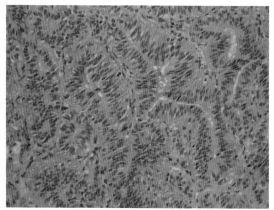

图 10-8　甲状腺全切后的组织学标本显示具有纤维轴心的乳头状结构，乳头表面被覆假复层柱状上皮（HE 染色，×100）

图 10-9　特征性的假复层柱状上皮，细胞核呈长杆状，染色质粗糙，偶见核下空泡（HE 染色，×200）

三、鉴别诊断

（1）恶性：PTC，高细胞型。
（2）恶性：PTC，柱状细胞型。
（3）恶性：转移的子宫内膜样腺癌或肠腺癌。
（4）良性：增生性结节（乳头状增生结节）。
（5）良性：误穿上呼吸道上皮。

高细胞型的诊断标准为超过 50% 的细胞具有高细胞型的特征，即细胞的高 / 宽比超过（2 ~ 3）：1（详见第八章）[1]。其细胞核通常具有经典 PTC 细胞核典型特征，即细胞核卵圆形、核呈空泡状、毛玻璃核和核内包涵体[2]。因此，通常很容易诊断为 PTC。一些排列较松散的高细胞团或细胞条索，可大大增加高细胞型 PTC 的可能性（见图 10-10）（详见第八章）。相反，在柱状细胞型中，典型 PTC 的细胞核特点不明显，因而较难做出准确诊断[3]。尽管这两种型均具有高细胞或者柱状细胞的特点，但二者之间的鉴别并不困难，详见表 10-1。

柱状细胞型具有拉长的、相互重叠、复层的细胞核和位于核上或核下的空泡，使其与转移的子宫内膜样腺癌或肠腺癌相类似。但后者罕见转移到甲状腺。而且如果是其他癌转移到甲状腺，则肿瘤多为晚期。因此，根据临床表现和病史可以进行鉴别诊断。免疫组织化学检测 ER 和 CDX2 可能无效，因为 2/3 的 PTC 柱状型可以表达 ER，55% 可以表达 CDX2[4,5]。

柱状细胞型的假复层结构可被误认为在穿刺过程中误穿的上呼吸道黏膜上皮[6]。但细胞缺乏纤毛。此外，PTC 的空泡状核和胶质背景有助于鉴别诊断。如何排除腺瘤性结节中的良性甲状腺乳头状增生，详见第三章和第四章。

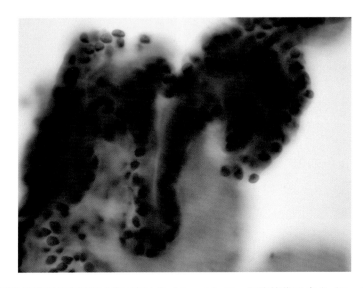

图 10-10　单层柱状排列的高细胞 [高 / 宽比为（2 ～ 3）:1]，细胞核位于中央（Pap 染色，×400）

表 10-1　柱状细胞型和高细胞型的鉴别

	柱状细胞型	高细胞型
发病率	0.2%（极其罕见）	3.2% ～ 19%
发病年龄	任何年龄	儿童和青年人少见
高 / 宽比	（4 ～ 5）：1	（2 ～ 3）：1
细胞间排列方式	栅栏状、假复层	单层柱状
毛玻璃样核和核内假包涵体	缺乏或少见	常见
细胞核的位置	柱状	中央或基底

四、讨论

　　柱状细胞型 PTC 为罕见甲状腺癌（约占 PTC 的 0.2%），特点为细胞核拉长、浓染，假复层排列[4]。典型 PTC-N 不常见。结合临床症状、既往病史和总体细胞特点，与高细胞型 PTC、转移性子宫内膜样腺癌和结直肠癌及污染的呼吸道上皮细胞不难鉴别。

　　既往认为柱状细胞型 PTC 较经典型 PTC 侵袭性更高[7]。近期的研究表明柱状细胞型 PTC 生物学行为多与肿瘤大小、包裹型还是浸润型和甲状腺外累及情况相关。肿瘤体积小、边界清楚或者包裹性肿瘤、年轻女性患者预后较好[4,8]。同经典型 PTC 相似，约 1/3 的柱状细胞型 PTC 具有 BRAF^{V600E} 基因突变[4]。对该型肿瘤的预后和生物学行为尚需进一步研究。

（赖琼如　著；张晓芳　译）

参 考 文 献

[1] Ghossein R, LiVolsi VA. Papillary thyroid carcinoma tall cell variant. Thyroid 2008; 18:1179-81.

[2] Sak SD. Variants of papillary thyroid carcinoma: Multiple faces of a familiar tumor turk. Patholoji Derg 2015; 31（Suppl）:34-47.

[3] Lloyd RV, Buehler D, Khanafshar E. Papillary thyroid carcinoma variants. Head Neck Pathol 2011; 5:51-6.

[4] Chen JH, Faquin WC, Lloyd RV, et al. Clinicopathological and molecular characterization of the nine cases of columnar cell variant of papillary thyroid carcinoma. Mod Pathol 2011; 24: 739-49.

[5] Enriquez ML, Baloch ZW, Montone KT, et al. CDX2 expression in columnar cell variant of papillary thyroid carcinoma. Am J Clin Pathol 2012; 137:722-6.

[6] Jayaram G. Respiratory epithelial cells in fine needle aspirates of thyroid. Acta Cytol 1995; 39:834.

[7] Sobrinho-Simoes M, Nesland J, Johnannessen J. Columnar cell carcinoma. Another variant of poorly differentiated carcinoma of the thyroid. Am J Clin Pathol 1986; 85:77.

[8] Wenig BM, Thompson LDR, Adair CF, et al. Thyroid papillary carcinoma of columnar cell type: A clinicopathologic study of 16 cases. Cancer 1998; 82:740-53.

第十一章 亚急性甲状腺炎与甲状腺乳头状癌

亚急性甲状腺炎是一种亚急性炎症，而甲状腺乳头状癌（PTC）是一种恶性肿瘤。这两种疾病具有不同的临床和病理表现，通常情况下很容易区分。然而，在临床实践中，仍然存在一些非典型的病例，具有相似超声或是细胞病理学特征，从而导致误诊[1-3]。在本章中将介绍和讨论 3 个此类病例。

病例 1 非典型"无痛性"亚急性甲状腺炎

1. 临床资料

患者女性，38 岁，体检发现甲状腺结节。

2. 超声影像

颈部超声示右叶甲状腺 0.4cm × 0.4cm × 0.5cm 大小孤立性低回声结节，边界不清晰，形态不规则（图 11-1A）。超声怀疑微小乳头状癌，建议细针穿刺活检。

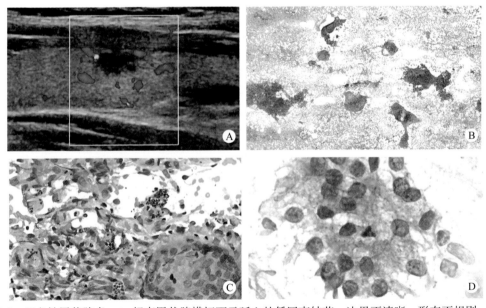

图 11-1 亚急性甲状腺炎。A. 超声甲状腺横切面示孤立的低回声结节，边界不清晰，形态不规则；B. 炎症和坏死背景上显示大量的组织细胞性多核巨细胞；C. 高倍镜下示中性粒细胞、淋巴细胞、巨噬细胞、类上皮细胞及呈肉芽肿样排列的多核巨细胞，类上皮细胞胞质丰富、颗粒状或泡沫状，核圆或椭圆；D. 示退变的滤泡上皮细胞，核轻度不典型，然而缺少乳头状癌细胞核特征性（B~D 示 HE 染色传统涂片）

3. 细针穿刺

对该患者行超声引导下细针穿刺，涂片中细胞较为丰富，背景略显污秽，炎症背景上出现群集的类上皮细胞，并可见多核巨细胞。未见 PTC 细胞核特征（图 11-1B~D）[4]。

4. 细胞学诊断

细胞学诊断为亚急性甲状腺炎。

5. 讨论

亚急性甲状腺炎多具有特征性的临床症状，实验室检查即可诊断，一般无须行细针穿刺活检。但少数亚急性甲状腺炎患者无疼痛或上呼吸道感染病史，超声表现为无痛性实性低回声结节，易与 PTC 混淆，细针穿刺活检后细胞病理学检查可以作为一个有效的辅助手段。

病例 2　伴有大量多核巨细胞的微小乳头状癌

1. 临床资料

患者女性，34 岁，发现颈部肿块半年。

2. 超声影像

甲状腺左叶见一最大径 0.5cm 的孤立性低回声结节，边界不清晰，形态不规则（图 11-2A 和 B）。超声提示甲状腺微小乳头状癌，建议细针穿刺活检。

3. 细针穿刺

低倍镜下示多量的多核巨细胞（图 11-2C），提示可能为亚急性甲状腺炎。但涂片背景干净，可见滤泡上皮细胞组织碎片，细胞核增大，形态不规则，染色质呈粉尘状，可见小核仁、核沟及核内假包涵体（图 11-2D~H）。

4. 细针穿刺细胞学诊断

诊断为 PTC。

（1）大体检查：甲状腺左叶查见一 0.5cm 灰白色结节，质地较硬，边界不清（图 11-3A 和 B）。

（2）镜下检查：癌组织由带纤维血管轴心的乳头状结构组成，肿瘤细胞具有特征性 PTC 细胞核特点（图 11-3C 和 D）。切片上显示 2 种不同类型的多核巨细胞，分别为组织细胞性多核巨细胞及滤泡上皮细胞组成的多核巨细胞，后者免疫组化示 TG 及 TTF-1 阳性，不同于未分化癌中破骨细胞样多核巨细胞（图 11-3E~H）。背景中未见其他炎症细胞及类上皮细胞（图 11-3E 和 F）。

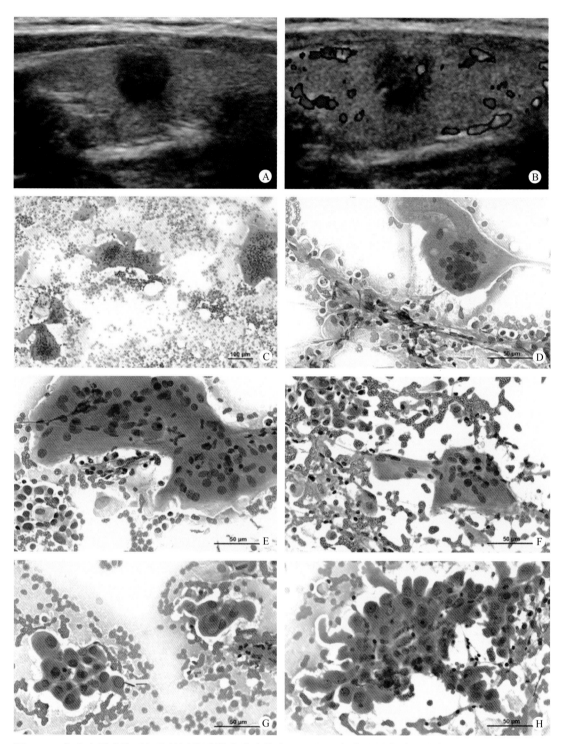

图 11-2　伴有大量多核巨细胞的甲状腺微小乳头状癌。A 和 B. 超声示甲状腺左叶有一个最大径为 0.5cm 的低回声孤立结节，边界不清晰，形态不规则；C. 低倍镜下示大量的多核巨细胞；D ~ F. 细胞涂片背景干净，上皮细胞呈团块状排列，未见炎症细胞及类上皮细胞；G ~ H. 高倍镜下示上皮细胞核增大，形态不规则，染色质细腻，可见小核仁、核沟及核内假包涵体（黄色箭头）（图 C ~ H 示 HE 染色传统涂片）

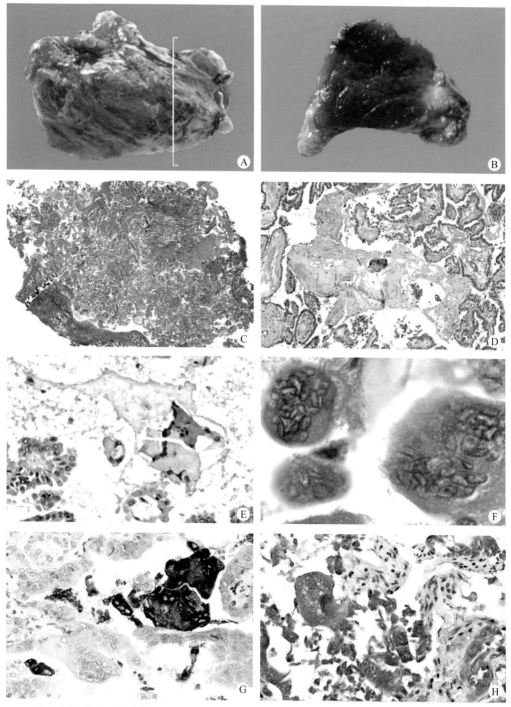

图 11-3　伴有大量多核巨细胞的微小乳头状癌。A、B. 大体检查甲状腺左叶见一直径 0.5cm 灰白色结节，边界不清；C、D. 典型具有纤维血管轴心的乳头状结构；E. 乳头状结构间隙示组织细胞性多核巨细胞，部分核退变；F. 由滤泡上皮细胞组成的多核巨细胞，细胞核具有乳头状癌细胞核特征性；G. 组织细胞性多核巨细胞免疫组织化学示 CD68 强阳性；H. 滤泡上皮性多核巨细胞免疫组织化学示 TG 阳性；C～F 示组织切片，HE 染色；G～H 分别示 CD68 及 TG 的免疫组织化学染色

5. 组织学诊断

组织学诊断为甲状腺微小乳头状癌。

6. 讨论

从流体力学的角度，越是低流体阻力的标本越是容易进入毛细血管腔。在甲状腺 FNA 标本中，组织液、血液、悬浮的脱落细胞或是炎症细胞都具有低流体阻力，容易进入针管，从乳头状结构脱落的上皮细胞或是被细针破坏的纤细的乳头状结构同样具有低流体阻力，然而，间质很难被破碎进入针管，这也是为何在甲状腺 FNA 涂片中，间质成分远少于上皮成分的原因之一。因而，甲状腺细胞涂片中的各种细胞成分比例与组织切片明显不同。

在低倍镜下，当细胞涂片中显示大量的多核巨细胞时，很容易诊断为亚急性甲状腺炎[4,5]。然而，干净的涂片背景、其他炎症细胞的缺失、"泡泡糖"样的胶质及 2 种不同类型的多核巨细胞，均不支持亚急性甲状腺炎（表 11-1）[4]。鉴别诊断的关键在于仔细检查涂片的滤泡上皮细胞，注意其是否具有 PTC 细胞核特征性。

表 11-1 亚急性甲状腺炎与甲状腺乳头状癌的不同多核巨细胞的鉴别诊断

巨细胞类型	见于疾病	免疫组织化学标记	病理学特征
组织细胞性	亚急性甲状腺炎、乳头状癌	CD68、MAC387	在吞噬过程中组织细胞融合而成
滤泡上皮性	偶尔见于乳头状癌	TG、TTF-1	甲状腺滤泡上皮细胞融合而成
横纹肌细胞性	乳头状癌，极其罕见	MSA、肌红蛋白	乳头状癌腺外侵犯，破坏横纹肌组织，横纹肌细胞再生形成

病例 3　甲状腺微小乳头状癌伴亚急性甲状腺炎

1. 临床资料

患者女性，42 岁，复发性亚急性甲状腺炎。

2. 超声影像

甲状腺双叶见多发低回声区，甲状腺左叶见一 15mm×6mm 低回声区域，边界不清晰（图 11-4A），甲状腺右叶见一 7.1mm×7.6mm×6.4mm 低回声结节，具有部分包膜（图 11-4B）。超声提示甲状腺左叶亚急性甲状腺炎，右叶 PTC。

3. 细针穿刺细胞学诊断

甲状腺左叶结节穿刺后诊断为亚急性甲状腺炎，右叶结节穿刺后细胞涂片显示上皮样细胞、多核巨细胞、中性粒细胞、淋巴细胞、吞噬细胞及滤泡上皮细胞混合存在，上皮细胞显示 PTC 细胞核特点（图 11-5A、C ~ E、G）。

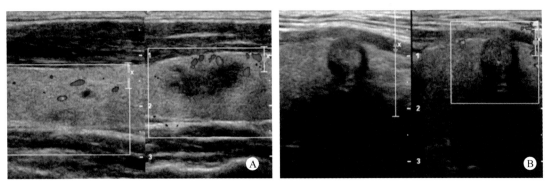

图 11-4　乳头状微小癌，伴亚急性甲状腺炎。超声显示甲状腺大小正常，左叶示 15mm×6mm 的低回声区，呈椭圆形，边界不清晰（A），右叶下极示 7.1 mm×7.6 mm×6.4mm 的不均质低回声结节，部分区域呈包裹性（B）

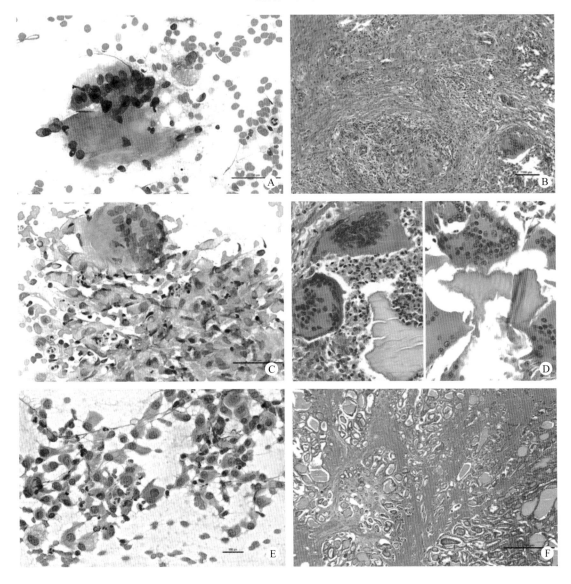

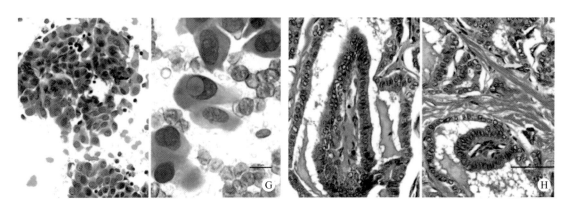

图 11-5　甲状腺微小乳头状癌伴亚急性甲状腺炎。A、B.示上皮样细胞、组织细胞性多核巨细胞及慢性炎症细胞；C.滤泡上皮细胞、中性粒细胞、淋巴细胞及吞噬细胞混合存在；D.滤泡上皮细胞呈合胞体样排列，细胞核增大，排列拥挤、重叠，可见核内假包涵体（右侧）；E.低倍镜下示肉芽肿性炎伴纤维组织增生；F.滤泡腔内示组织细胞性多核巨细胞、中性粒细胞及小淋巴细胞混合存在；G.乳头状及不规则滤泡状结构，间质纤维组织增生；H.典型的具有纤维血管轴心的乳头状结构，被覆的上皮细胞具有乳头状癌核特征性，黄色箭头示核内假包涵体（A、C ~ E、G.细针穿刺传统涂片；B、F.组织切片，HE 染色）

4. 组织学诊断

因为该患者亚急性甲状腺炎反复发作，疼痛难忍，细针穿刺又提示右叶 PTC，外科行甲状腺全叶切除术。组织学切片显示亚急性甲状腺炎与 PTC 共存（图 11-5B、F、H）。

5. 讨论

亚急性甲状腺炎与 PTC 共存并不常见，在共存的情况下，微小乳头状癌可能会被漏诊[6,7]。亚急性甲状腺炎累及甲状腺全叶，超声上显示多发的低回声片状区域。细针穿刺过程中，针尖到达目标结节时，不可避免经过甲状腺炎症区域，因而细胞涂片上呈现炎症细胞与肿瘤细胞混合存在，鉴别诊断的关键在于寻找具有 PTC 细胞核特征的肿瘤性甲状腺滤泡上皮细胞。

触诊下甲状腺细针穿刺适用于比较大的、可触摸的结节，一些位于甲状腺背侧或是小的病变通常无法触及，超声引导下细针穿刺可以根据超声学特征，将细针准确定位于怀疑病变的区域，从而准确地收集标本。在本例中，左叶较大的结节疼痛时通过触诊下穿刺，结果仅显示亚急性甲状腺炎；超声引导下对较小的可疑结节精确定位穿刺，结果显示 PTC 伴有亚急性甲状腺炎。UG-FNA 有助于提高穿刺精确性，对疾病进行全面评估，从而制定最佳治疗方案。

（王铁生　著；朱云　译）

参 考 文 献

[1] Woolf PD, Daly R. Thyrotoxicosis with painless thyroiditis. Am J Med 1976; 60（1）:73-9.

[2] Bartels PC, Boer RO. Subacute thyroiditis（de Quervain）presenting as a painless 'cold' nodule. J Nucl Med 1987; 28:1488.

[3] Daniels GH. Atypical subacute thyroiditis: Preliminary observations. Thyroid 2001; 11:691-5.

[4] García Solano J, GiménezBascuñana A, Sola Pérez J, et al. Fine-needle aspiration of subacute granulomatous thyroiditis（De Quervain's thyroiditis）: A clinico-cytologic review of 36 cases. Diagn Cytopathol 1997; 16（3）:214-20.

[5] Shabb NS, Tawil A, Gergeos F, et al. Multinucleated giant cells in fine needle aspiration of thyroid nodules: Their diagnostic significance. Diagn Cytopathol 1999; 21（5）:307-12.

[6] Zeppa P, Benincasa G, Lucariello A, et al. Association of different pathologic processes of the thyroid gland in fine needle aspiration samples. Acta Cytol 2001; 45（3）:347-52.

[7] Nishihara, Hirokawa M, Ohye H, et al. Papillary carcinoma obscured by complication with subacute thyroid-itis: sequential ultrasonographic and histopathological findings in five cases. Thyroid 2008; 18（11）:1221-5.

第十二章　透明变梁状肿瘤与甲状腺乳头状癌

一、病例介绍

患者女性，48岁，体检发现甲状腺左叶结节一枚。B超显示甲状腺结节两枚。左叶一枚，大小约26mm×17mm×24mm，轻度低回声，内部回声均质；形状欠规则，边界清晰；可见多灶性点状高回声（图12-1）。彩色多普勒超声检查显示肿瘤周边及内部高血流（图12-2）。超声报告提示为PTC或透明变梁状肿瘤（HTT）。右叶一枚，大小约10mm×6mm×6mm，超声提示为良性结节。甲状腺左右叶肿瘤FNA细胞学报告分别为透明变梁状肿瘤和嗜酸细胞肿瘤。患者行甲状腺全叶切除术。

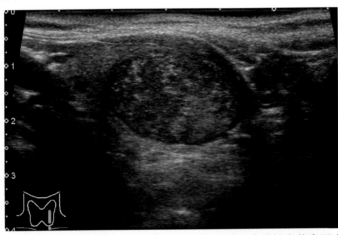

图 12-1　甲状腺左叶见一轻度低回声，回声均质，肿块内可见多灶性点状高回声（B超图像）

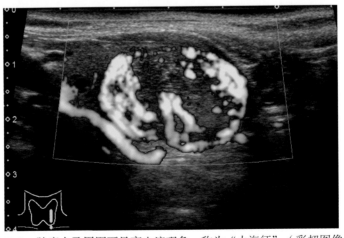

图 12-2　肿瘤内及周围可见高血流现象，称为"火海征"（彩超图像）

二、细胞学所见

肿瘤细胞周围围可见透明样物质，貌似乳头状结构。透明样物质位于细胞簇的中央，呈放射状排列（图12-3）。部分细胞核弯曲呈栅栏状排列（图12-4）。无乳头状、滤泡或片状排列。胞质淡染，略呈丝状。细胞边界不清，细胞见核内假包涵体和核沟（图12-5），未见黄色小体（图12-6）。

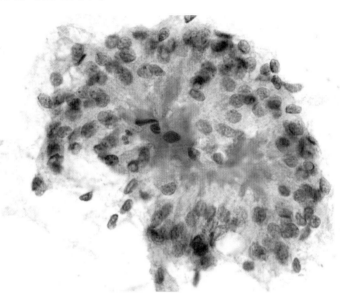

图 12-3　玻璃样物质呈放射状，细胞核弯曲呈栅栏状排列（巴氏染色，×400）

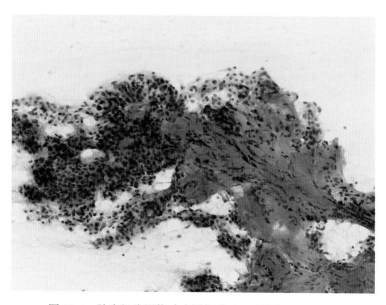

图 12-4　肿瘤细胞围绕玻璃样物质（巴氏染色，×400）

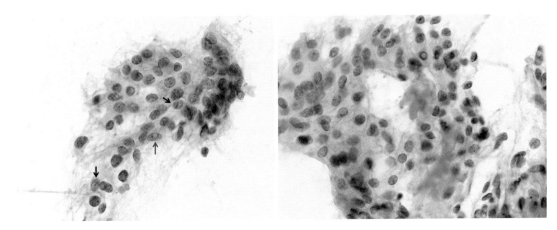

图 12-5　可见核内包涵体（红箭头）和核沟（黑色　图 12-6　细胞质淡染，略呈细丝状 (Pap 染色，
　　　　箭头）(Pap 染色，×200)　　　　　　　　　　　　　　　　×200)

三、病理学所见

　　于甲状腺左下叶见一实性肿物，大小约 2.3cm×2.2cm。切面实性、黄白色，部分区见薄的纤维性包膜（图 12-7）。镜下，肿瘤细胞主要呈梁状排列（图 12-8）。滤泡结构可伴有胶质和 / 或微钙化。肿瘤细胞可见核内假包涵体、核沟和黄色小体（图 12-9）。在梁状排列的肿瘤细胞巢周及细胞间均可见透明样物质。间质血管丰富。免疫组化染色肿瘤细胞显示 Ki-67（MIB-1）细胞膜阳性（图 12-10）。

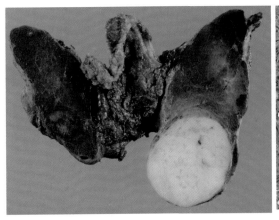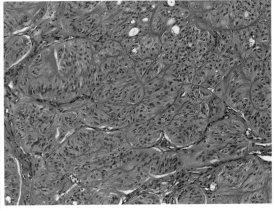

图 12-7　肿瘤呈实性、灰白色，部分附有薄层纤维　图 12-8　肿瘤细胞呈巢团状、小梁状排列。图片上
　　　　结缔组织包膜　　　　　　　　　　　　　　　　　方可见滤泡结构 (HE 染色，×200)

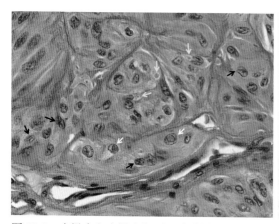

图 12-9 小梁内和小梁之间可见玻璃样物质。肿瘤细胞可见核内假包涵体（白色箭头）、核沟（黑色箭头）和黄色小体（黄色箭头）(HE 染色，×400)

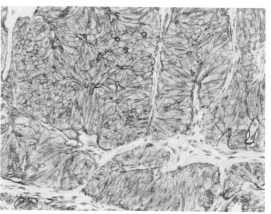

图 12-10 Ki-67（MIB-1）免疫组化结果：阳性着色于肿瘤细胞膜（免疫组化染色，×200）

四、讨论

透明变梁状肿瘤（HTT）由 Carney 等于 1987 年作为甲状腺的一种良性滤泡性肿瘤首次报道 [1]。除了核内假包涵体、核沟和砂粒体组织学特征外，HTT 的其他一些特征如淋巴结转移和分子生物学改变均与 PTC 相似，因此有人提出 HTT 和 PTC 关系密切 [2]，但后来的 micro-RNA 研究并不支持该假说 [3]。2017 年新版 WHO 甲状腺肿瘤分类将 HTT 归类为交界性肿瘤，具有极低度恶性潜能（详见附录二）。

HTT 是一种罕见的滤泡上皮细胞起源性甲状腺肿瘤，以梁状结构和明显的小梁内外玻璃样物质（透明变物质）为特征 [4]。透明变物质本质为过度产生的基底膜样物质，是重要的诊断线索 [5]。Rothenberg 等在 75 例 HTT 病例中均可见到细胞质内嗜伊红小球（所谓的黄色小体），而在 PTC 病例中未见 [6]。黄色小体的大小与大溶酶体一致，很有可能是这种肿瘤的普遍特征。微钙化偶见，其形态与 PTC 中的砂粒体相似 [7]。但微钙化常位于肿瘤性滤泡内，而 PTC 内真正的砂粒体在乳头的间质或淋巴管内形成，由此可鉴别。

HTT 免疫组化显示甲状腺滤泡细胞分化的证据：甲状腺球蛋白阳性，降钙素阴性。CK19 和 Ki-67（MIB-1）可用于鉴别 HTT 和 PTC：PTC 时 CK19 阳性，而 HTT 阴性。Ki-67 通常呈细胞核阳性 [8-10]。PTC 中癌细胞核增殖指数低。而在 HTT 则显示很强的细胞膜 Ki-67（MIB-1）表达。这一独特的着色模式可用于 HTT 和 PTC 的鉴别。

在细针穿刺涂片中，HTT 易与 PTC

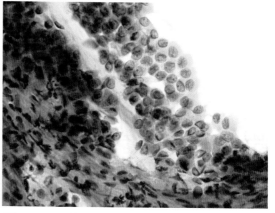

图 12-11 甲状腺乳头状癌中的癌细胞簇和间质分界清楚，瘤细胞胞质深染（巴氏染色，×40）

相混淆，两者均有核沟和核内假包涵体。核内假包涵体可见于所有的 HTT 病例，而在 PTC 中并不常见。两者的鉴别诊断见表 12-1。HTT 的穿刺涂片轻度富含细胞。肿瘤细胞簇呈假乳头状排列，细胞簇中央或周围可见呈放射状延伸的透明样物[11]。肿瘤细胞与透明样物质边界不规则或模糊。无 PTC 中的乳头状、滤泡或片状排列结构[7]（见图 12-4）。可见淡染、弯曲的核呈栅栏状排列。瘤细胞以纺锤形为主，也可见拉长的、多角形和星形细胞[12]。胞质突起或可见到[7]。胞质淡染，略呈丝状。细胞边界不清。而 PTC 的胞质浓染，细胞界限清晰（图 12-11）。黄色小体（图 12-5）在 HTT 中常见（图 12-12），而 PTC 中无。因此黄色小体是诊断 HTT 的一个有价值的线索。Ki-67（MIB-1）免疫组化染色同样有助于 HTT 细胞学诊断（图 12-13）[13]。

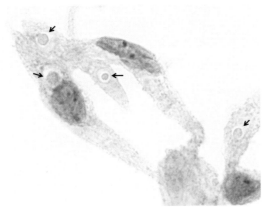
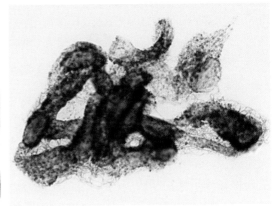

图 12-12　黄色小体（箭头）被认为是一种带空晕的透明样物质（巴氏染色，LBC，×1000）

图 12-13　肿瘤细胞显示细胞膜和胞质 Ki-67 阳性（MIB-1）（免疫组化染色，LBC，×1000）

表 12-1　透明变梁状肿瘤和甲状腺乳头状癌的鉴别诊断

	透明变梁状肿瘤	甲状腺乳头状癌
背景	透明变物质（基底膜）	黏性胶样物，砂粒体，泡沫细胞、淋巴细胞、多核巨细胞
排列	放射状	片状、乳头状、滤泡样
栅栏状核	模糊、卷曲（周边围以透明变物质）	清晰、直
细胞边界	不清	清晰
细胞形状	拉长的梭形	圆形、卵圆形
细胞质	淡染	浓染
	丝状	均质
	黄色小体	有隔膜的胞质内空泡
细胞核	核内假包涵体（所有病例）、核沟、核周空晕	核内假包涵体（并非总有）、核沟、核周空晕、粉状染色质
免疫组化染色		
CK19	阴性	阳性
Ki-67（MIB-1）	细胞膜	细胞核

（Mitsuyoshi Hirokawa　Ayana Suzuki　著；岳常丽　刘红刚　译）

参 考 文 献

[1] Carney JA, Hirokawa M, Lloyd RV, et al. Hyalinizing trabecular tumors of the thyroid gland are almost all benign. Am J Surg Pathol 2008; 32:1877-89.

[2] Li J, Yang GZ, Gao LX, et al. Hyalinizing trabecular tumor of the thyroid: Case report and review of the literature. Exp Ther Med 2012; 3:1015-7.

[3] Shue SY, Vogel E, Worm K, et al. Hyalinizing trabecular tumour of the thyroid – Differential expression of distinct miRNAs compared with papillary thyroid carcinoma. Histopathol 2010; 56: 632-40.

[4] Nose V, Volante M, Papotti M. Hyalinizing trabecular tumor of the thyroid: An update. Endocr Pathol 2008; 19:1-8.

[5] Katoh R, Kakudo K, Kawaoi A. Accumulated basement membrane material in hyalinizing trabecular tumors of the thyroid. Mod Pathol 1999; 12:1057-61.

[6] Rothenberg HJ, Goellner JR, Carney JA. Hyalinizing trabecular adenoma of the thyroid gland. Am J Surg Pathol 1999; 23:118-25.

[7] Kuma S, Hirokawa M, Miyauchi A, et al. Cytologic features of hyalinizing trabecular adenoma of the thyroid. Acta Cytol 2003; 47:399-404.

[8] Hirokawa M, Carney JA, Ohtsuki Y. Hyalinizing trabecular adenoma and papillary thyroid carcinoma of the thyroid gland express different cytokeratin patterns. Am J Surg Pathol 2000; 24:877-81.

[9] Hirokawa M, Carney JA. Cell membrane and cytoplasmic staining for MIB-1 in hyalinizing trabecular adenoma of the thyroid gland. Am J Surg Pathol 2000; 24:575-8.

[10] Gupta S, Modi S, Gupta V, et al. Hyalinizing trabecular tumor of the thyroid gland. J Cytol 2010; 27:63-5.

[11] Casey MB, Sebo TJ, Carney JA. Hyalinizing trabecular adenoma of the thyroid gland: Cytologic features in 29 cases. Am J Surg Pathol 2004; 28:859-67.

[12] Goellner JR, Carney JA. Cytologic features of fine-needle aspirates of hyalinizing trabecular adenoma of the thyroid. Am J Clin Pathol 1989; 91:115-9.

[13] Hirokawa M, Shimizu M, Manabe T, et al. Hyalinizing trabecular adenoma of the thyroid: Its unusual cytoplasmic immunopositivity for MIB1. Pathol Int 1995; 45:399-401.

第十三章　桥本甲状腺炎与甲状腺乳头状癌

桥本甲状腺炎穿刺标本中通常炎症性成分与上皮成分共存。滤泡上皮细胞核增大，有时有核沟、明显核仁或是粉尘状染色质，细胞学上较难排除 PTC。因而，有时细胞学诊断为 PTC，而术后却证实为桥本甲状腺炎。本章将研究和探讨 3 个病例，以鉴别桥本甲状腺炎和 PTC。

病例 1　微小浸润型滤泡腺癌伴桥本甲状腺炎

1. 临床资料

患者女性，23 岁，有 PTC 家族史，体检发现颈部肿块。

2. 超声影像

甲状腺峡部见一 8mm×8mm×9mm 等回声不均质、部分包裹性结节，形态尚规则，结节周围可见薄层晕环，肿块内部及周边探及条状彩色血流。超声提示甲状腺弥漫性改变伴峡叶实质性占位。

3. 细针穿刺

涂片富含细胞，部分细胞呈乳头状排列（图 13-1），背景中含有极少量小淋巴细胞及多核巨细胞（图 13-2 和图 13-3）。细胞核轻度增大，排列稍拥挤，染色质颗粒状，核仁明显（见图 13-2）。

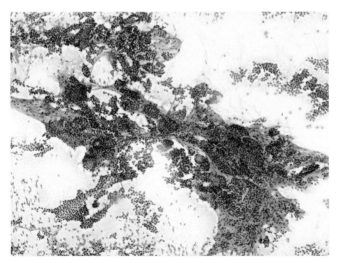

图 13-1　涂片富含细胞，呈乳头状结构排列，核圆，轻度增大，染色质粉尘状

4. 细胞学诊断

见乳头状排列的上皮细胞，背景干净，局部细胞呈现可疑 PTC 核特征性，结合该患者 PTC 家族史，诊断为意义不明的异型性，不能排除 PTC。

5. 大体标本

甲状腺峡叶见一最大径 0.8cm

的实性灰红色结节，有完整厚包膜，与周围甲状腺组织分界清楚。

6. 组织切片

滤泡上皮排列结构以正常大小滤泡为主，瘤细胞核轻度增大，排列稍拥挤、重叠，染色质致密或呈粉尘状，可见小核仁，未见典型 PTC 细胞核特征（详见第三章图 3-5 和图 3-6，第四章图 4-3），瘤组织突破包膜全层（图 13-4），该例诊断为微小浸润型滤泡腺癌伴桥本甲状腺炎。

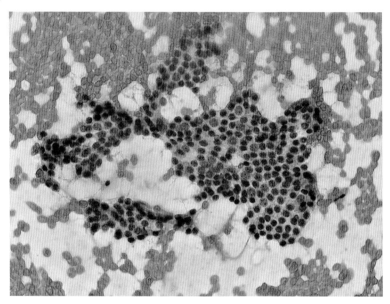

图 13-2　高倍镜示滤泡上皮细胞呈单层或合胞体样排列，核增大，轻度拥挤、重叠，细胞极性改变，染色质呈粉尘状，可见小核仁，背景干净，缺乏胶质

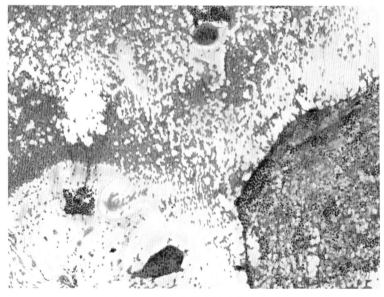

图 13-3　示两个散在的多核巨细胞

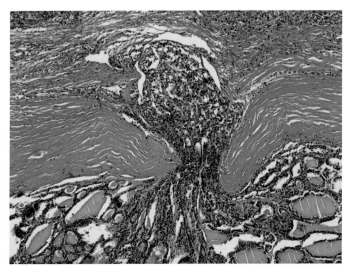

图 13-4   组织切片示瘤组织突破包膜全层。细胞核轻度拥挤、重叠，染色质致密或呈粗颗粒状，未见乳头状癌细胞核特征

病例 2   桥本甲状腺炎伴显著嗜酸细胞化生

1. 临床资料

患者女性，49 岁，桥本甲状腺炎病史十年。

2. 超声影像

甲状腺双叶可见多发不规则暗区，甲状腺右叶见一 3mm×3mm×4mm 低回声结节，边界不清晰，形态不规则，内见增强小光斑，结节周边探及短条状彩色血流。超声提示甲状腺弥漫性改变伴右叶结节（性质待定，建议 UG-FNA）。

3. 细针穿刺

涂片富含细胞，可见炎症细胞、嗜酸细胞及滤泡上皮细胞混合存在（图 13-5 和图 13-6）。细胞呈合胞体样排列，核增大，排列拥挤、重叠，边界不清。部分核染色质细腻，可见核仁及核沟。局部区域示可疑砂粒体（图 13-6）、多核巨细胞（图 13-7）及呈三维结构样排列的滤泡上皮细胞（图 13-8）。

4. 细胞学诊断

细胞学诊断为桥本甲状腺炎，可疑乳头状癌。

5. 组织切片

组织切片显示为桥本甲状腺炎伴显著的嗜酸细胞化生，可见异型性的上皮细胞（图 13-9 和图 13-10）。

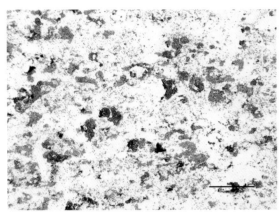

图 13-5　涂片富含细胞，炎症细胞、嗜酸细胞及滤泡上皮细胞混合存在

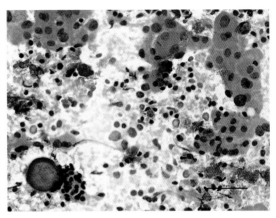

图 13-6　高倍镜示团块样排列的异型性的嗜酸细胞，可见奇异核。这种细胞结构及排列方式并不提示嗜酸细胞肿瘤。左下角显示一个可疑的砂粒体

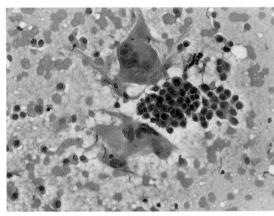

图 13-7　滤泡上皮细胞呈合胞体样排列，细胞边界不清，核染色质呈细颗粒状，可见小核仁，偶见核沟。背景示散在的炎症细胞及多核巨细胞

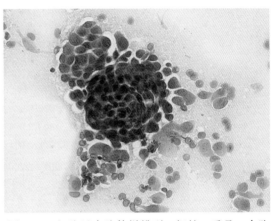

图 13-8　细胞呈合胞体样排列，拥挤、重叠，合胞体轮廓光滑，呈三维结构样外观。外周散在的上皮细胞核增大，染色质细腻，偶见核沟

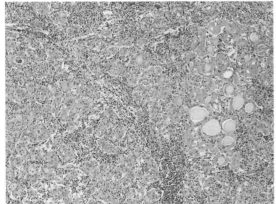

图 13-9　组织切片示桥本甲状腺炎，未见癌结节

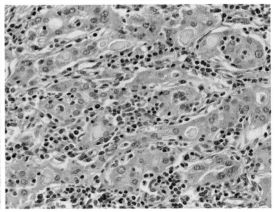

图 13-10　高倍镜示嗜酸细胞化生，细胞有异型性，滤泡间可见淋巴细胞浸润

病例 3　桥本甲状腺炎伴异型增生性结节

1. 临床资料

患者女性，45 岁，发现颈部肿块半年。

2. 超声影像

甲状腺双叶示多发低回声不规则暗区，右叶见一 13mm×11mm×10mm 的低回声实质不均质结节，边界不清晰，内见增强光斑（图 13-11）。超声提示甲状腺弥漫性改变伴右叶结节（性质待定，建议超声引导下细针穿刺）。

3. 细针穿刺

上皮细胞呈单层或合胞体样排列，核增大，拥挤、重叠，外形不规则（图 13-12 和

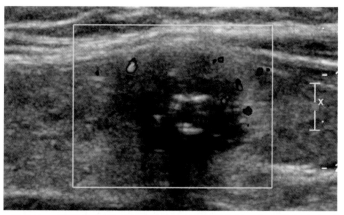

图 13-11　超声见一低回声实质不均质结节，边界不清晰，内有增强光斑（微钙化）

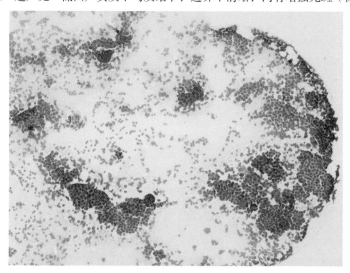

图 13-12　滤泡上皮细胞呈单层或合胞体样排列，未见滤泡或乳头样结构

图 13-13）。染色质细呈颗粒或粉尘状，可见小核仁及核沟（图 13-14）。

4. 细胞学诊断

细胞学诊断为甲状腺乳头状癌。

5. 组织切片

背景为桥本甲状腺炎，淋巴组织显著增生，有生发中心形成。其中可见一包裹性滤泡性结节，与周围甲状腺界限清楚（图 13-15）。局部细胞核增大，外形不规则，染色质苍白，具有部分 PTC 细胞核特征（图 13-16），需与滤泡型 PTC 鉴别，然而，关于滤泡型 PTC 细胞的诊断标准目前争议很大，文献报道不同病理学家对滤泡腺瘤及滤泡型 PTC 细胞的诊断标准明显不同[1]。国内的病理学家对这种具有可疑 PTC 细胞核特征的非浸润性滤泡性肿瘤的诊断标准非常严格，经会诊，该病例被诊断为桥本甲状腺炎伴异型增生性结节，该诊断结果可能等同于 2017 年新版 WHO 甲状腺肿瘤分类中交界性肿瘤 NIFTP（详见第六章）[2]。

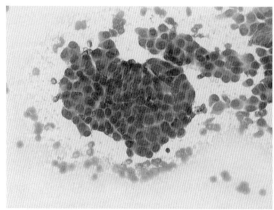

图 13-13 细胞核增大，排列拥挤重叠，核外形不规则

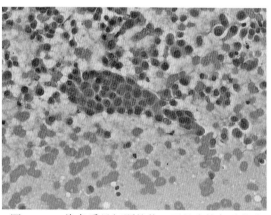

图 13-14 染色质呈细颗粒状，可见小核仁及核沟

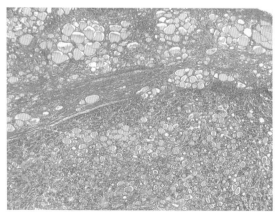

图 13-15 低倍镜示一非浸润性的部分包裹性滤泡性肿瘤，伴桥本甲状腺炎背景

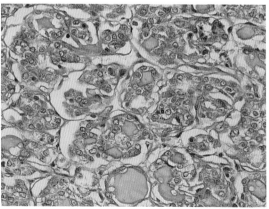

图 13-16 细胞核增大，染色质淡染、边集

讨论

桥本甲状腺炎炎症区域的滤泡上皮可呈显著的反应性改变，如核增大、染色质透明，类似乳头状癌细胞核特征，这种改变在炎症活动性区域最为明显，所以在桥本甲状腺炎的细胞学标本中，经常会出现具有可疑 PTC 细胞核特征的异型甲状腺滤泡上皮细胞，给细胞学诊断带来困难[3-9]。在本章节的图 13-6、图 13-8、图 13-13 及图 13-14 中[8-10]，桥本甲状腺炎中的嗜酸细胞或是滤泡上皮细胞核具有异型性，部分上皮细胞与 PTC 细胞难以鉴别。而 PTC 具有多种细胞学特征（详见第三、四和六章），但 PTC 细胞学标本多不会具备以上所有特征而只是其中部分特征，所以掌握 PTC 细胞学诊断的最低标准非常重要[6]（表 13-1）。

表 13-1　甲状腺乳头状癌细胞学诊断的最低标准

1. 合胞体样结构，具备或不具备特殊结构
2. 核增大，染色质粉尘状、水样或透明，核外形不规则
3. 核内假包涵体
4. 核沟
5. 多个小核仁或大核仁

Harvey 等回顾性研究了细胞学诊断为可疑甲状腺肿瘤或甲状腺肿瘤，而组织学诊断为单纯桥本甲状腺炎的病例，提出淋巴细胞浸润上皮细胞可以作为特异性形态，用于鉴别诊断单纯桥本甲状腺炎及桥本甲状腺炎伴甲状腺癌[7]。在单纯的桥本甲状腺炎的细胞学标本中，出现滤泡上皮组织碎片中淋巴细胞浸润这种现象的概率，远高于桥本甲状腺炎伴 PTC 的细胞学标本中。然而，细胞涂片中细胞的分布及不同细胞的比例很大程度上由涂片技术及细针穿刺的部位决定，当桥本甲状腺炎中的结节为包裹性的结节或部分包裹，伴有极少量的炎症细胞浸润，细针没有进入炎症区域时，导致标本中没有或仅有极少量的炎症细胞，可能会漏诊伴发的桥本甲状腺炎。反之，单纯的桥本甲状腺炎或伴有嗜酸细胞结节的桥本甲状腺炎通常伴有淋巴细胞浸润，所以细胞学标本上显示滤泡上皮细胞、异型嗜酸细胞及炎症细胞混合存在，如本章节中的病例 2，但是穿刺标本中细胞成分的多样性通常暗示了非肿瘤性的病理学表现。

在细胞量极少的情况下，少量上皮细胞显示可疑 PTC 细胞核特征，似乎符合 PTC 细胞学诊断的最低标准，难以明确诊断。但这种情况并不常见，且重复细针穿刺或是粗针穿刺通常可以解决这类问题。

结论

桥本甲状腺炎中的滤泡上皮细胞有时会显示部分 PTC 细胞核特征性，如细胞核增大、小核仁、染色质透明等，在没有满足 PTC 细胞学诊断最低标准的情况下，诊断 PTC 需非常慎重。对于桥本甲状腺炎伴有部分具有可疑 PTC 细胞核特征的病例，建议采用 Bethesda 诊断中的"AUS"，而不是直接诊断为恶性肿瘤或是可疑恶性肿瘤。

（朱云　王铁生　戴军　著；朱云　译）

参 考 文 献

[1] Kakudo K, Katoh R, Sakamoto Asa S,et al. Thyroid gland: International case conference. Endocr Pathol 2002; 13:131-4.

[2] Nikiforov Y, Seethala RR, Tallini G, et al.Revision of the normenclature for encapsulated follicular variant of papillary thyroid carcinoma: Terminology shift as paradigm for reducing overtreatment of indolent tumors. JAMA Oncol, 2016 Apr 14. doi: 10.1001/jamaoncol.2016.0386. [Epub ahead of print]

[3] Nguyen GK, Ginsberg J, Crockford PM, et al. Hashimoto's thyroiditis: Cytodiagnostic accuracy and pitfalls. Diagn Cytopathol 1997; 16;531-6.

[4] Berho M, Suster S. Clear nuclear changes in Hashimoto's thyroiditis. A clinicopathologic study of 12 cases. Ann Clin Lab Sci 1995; 25:513-21.

[5] Lee J, Hasteh F. Oncocytic variant of papillary thyroid carcinoma associated with Hashimoto's thyroiditis: A case report and review of the literature. Diagn Cytopathol 2009; 37:600-6.

[6] Kini SR. Thyroid cytopathology: an atlas and text. 2nd edition, 2015, p212-213.

[7] Harvey AM, Truong LD, Mody DR. Diagnostic pitfalls of Hashimoto's/Lymphocytic thyroiditis on fine-needle aspirations and strategies to avoid overdiagnosis. Acta Cytologica 2012; 56: 352-360.

[8] Haberal AN, Toru S, Ozen O, et al. Diagnostic pitfalls in the evaluation of fine needle aspiration cytology of the thyroid: correlation with histopathology in 260 cases. Cytopathology 2009; 20:103-8.

[9] Anand A, Singh KR, Kushwaha JK, et al. Papillary thyroid cancer and Hashimoto's thyroiditis: An association less understood. Indian J Surg Oncol 2014; 5:199-204.

[10] Rosai J, Kuhn E, Carcangiu ML. Pitfalls in thyroid tumour pathology. Histopathology 2006; 49:107-20.

第十四章　甲状腺 MALT 淋巴瘤与桥本甲状腺炎

一、病例介绍

患者女性，21 岁，一年前自觉颈前肿大。外院超声检查发现甲状腺多发结节，血清 TSH 升高（8.14 μIU/ml）。笔者所在医院检查示血清 TSH、TG、TG 抗体分别为 5.155 μIU/ml、880.00 ng/ml 和 40.6 IU/ml，TPO 抗体阴性。超声显示双侧甲状腺多发结节（图 14-1），最大结节 28 mm × 10 mm × 22 mm 大小。结节呈低回声、异质性，界限不清。超声检查和细胞学均怀疑恶性淋巴瘤。用流式细胞术对 FNA 细胞进行 CD45 分类显示限制性轻链表达（κ/λ，10.9），为了进一步明确诊断，临床行甲状腺全切术。

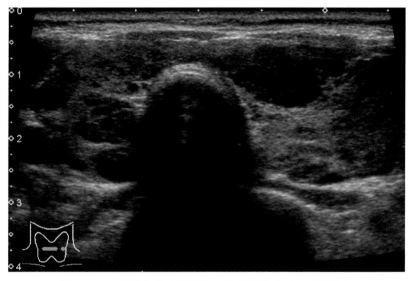

图 14-1　双侧甲状腺内低回声、异质性结节（B 超图像）

二、细胞学所见

FNA 标本显示细胞丰富，以淋巴细胞为主，可看到小灶性嗜酸性变的甲状腺滤泡上皮细胞（图 14-2）。大多数淋巴细胞小至中等大，混合有少量大的淋巴细胞。淋巴细胞无论大小，染色质形态一致（图 14-3），可见小核仁。淋巴滤泡结构不明显。

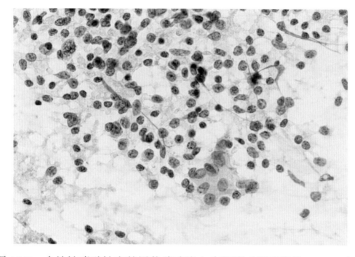

图 14-2 小灶性嗜酸性变的甲状腺滤泡上皮细胞（巴氏染色，×400）

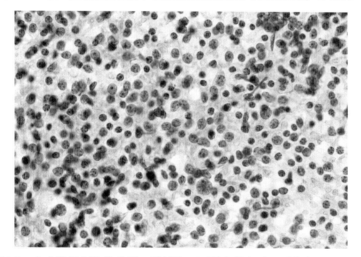

图 14-3 大小淋巴细胞染色质一致淡染，可见小核仁（巴氏染色，×400）

三、病理学所见

切除的甲状腺不均匀增大，多呈结节状（图 14-4）。结节呈黄褐色至淡黄色，相互融合。显微镜下，结节由大小不等的淋巴细胞构成（图 14-5），淋巴细胞呈小至中等大。增生的甲状腺滤泡上皮细胞和淋巴细胞混合（淋巴上皮病变）（图 14-6），部分甲状腺滤泡内充满肿瘤性淋巴细胞（MALT球）（图 14-7），淋巴细胞不侵犯甲状腺外组织。其余甲状腺组织呈桥本甲状腺炎改变。

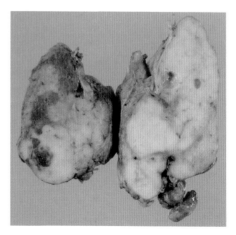

图 14-4 因多结节而增大的甲状腺

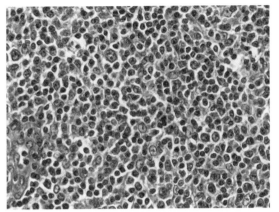

图 14-5　结节由小至中等大的淋巴细胞构成（HE 染色，×400）

免疫组化染色显示，大多数淋巴细胞 CD20 阳性，未发现单克隆性增生（κ/λ 限制性轻链）。CD23 显示巨大不规则的生发中心内滤泡树突网破坏（滤泡植入）（图 14-8）。AE1/AE3 勾勒出淋巴上皮病变和滤泡包裹（图 14-9）。流式细胞术 CD45 分类显示 κ/λ 比率为 15.3。G- 显带分析显示染色体异常，46，XX，der（2）和（2）（p11.2）del（2）（q?）。未检测到克隆性 IgH 基因重排。

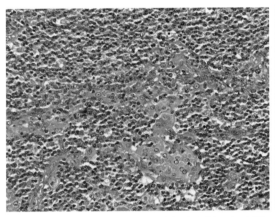

图 14-6　增生的甲状腺滤泡上皮细胞和淋巴细胞混合构成淋巴上皮病变（HE 染色，×200）

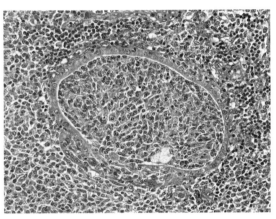

图 14-7　部分甲状腺滤泡内充满肿瘤性淋巴细胞（MALT 球）（HE 染色，×200）

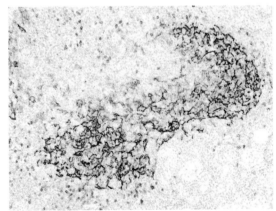

图 14-8　CD23 免疫组化显示增大的生发中心内被破坏的滤泡树突网（免疫组化染色，×100）

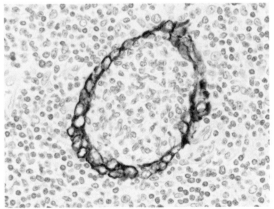

图 14-9　CK AE1/AE3 免疫组化勾勒出 MALT 球（免疫组化染色，×100）

四、讨论

甲状腺原发性淋巴瘤是指起源于甲状腺内的淋巴瘤，不包括其他部位淋巴瘤转移或直接浸润至甲状腺。较少见，大约占所有甲状腺恶性肿瘤的 5%[1]，主要发生于中老年女性，常常伴有桥本甲状腺炎病史。几乎均为 B 细胞起源，包括弥漫大 B 细胞淋巴瘤（DLBCL）、结外边缘区 B 细胞淋巴瘤（EMZBCL）和滤泡性淋巴瘤[2]。

大体上，肿瘤可累及一侧或两侧腺叶，质软或质硬，实性，分叶状，可单发、多发或弥漫性。切面呈鱼肉样外观。病变常因伴随桥本甲状腺炎而边界不清。DLBCL 常伴出血、坏死和甲状腺外浸润，而 EMZBCL 则往往局限于甲状腺内。

DLBCL 是甲状腺原发淋巴瘤的主要类型，主要表现为大的异型淋巴细胞弥漫性浸润，可以伴或不伴 EMZBCL 区域，如果伴有 EMZBCL 区域可认为是 EMZBCL 伴大细胞转化。

几乎所有的 EMZBCL，也就是所谓的 MALT 淋巴瘤，都起源于黏膜相关淋巴组织，表现为模糊不清的结节状或滤泡样结构，与桥本甲状腺炎之间界限不清。病变具有异质性，由小的异型淋巴细胞、中心样细胞、单核样 B 淋巴细胞、大的异型淋巴细胞和浆细胞构成[3]。部分病例呈现出大量的浆细胞分化，这种病例过去被诊断为髓外浆细胞瘤，但是目前认为该种类型属于 EMZBCL。也有 EMZBCL 伴有淀粉沉积的病例报道[4]。淋巴滤泡植入（淋巴细胞浸润至生发中心），MALT 球（淋巴细胞浸润至甲状腺滤泡）和淋巴上皮病变（滤泡上皮和淋巴细胞共同构成增生的细胞巢）是 EMZBCL 的特征性病变。大部分预后较好。

FNA 诊断 DLBCL 并不困难。DLBCL 的细胞涂片可见细胞丰富，主要由大量异型淋巴细胞构成（图 14-10），细胞大而单一，常见核分裂象、大核仁和核型不规则。背景可见淋巴上皮现象，可见到非肿瘤性小淋巴细胞和肿瘤性大淋巴细胞两种细胞形态。

MALT 淋巴瘤表现为小至中等大的不典型淋巴细胞、单核样 B 淋巴细胞、免疫母细胞和浆细胞的混合图像[2]，与桥本甲状腺炎鉴别非常困难[3]。染色质的形态非常重要，非肿瘤性淋巴细胞的染色质形态取决于其细胞大小，小淋巴细胞的异染色质丰富、颗粒状，大淋巴细胞的异染色质少而细腻。相反，MALT 淋巴瘤中的淋巴细胞无论大小均显示相似的染色质形态。Kaba 等曾经描述过小至中等大的细胞如果出现不规则的核伴明显核仁则是肿瘤细胞，淋巴上皮巢及山脉样的巢状结构是 MALT 淋巴瘤的诊断线索[6]。淋巴瘤中淋巴上皮巢内的甲状腺滤泡上皮细胞并非嗜酸性的，而桥本甲状腺炎中的则为嗜

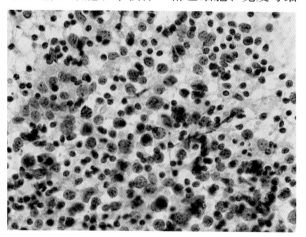

图 14-10　弥漫大 B 细胞淋巴瘤表现为大的异型淋巴细胞和小的非肿瘤性的淋巴细胞混合组成（巴氏染色，×400）

酸性（详见第十三和十五章）。

单纯依靠细胞学来鉴别 MALT 淋巴瘤和桥本甲状腺炎非常困难[7]。有报道显示，粗针活检尽管不能作为淋巴瘤诊断的一线选择，但诊断的准确性更高[8]。我们推荐流式细胞术进行 κ / λ 轻链限制分析进行诊断[5,9]。当超声怀疑甲状腺淋巴瘤时，应常规对 FNA 细胞进行流式细胞术 CD45 分类，κ / λ 比率超过 3.0 即可怀疑淋巴瘤。在该病例中，FNA 细胞学和手术切除组织中均证实了 κ / λ 轻链限制性表达。

（Mitsuyoshi Hirokawa　Ayana Suzuki　著；张翠娟　译）

参 考 文 献

[1] Pedersen RK, Pedersen NT. Primary non-Hodgkin's lymphoma of the thyroid gland: A population based study. Histopathol 1996; 28:25-32.

[2] Kini SR. Color Atlas of Differential Diagnosis in Exfoliative and Aspiration Cytopathology. Philadelphia: Lippincott Williams & Wilkins; 1999. p249.

[3] Lee SC, Hong SW, Lee YS, et al. Primary thyroid mucosa-associated lymphoid tissue lymphoma; a clinicopathological study of seven cases. J Korean Surg Soc 2011; 81:374-9.

[4] Nobuoka Y, Hirokawa M, Kuma S, et al. Cytologic findings and differential diagnoses of primary thyroid MALT lymphoma with striking plasma cell differentiation and amyloid deposition. Diagn Cytopathol 2014; 42:73-7.

[5] Adamczewski Z, Stasiołek M, Dedecjus M, et al. Flow cytometry in the differential diagnostics of Hashimoto's thyroiditis and MALT lymphoma of the thyroid. Endokrynol Pol 2015; 66:73-8.

[6] Kaba S, Hirokawa M, Higuchi M, et al. Cytological findings for the diagnosis of primary thyroid mucosa-associated lymphoid tissue lymphoma by fine needle aspiration. Acta Cytol 2015; 59:26-6.

[7] Sangalli G, Serio G, Zampatti C, et al. Fine needle aspiration cytology of primary lymphoma of the thyroid: A report of 17 cases. Cytopathol 2001; 12:257-63.

[8] Screaton NJ, Berman LH, Grant JW. Head and neck lymphadenopathy: evaluation with US-guided cutting-needle biopsy. Radiol 2002; 224:75-81.

[9] Stacchini A, Pacchioni D, Demurtas A, et al. Utility of flow cytometry as ancillary study to improve the cytologic diagnosis of thyroid lymphomas. Cytometry B Clin Cytom 2015; 88:320-9.

第十五章　甲状腺髓样癌与嗜酸细胞肿瘤

一、病例介绍

1. 临床资料

患者女性，56 岁，体检发现颈部肿块。

2. 超声影像

颈部超声示甲状腺右叶一 13mm×11mm×10mm 低回声孤立性结节，形态尚规则，边界不清晰，内见微小片状暗区，肿块内部探及条状彩色血流。超声提示甲状腺右叶低回声占位（性质待定，建议行 UG-FNA）。

3. 细针穿刺

涂片富含细胞，瘤细胞多为散在分布（图 15-1A），主要呈浆细胞样，胞质红染，核圆、偏位，染色质呈粗颗粒状，偶见大核仁（图 15-1B ～ D），其间可见疑似淀粉样物（图

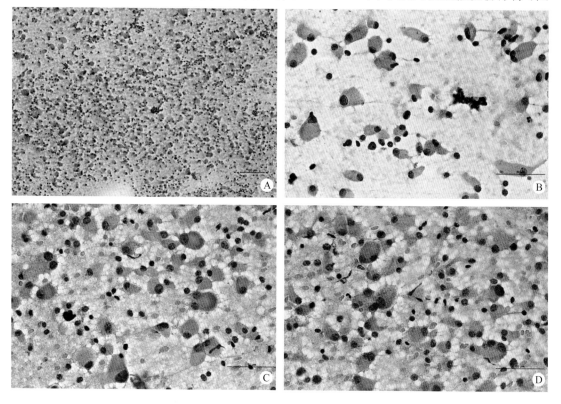

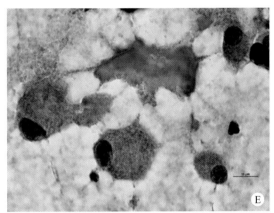
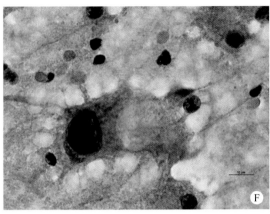

图 15-1　A. 低倍镜示涂片富含细胞，瘤细胞多呈散在排列；B ~ D. 瘤细胞形态单一，胞质丰富红染，核极度偏位，双核细胞易见；E. 高倍镜示浆细胞样瘤细胞，偶见大核仁，其间可见淀粉样物质；F. 瘤巨细胞，染色质呈粗颗粒状

15-1E）。在细胞涂片中，有时淀粉样物质与胶质凝块难以鉴别，HE 染色标本中淀粉样物质通常边缘模糊，内有不均匀分布的无定形的原纤维丝状结构，部分呈空泡状，而胶质凝块一般边缘锐利清晰，表面光滑或有折光，有时会有裂痕。图 15-1F 示瘤巨细胞，染色质呈粗颗粒状，未见大核仁。

二、诊断与鉴别诊断

（1）恶性：髓样癌（C 细胞癌）。
（2）恶性：嗜酸细胞癌。
（3）恶性：浆细胞瘤。
（4）恶性：甲状腺乳头状癌，嗜酸细胞型。
（5）恶性：混合性髓样 – 滤泡癌。
（6）意义不明的异型甲状腺滤泡性病变（滤泡性肿瘤）：嗜酸细胞腺瘤。
（7）良性：非肿瘤性嗜酸细胞结节。

三、细胞免疫组化及组织学诊断

细胞免疫组化示降钙素（CT）阳性，甲状腺球蛋白（TG）阴性（图 15-2A 和 B），其后的组织病理证实为髓样癌。组织切片示癌细胞形态单一，主要呈浆细胞样，细胞胞质丰富、红染，核偏位，染色质呈"胡椒盐"样，癌细胞形成带有纤维血管轴心的乳头状结构，该例被诊断为髓样癌，乳头状型（图 15-2C 和 D）[1, 2]。

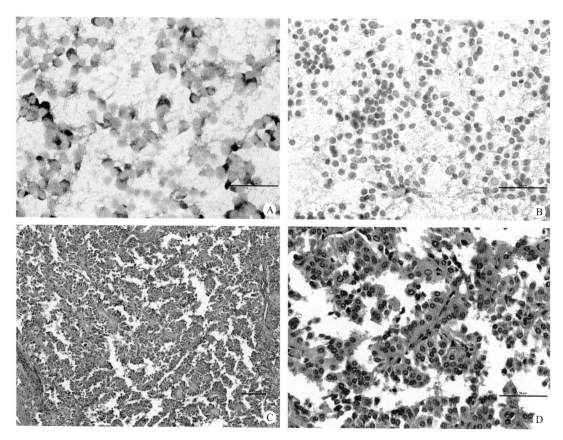

图 15-2　A、B. CT 染色阳性（A），而 TG 阴性（B）；C. 组织切片示癌细胞形成带有纤维血管轴心的乳头状结构；D. 癌细胞形态单一，呈浆细胞样，胞质丰富、红染，核偏位

四、鉴别诊断

　　图 15-3A ~ C 示一例髓样癌的细胞学涂片，癌细胞形态单一，散在分布，胞质丰富、红染，双核细胞易见，核极度偏位及染色质呈粗颗粒状或"胡椒盐"状是髓样癌最重要的细胞学特征（详见第十六章，髓样癌的细胞学特征）[3-5]。图 15-3D ~ F 示一例嗜酸细胞癌的细胞学涂片，癌细胞散在分布或呈假滤泡样排列，核偏位或居中，胞质丰富、红染，呈颗粒状。嗜酸细胞肿瘤的主要细胞学特征为高度富含细胞，细胞形态相对单一，边界清楚，颗粒状的胞质及显著的大核仁[5,7-10]。而髓样癌中极其罕见假滤泡样或滤泡样结构，并且通常核极度偏位。不同细胞学标本制备方法下的髓样癌细胞学表现有所不同（表 15-1，详见第十六章，巴氏染色髓样癌细胞学特征）。采用湿固定并 HE 染色制备的细胞学标本，可见嗜酸细胞肿瘤中细胞特征性大核仁及颗粒状胞质，髓样癌则细胞核细节清楚，可见粗颗粒状染色质，反映其神经内分泌分化（表 15-2）。

　　大多数 PTC 根据其特征性的细胞学表现不难诊断，在特殊的情况下，PTC 的细胞涂片表现为细胞散在或松散排列，胞质丰富、红染，核偏位，有核内假包涵体，类似

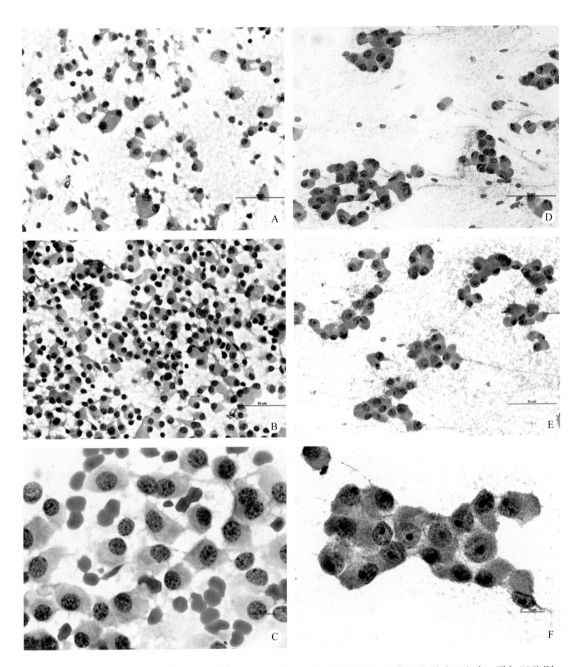

图 15-3　髓样癌（A～C）vs. 嗜酸细胞癌（D～F）。髓样癌有时与嗜酸细胞癌细胞学表现相似，需加以鉴别。A、B. 细胞散在分布，胞质丰富、红染，核极度偏位，双核细胞易见；C. 高倍镜示细胞核染色质呈粗颗粒状或"胡椒盐"样，未见显著大核仁；D～F. 嗜酸细胞癌细胞学标本。D、E. 细胞散在分布或呈假滤泡样排列，核偏位或居中；F. 可见特征性的大核仁，注意嗜酸细胞由于线粒体聚集而呈现出的颗粒状细胞质

于髓样癌的细胞学表现[2,3]（详见表 3-2）。图 15-4A～C 示一例嗜酸细胞型 PTC 细胞学标本，细胞胞质丰富、红染，核轻度偏位，可见核内假包涵体，图 15-4D～F 示一例髓样癌的细胞学标本，细胞胞质同样丰富、红染，核极度偏位，可见核内假包涵体，

因为此例采用的是干固定的方法，所以核的细节不清，从而给诊断带来困难。在湿固定的情况下，与甲状腺乳头状癌粉尘状、透明或水样的染色质不同，甲状腺髓样癌细胞核染色质呈现略粗的"胡椒盐"样，缺乏甲状腺乳头状癌所见的丰富的黏附性单层细胞群，以及核沟或乳头状结构，当然，也要警惕乳头状甲状腺髓样癌。

表 15-1 髓样癌的 Romansky 型染色的空气干燥涂片及巴氏或 HE 染色的湿固定涂片比较

	HE 染色的湿固定涂片	Romansky 型染色的空气干燥涂片	巴氏染色的湿固定涂片
细胞与核大小	与组织标本中相似，比空气干燥涂片中小	略大于湿固定标本	与组织标本中相似，比空气干燥涂片中小
核形态	染色质结构清晰，可见粗颗粒状或"胡椒盐"样染色质	染色质结构与巴氏染色无可比性，很难看见颗粒状的染色质	染色质结构清晰，可见粗颗粒状或"胡椒盐"样染色质
细胞质	胞质丰富，呈精细颗粒状，嗜伊红染色，伴无定形或模糊的原纤维丝状结构	胞质中可见嗜天青颗粒	胞质呈颗粒状，一般嗜青紫色，伴无定形或模糊的原纤维丝状结构
淀粉样物	深伊红色，边缘模糊，内可见分布不均匀的无定形原纤维丝状结构	在细胞内或细胞外均可见到，呈深蓝色或紫色	嗜青紫色，蓬松的、细颗粒状或浓缩的无定形物质，有时很难与胶质凝块相鉴别
组织碎片的结构	可见	如果涂片层较薄则可见，涂片层过厚则很难看清	可见

表 15-2 浆细胞样髓样癌与嗜酸细胞肿瘤的鉴别诊断

	髓样癌	嗜酸细胞肿瘤
细胞量	通常富含细胞，有时量不等	通常富含细胞，有时量不等
细胞排列方式及结构	细胞多散在排列，有时呈疏松的片状排列	细胞散在、单层或呈合胞体样排列
细胞形态	形态单一或多样性，细胞边界清或不清	细胞形态趋于一致，细胞边界清或不清
细胞质	不等，少或丰富，呈原纤维丝样结构	通常丰富，湿固定 HE 染色时胞质呈明显颗粒状
细胞核	极度偏位，双核或多核易见，粗颗粒状或略呈"胡椒盐"样染色质，核内假包涵体易见	核偏位或居中，双核易见，细颗粒状的染色质，显著的单个大核仁
免疫组化染色	CT 阳性，TG 阴性	CT 阴性，TG 阳性
背景	背景干净，有时有无定形结构的淀粉样物沉积	背景通常干净，有时有胶质或是血性背景

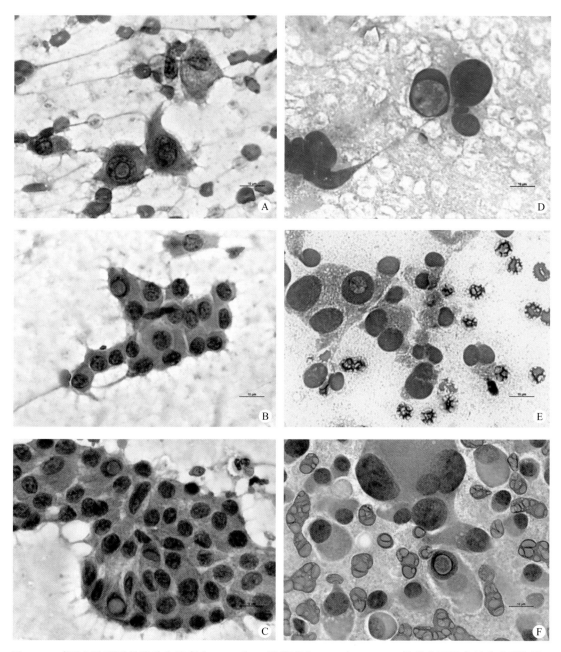

图 15-4　嗜酸细胞型甲状腺乳头状癌（A～C）vs.髓样癌（D～F）。A～C.涂片中可见大的多边形细胞，胞质丰富、红染，核轻度偏位，染色质呈细颗粒状，可见核沟及核内假包涵体，随后的组织学切片证实为乳头状癌。D～F.涂片中细胞散在分布，胞质丰富、红染，核偏位，可见核内假包涵体，核染色质结构不清。术后组织学切片证实为髓样癌。注意 B 和 C 图中具有黏附性的单层细胞群，而 D 和 F 图中细胞缺乏这种紧密的排列方式

五、讨论

甲状腺髓样癌具有特征性细胞学特征，诊断准确率较高。但有时甲状腺髓样癌细胞涂片呈单一的浆细胞样细胞形态，胞质丰富、红染，与 HCT 的细胞学特征极其相似[3-6]。对细胞形态学的多形性不了解或是细胞制备过程不完善很容易导致误诊，文献报道只有一半甲状腺髓样癌在细胞学上做出了准确的诊断[11]。FNA 冲洗液的降钙素测定可以提高诊断的准确率（详见第二十三章）。细针穿刺取得合格的细胞数量，完善的细胞涂片或细胞块制备过程，能够显示甲状腺髓样癌特征性细胞形态学表现，其中散在分布及形态多样的细胞、丰富红染及原纤维丝状结构的胞质、略呈"胡椒盐"样染色质，都是与HCT 鉴别的重要特征（见表 15-2）。桥本甲状腺炎或多结节性甲状腺肿中非肿瘤性嗜酸细胞结节与嗜酸细胞肿瘤在细胞形态学上非常相似，有时难以鉴别[7-10]。良好细胞学标本的制备和丰富的诊断经验有助于二者的鉴别诊断。图 15-5A 和 B 示一例多结节性甲状腺肿中的嗜酸细胞结节细胞穿刺标本，单层片状结构的嗜酸细胞群，细胞呈"蜂窝"状或滤泡状排列，细胞边界清楚，胞质丰富、红染，背景可见水样胶质，胞核居中，染色质深染，未见核仁（图 15-5C 和 D）。图 15-6A ~ C 示一例桥本甲状腺炎中的嗜酸细胞结节的细胞穿刺标本，细胞散在或成团排列，胞核形态多样，染色质呈细颗粒状，背景可见慢性炎症细胞；而图 15-6D ~ F 则示一例嗜酸细胞腺瘤的细胞穿刺标本，嗜酸细胞单个、散在或呈合胞体样排列，核偏位，染色质细腻，未见显著大核仁，背景干净，未见胶质或炎症细胞。由此可见，形态规则的滤泡上皮细胞、多形性嗜酸细胞、退变的组织细胞、背景中的炎症细胞及胶质都是鉴别 HCT 及非肿瘤性的嗜酸细胞结节的诊断线索。虽然文献报道显著的大核仁是鉴别 HCT 及非肿瘤性嗜酸细胞结节的最重要的指标[5]，然而如图 15-6D ~ F 所示，也并非每一例 HCT 中都可见明显的大核仁，需要结合其他诊断特征综合考虑。HTA 和 HTC 有时会出现极其相似的细胞形态学特征，给诊断带来困难。Kini SR 推荐更小的细胞体积、合胞体样结构、高核质比、偶见的核内假包涵体及浓缩的胶质等特征提示嗜酸细胞癌的诊断。

六、结论

甲状腺髓样癌细胞标本中的细胞散在分布、形态多样、原纤维丝状细胞质、核极度偏位及"胡椒盐"样核，HCT 标本中嗜酸性颗粒状细胞质、显著的大核仁，可作为鉴别诊断二者的重要线索。降钙素的免疫组化染色、血清降钙素和癌胚抗原水平的测定，以及多发性内分泌肿瘤 2 型的家族史可以提供辅助诊断。但需特别注意的是，HCT 有时会出现降钙素非特异性着色。

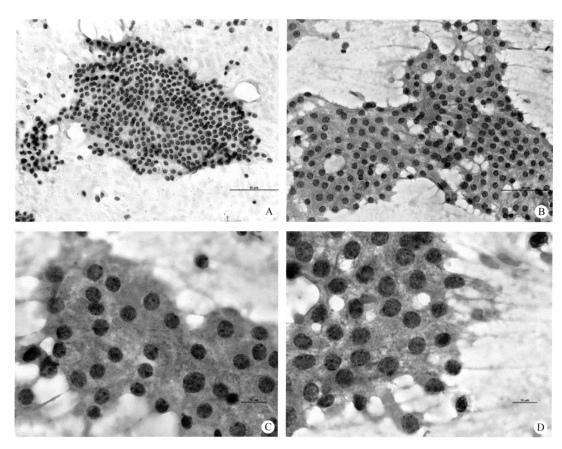

图 15-5　多结节性甲状腺肿中的嗜酸细胞结节细胞学标本。A、B. 嗜酸细胞片状分布，呈"蜂窝"状或滤泡样结构，细胞边界清楚，胞质丰富、红染，背景有水样胶质；C、D. 核大多居中，染色质深染，未见大核仁

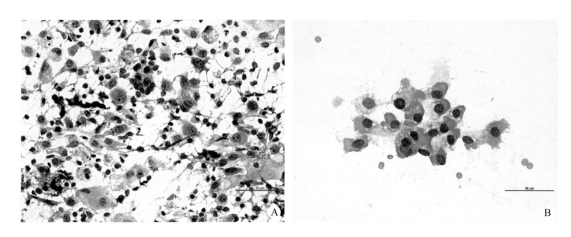

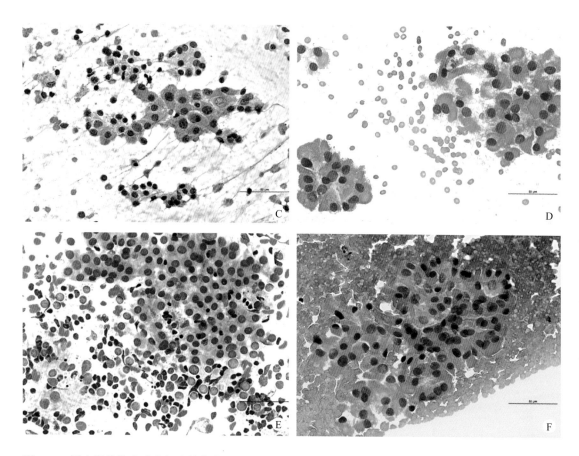

图 15-6　桥本甲状腺炎嗜酸细胞结节（A ~ C）vs. 嗜酸细胞腺瘤（D ~ F）。A ~ C. 细胞散在或片状分布，胞质丰富、红染，核形态多样，染色质呈细颗粒状，背景可见炎症细胞；D ~ F. 细胞单个、片状或呈合胞体样排列，胞质丰富、红染，核偏位，染色质呈细颗粒状，未见大核仁，背景干净，无胶质或炎症细胞

（朱云　王铁生　戴军　著；朱云　王铁生　译）

参 考 文 献

[1] Kakudo K, Miyauchi A, Takai S, et al. C-cell carcinoma of the thyroid -papillary type. Acta Pathol JPN 1979; 29:653-9.

[2] Lee J, Hasteh F. Oncocytic variant of papillary thyroid carcinoma associated with Hashimoto's thyroiditis: A case report and review of the literature. Diagn Cytopathol 2009; 37:600-6.

[3] Kakudo K, Miyauchi A, Ogihara T, et al. Medullary carcinoma of the thyroid. Giant cell type. Arch Pathol Lab Med 1978; 102:445-7.

[4] Kaushal S, Iyer VK, Mathur SR. Fine needle aspiration cytology of medullary carcinoma of the thyroid with a focus on rare variants: A review of 78 cases. Cytopathol 2011; 22:95-105.

[5] Kini SR, et al. Thyroid cytopathology: an atlas and text, 2nd edition, 2015.

[6] Forrest CH, Frost FA, de Boer WB, et al. Medullary carcinoma of the thyroid: accuracy of diagnosis of fine-needle aspiration cytology. Cancer 1998; 25:295-302.

[7] Nguyen GK, Ginsberg J, Crockford PM, et al. Hashimoto's thyroiditis: Cytodiagnostic accuracy and pitfalls.

DiagnCytopathol 1997; 16:531-6.

[8] Alaedeen DI, Khiyami A, McHenry CR. Fine-needle aspiration biopsy specimen with a predominance of Hürthle cells: A dilemma in the management of nodular thyroid disease. Surgery 2005; 138:650-6.

[9] Elliott DD, Pitman MB, Bloom L, et al. Fine-needle aspiration biopsy of Hürthle cell leions of the thyroid gland: A cytomorphologic study of 139 cases with statistical analysis. Cancer 2006; 108:102-9.

[10] Auger M. Hürthle cells in fine-needle aspirates of the thyroid: A review of their diagnostic criteria and significance. Cancer Cytopathol 2014; 122:241-9.

[11] Trimboli P, Cremonini N, Ceriani L, et al. Calcitonin measurement in aspiration needle washout fluids has higher sensitivity than cytology in detecting medullary thyroid cancer: A retrospective multicenter study. Clin Endocrinol（Oxf）2014; 80:135-40.

第十六章 甲状腺髓样癌与甲状腺转移癌

一、临床病史

患者，女性，80岁，查体发现血清 CEA 升高。CT 检查发现甲状腺左叶肿块，胸腹部无异常发现。患者在日本野口甲状腺专科医院就诊。

二、超声检查

超声检查发现一实性结节，边缘不整，界限欠清，回声均匀，伴有粗糙的高回声信号（图 16-1）。弹性成像显示肿块质地坚实（图 16-2）。基于上述发现，超声诊断为甲状腺腺瘤样结节。

三、细胞学检测

UG-FNA 细胞涂片，细胞团黏附性差，无滤泡状或片状结构。细胞核偏位，呈圆形或多边形（图 16-3 和图 16-4）。细胞质嗜酸，细胞核异型、不规则，可见单核或多核肿瘤细胞，细胞核大小差异显著。巨细胞和多核细胞与周围单核肿瘤细胞细胞核形态相似。染色质细颗粒状，核仁不明显，核内包涵体偶见（图 16-5）。无核分裂象，无间质黏液和淀粉样物质沉积，无肿瘤性坏死及粒细胞、淋巴细胞等炎细胞浸润。

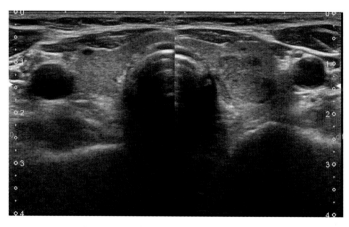

图 16-1　超声检查显示甲状腺左叶结节

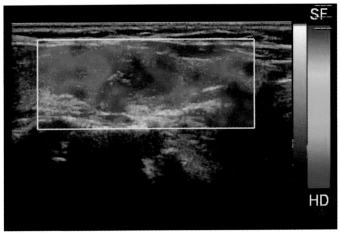

图 16-2　超声弹性成像显示蓝色，提示结节质地坚实

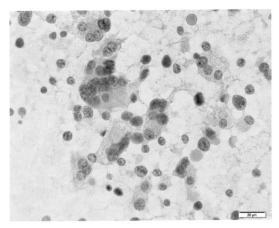

图 16-3　传统细胞涂片显示较多孤立分散的细胞，细胞核形态多样，细胞质丰富，呈青色宽胞质（巴氏染色，×400）

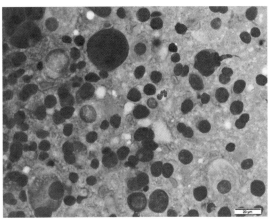

图 16-4　传统细胞涂片显示细胞核大小不一，细胞质宽阔、嗜碱性（Diff-Quik 染色，×400）

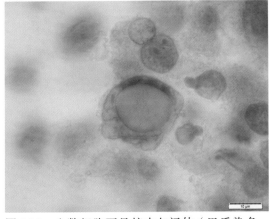

图 16-5　少数细胞可见核内包涵体（巴氏染色，×1000）

四、鉴别诊断

（1）良性：不典型腺瘤。

（2）中间型：滤泡性肿瘤。

（3）恶性：未分化癌。

（4）恶性：低分化癌。

（5）恶性：乳头状癌，低分化型或侵袭性型。

（6）恶性：髓样癌，巨细胞型。

（7）恶性：转移癌。

五、细胞学鉴别诊断

该病例 FNA 细胞涂片无滤泡性结构，并且染色质特点与滤泡性肿瘤和不典型腺瘤明显不同，易于鉴别。大量孤立散在的细胞，不规则的细胞团，细胞核异型性明显，以及核内染色质增加，更支持是恶性肿瘤，而非低危恶性滤泡性肿瘤的诊断。

涂片背景中缺乏炎性细胞浸润和坏死，可排除未分化癌的诊断（图 16-6）。尽管巨细胞可见，但易见典型神经内分泌（C 细胞）癌所特有的小圆核细胞，这在未分化癌中并不常见[1,2]。

涂片中无梁状、实性及岛屿状结构，可排除 PDC 的诊断。肿瘤细胞染色质的特点也与 PDC 和滤泡性肿瘤明显不同。

尽管查见少数核内假包涵体，但 PTC 和 MTC 肿瘤细胞中均可以查见核内假包涵体，且肿瘤细胞核缺乏毛玻璃核特点及核沟，可排除 PTC 的诊断[2]。

肾癌和乳腺癌可转移到甲状腺，食管癌也可直接浸润甲状腺，两种途径均在甲状腺内形成继发性（转移性）癌。除了传统细胞学涂片，还可通过免疫细胞化学检测降钙素的表达（图 16-7），或者检测 FNA 后冲洗液中降钙素表达水平（FNA-calcitonin），即可明确髓样癌的诊断（详见第十五、十八、二十二和二十三章）[3]。无腺样结构，或者角化现象，可进一步除外转移性腺癌或者鳞状细胞癌的诊断。

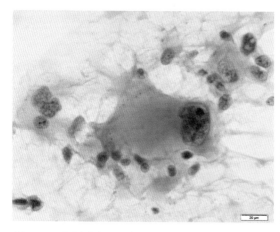
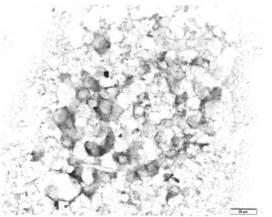

图 16-6　鉴别诊断：一例未分化癌，注意细胞核巨大，可见明显核仁（巴氏染色，×400）

图 16-7　绝大多数肿瘤细胞，降钙素胞质阳性表达（免疫组化染色，×400）

六、组织学诊断

组织学诊断为髓样（C 细胞）癌，巨细胞型。

原发肿瘤，伴有局部钙化，无明显包膜，切面大小 1.3cm×1.2cm，查见多灶性甲状腺内播散，播散灶最大直径小于 0.2cm。

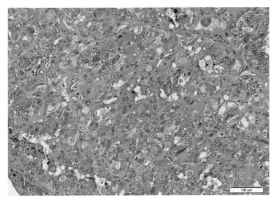

图 16-8　髓样癌的实性髓样生长方式。肿瘤细胞核圆形，胞质丰富，弱嗜碱性。间质中未见淀粉样物沉积（HE 染色，×100）

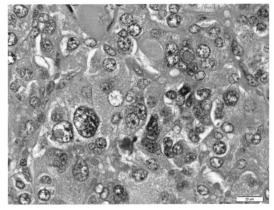

图 16-9　高倍镜下肿瘤细胞核巨大，细胞质宽阔、呈颗粒状，可见少数核内包涵体（箭头）（HE 染色，×400）

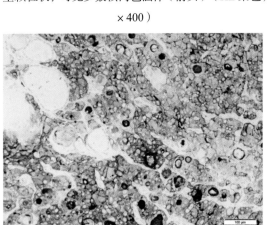

图 16-11　CEA 阳性表达于肿瘤细胞质，支持髓样癌的诊断。注意左上视野的非肿瘤性滤泡上皮细胞阴性（免疫组化染色，×100）

实性 MTC 为甲状腺髓样癌的一种少见的组织学类型。本例可见到多核肿瘤细胞，椒盐样染色质，以及核内包涵体（图 16-8、图 16-9）[2]。降钙素（图 16-10）和 CEA 免疫反应阳性（图 16-11）、TG 免疫反应阴性均支持 MTC 的诊断。Ki-67 增殖指数低（图 16-12），通常小于 1%，更支持低危 MTC 的诊断，而非高危 UTC、PDC 或转移癌[4]。淀粉样物沉积可见于 50% ~ 70% 的 MTC 病例，但本病例细胞学和组织学均未发现淀粉样物沉积[5]。气管旁清扫淋巴结 7 枚中 2 枚发现转移，

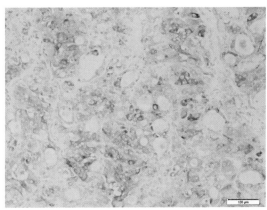

图 16-10　降钙素阳性表达于肿瘤细胞质（免疫组化染色，×100）

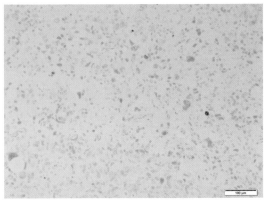

图 16-12　Ki-67 增殖指数较低，仅 1% 的肿瘤细胞核呈阳性表达（免疫组化染色，×100）

而颈侧清扫淋巴结中均未发现转移。未发现甲状腺外浸润或者远处转移，肿瘤分期为T1N1aM0。

术前患者血清学检测显示降钙素水平高达 960 pg/ml，CEA 高达 28 pg/ml。甲状腺全切后，血清学指标显著下降（降钙素降至 37 pg/ml，CEA 降至 1.6 pg/ml）。MTC 是 C 细胞起源的甲状腺癌，因此降钙素表达对于其诊断具有重要价值，而 CEA 表达并非确诊所必需。尽管如此，CEA 仍然是一个很有用的参考指标，有报道发现，约 86% 的 C 细胞来源肿瘤中 CEA 阳性表达[6]。

七、甲状腺髓样癌诊断要点

（1）FNA 涂片无乳头或滤泡结构。

（2）细胞弥散分布，形态多样（圆形、多边形、梭形，图 16-13），以及浆细胞样（图16-14）[7]。

（3）细胞核圆形，染色质椒盐样（神经内分泌细胞核特征，图 16-15）[7]。

（4）细胞质丰富、颗粒状（Romanowsky Giemsa 染色显示嗜天青颗粒，见图 16-4）。

（5）背景中淀粉样物质沉积（图 16-16，详见图 15-1）[7]。

（6）FNA 冲洗液中降钙素的检测（详见第二十三章）[3]。

（7）免疫细胞化学阳性标志物：CT，CEA，广谱角蛋白，嗜铬素 A，突触素，NSE 和 TTF1。TG 是一个重要的阴性标志物（详见第三十章）[8]。

（8）电镜下观察到神经内分泌颗粒[9-11]。

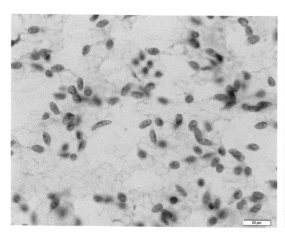 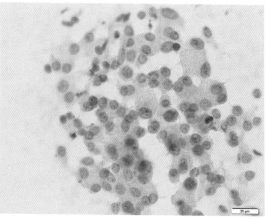

图 16-13 本例髓样癌，肿瘤细胞呈明显的梭形改变，需要与间叶组织起源的肿瘤及未分化癌进行鉴别诊断（巴氏染色，×400）

图 16-14 浆细胞样髓样癌。注意细胞核圆，中等大小，与图 16-3 和图 16-4 的巨细胞型髓样癌明显不同（巴氏染色，×400）

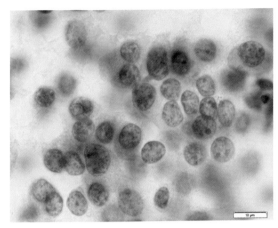

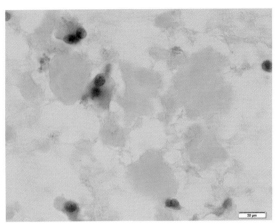

图 16-15　高倍镜显示髓样癌具有神经内分泌细胞核椒盐样染色质的典型特点（巴氏染色，×1000）

图 16-16　一半以上髓样癌可见淀粉样物沉积。这种无细胞无定型的密集团块，巴氏染色呈蓝色（巴氏染色，×400）

八、诊断线索

（1）遗传学及血清标志物的检测有助于诊断。

（2）只有大约一半的病例可见到间质淀粉样物的沉积。

（3）有报道称 MTC 和 PTC 均可见到核内包涵体。

（4）MTC 的一些组织学分型，如巨细胞型、黑色素型、乳头状型、滤泡型及低分化型，可造成一定的诊断困难。

（5）坏死和核分裂象罕见。

（6）砂粒体样钙化罕见。

（7）囊性变罕见。

（Junko Maruta　著；牟坤　译）

参 考 文 献

[1] Pusztaszeri MP, Bongiovanni M, Faquin WC. Update on the cytologic and molecular features of medullary thyroid carcinoma. Adv Anal Pathol 2014; 21（1）:26-35.

[2] Kakudo K, Miyauchi A, Ogihara T, et al. Medullary carcinoma of the thyroid. Giant cell type. Arch Pathol Lab Med 1978; 102（9）:445-7.

[3] Trimboli P, Treglia G, Guidobaldi L, et al. Detection rate of FNA cytology in medullary thyroid carcinoma: A meta-analysis. Clin Endocrinol（Oxf）2015; 82（2）:280-5.

[4] Tisell LE, Oden A, Muth A, et al. The Ki67 index a prognostic marker in medullary thyroid carcinoma. Br J Cancer 2003; 89（11）:2093-7.

[5] DeLellis RA, Lioyd RV, Heitz PU, et al. Pathology and Genetics of Tumor of Endocrine Organs: WHO

Classification of Tumors. Lyon: IARC Press, 2004; p86-91.

[6] Kakudo K, Takami H, Katayama S, et al. Carcinoembryonic antigen and nonspecific cross-reacting antigen in medullary carcinoma of the thyroid. Acta Pathol JPN 1990; 40（2）:261-6.

[7] Papaparaskeva K, Nagel H, Droese M. Cytological diagnosis of medullary carcinoma of the thyroid gland. Diagn Cytopathol 2000; 22（6）:351-8.

[8] Forrest CH, Frost FA, de Boer WB, et al. Medullary carcinoma of the thyroid: Accuracy of diagnosis of fine-needle aspiration cytology. Cancer 1998; 84（5）:295-302.

[9] Kakudo K, Miyauchi A, Katayama S. Ultrastructural study of thyroid medullary carcinoma. Acta Pathol JPN 1977; 27:605-22.

[10] Kini SR, Miller JM, Hamburger JI, et al. Cytopathologic features of medullary carcinoma of the thyroid. Arch Pathol Lab Med 1984; 108（2）:156-9.

[11] Kakudo K, Miyauchi A, Katayama S, et al. Ultrastructural study of poorly differentiated medullary carcinoma of the thyroid. Virch Arch A Pathol Anat Histopathol 1987; 410:455-60.

第十七章 甲状腺内胸腺癌与低分化癌

一、临床病史

患者男性，63 岁，因桥本甲状腺炎服用左旋甲状腺素 8 年（100μg/d）。临床检查发现甲状腺增大。因 FNA 细胞学可疑 PDC 而入院。TG 和 TPO 水平分别为 1867.0IU/ml 和 >600.0IU/ml。有 PTC 家族史，其姐患 Grave 病、父母患桥本甲状腺炎。超声检查发现甲状腺右叶一 64mm×31mm×47mm 肿块（图 17-1），不均质、低回声，局灶呈囊性，边界不清。病变背景符合慢性甲状腺炎。FNA 细胞学诊断为可疑 PDC、甲状腺内上皮样胸腺瘤（ITET）/显示胸腺样分化的癌（CASTLE）或转移癌。因未查见其他原发病变，患者行甲状腺全切术及中央组和右颈部淋巴结清扫。

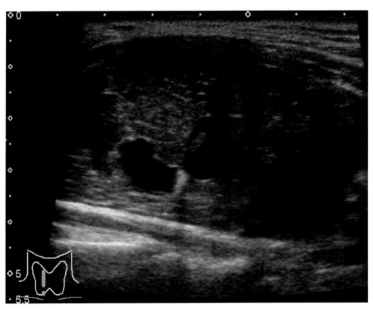

图 17-1 B 超图像：甲状腺右叶一低回声、不均质肿块，局灶囊性变

二、细胞学所见

FNA 涂片细胞丰富，背景中缺乏胶质。癌细胞呈三维实性细胞巢（图 17-2）。未见乳头状、滤泡或片状结构。细胞质中等度浓集，呈亮绿色。细胞边界不清。细胞核拥挤，具有大小不等的明显核仁。涂片背景和癌细胞巢中均查见淋巴细胞和浆细胞（图 17-3）。

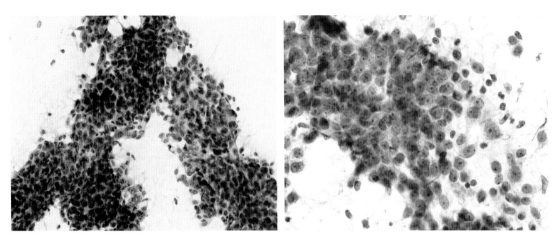

图 17-2　肿瘤：细胞呈三维实性细胞巢（巴氏染色，　图 17-3　肿瘤细胞团内外均可见淋巴细胞（巴氏染
　　　　　×200）　　　　　　　　　　　　　　　　　　　色，×400）

三、病理所见

甲状腺右叶可见一 6.3cm×4.0cm 肿块。切面灰白至象牙白色，略呈分叶状，伴灶性囊性变（图 17-4）。显微镜下，肿瘤细胞圆形至椭圆形，呈分叶状或吻合成大的实性巢团（图 17-5）。可见粉刺样坏死。癌细胞大，核仁明显（图 17-6）。局灶可见腺状和鳞状分化。间质丰富并伴淋巴细胞和浆细胞浸润。癌细胞巢中也可见淋巴细胞和浆细胞。肿瘤呈浸润性生长，但仍局限于甲状腺内。

免疫组化染色，肿瘤细胞阳性表达 p63、高分子量角蛋白 CK34βE12（HMWCK）。CD5（图 17-7）、TG、TTF-1 和 PAX8 均为阴性。Ki-67 增殖指数约 50%。

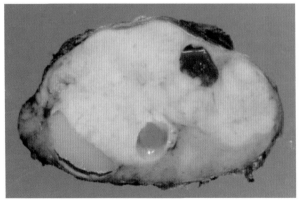
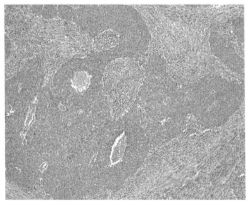

图 17-4　大体观，肿瘤灰白至灰黄色，略呈分叶状，伴　图 17-5　低倍镜观，肿瘤细胞巢呈网状排列，
　　　　　灶性囊性变　　　　　　　　　　　　　　　　　　可见两处粉刺样坏死（HE 染色，×40）

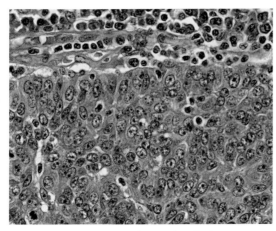 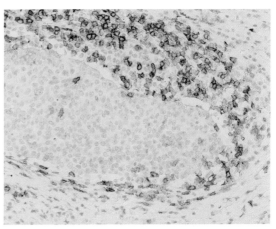

图 17-6　高倍镜观，肿瘤细胞大，核仁明显（HE　图 17-7　肿瘤细胞不表达 CD5，而周围淋巴细胞呈
　　　　　染色，×200）　　　　　　　　　　　　　　　　　阳性表达（免疫组化染色，×200）

四、讨论

　　CASTLE 是甲状腺内一种非常罕见的显示胸腺上皮分化的癌[1]，在 2017 年新版 WHO 中被称为甲状腺内胸腺癌（intrathyroid thymic carcinoma，ITC）。该肿瘤最早由 Miyawuchi 等于 1985 年提出，当时命名为 ITET[2]。ITC 主要发生于中年人，女性略多于男性（男∶女 =1∶1.3）。多表现为甲状腺下极无痛性结节[3]。约 30% 的病例伴有颈部淋巴结转移，但预后良好。

　　显微镜下，肿瘤呈分叶状，肿瘤细胞巢呈鳞状细胞样或合胞体样[1,3-5]。旋涡状排列的鳞状细胞巢形似胸腺小体。肿瘤细胞巢和间质内有大量淋巴细胞，形似胸腺癌。ITC 可以有鳞状、腺样和神经内分泌成分，提示其可能来源于多能干细胞[6]。

　　ITC 的免疫表型也与胸腺癌相似[3-8]。CD5 是 ITC 的特异性标志物（图 17-8）（详见第二十八章）[7-9]。本文病例未表达该抗原，但不能完全除外 CASTLE 的诊断。CASTLE 同时可强阳性表达 p63 和 HMWCK[9-11]，但不表达 TTF-1 和 TG[12,13]。

　　FNA 涂片通常细胞丰富，癌细胞呈大三维细胞巢而无其他结构，如乳头状或滤泡结构。细胞巢内可含有少许淋巴细胞。细胞核圆形、椭圆形或短梭形。核染色质呈空泡状或细颗粒状。无核内假包涵体。核仁大而明显。细胞质从透明到浓集。裸核可以比较突出，细胞边界清楚。肿瘤细胞呈鳞状分化或细胞质内管腔样结构，伴或不伴碱性小体[14]。背景可见少量至中等量淋巴细胞和浆细胞。本例鉴别诊断包括低分化癌、ITC 和转移癌。同时应考虑到髓样（C 细胞）癌、间变性癌、鳞状细胞癌和黏液表皮样癌[15]。ITC 最难与 PDC 进行鉴别（详见第二十一章）。滤泡上皮细胞分化的证据，如胶质、滤泡结构或梁状结构均提示 PDC[18]。内皮细胞黏附于实性细胞团为岛屿癌的特点[16, 17]。然而，角化、细胞质内管状物和细胞巢内淋巴细胞浸润均提示 ITC 的诊断[14,18]。肿瘤发病部位有助于诊断，因 ITC 多发生于甲状腺下极。然而不幸的是，本病例由于体积太大而难以判定其准确发病部位。

黏液表皮样癌（MEC）的特征为同时具有鳞状细胞分化和产生黏液的细胞[20]。甲状腺内可发生两种黏液表皮样癌，经典型 MEC 和伴嗜酸性粒细胞增多的硬化性 MEC，肿瘤伴有嗜酸性粒细胞时提示后者。经典型 MEC 的细胞学表现与 ITC 类似。因而术前诊断 ITC 较难。对细胞学标本进行免疫组化染色，包括 CD5（图 17-9）、TTF-1 和 TG 有助于 ITC 的诊断（详见第二十八章）。

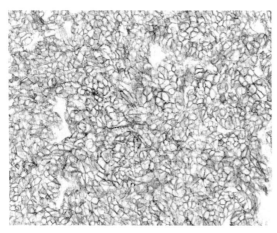 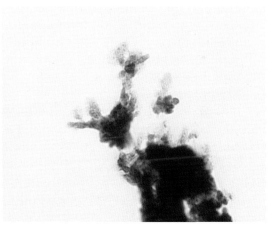

图 17-8 典型 ITC 病例中，CD5 阳性表达于癌细胞　图 17-9 癌细胞阳性表达 CD5（免疫组化染色，
　　　胞膜（免疫组化染色，×200）　　　　　　　　　　　LBC，×400）

（Mitsuyoshi Hirokawa Ayana Suzuki 著；崔秀杰 刘志艳 译）

参 考 文 献

[1] DeLellis RA, Lloid RV, Heitz PU, et al. WHO Classification of Tumours, Pathology & Genetics, Tumours of Endocrine Organs. Lyon: IARC press. 2004; p96-97.

[2] Miyauchi A, Kuma K, Matsuzuka F, et al. Intrathyroidal epithelial thymoma: An entity distinct from squamous cell carcinoma of the thyroid. World J Surg 1985; 9:128-35.

[3] Ito Y, Miyauchi A, Nakamura Y, et al. Clinicopathologic significance of intrathyroidal epithelial thymoma/ carcinoma showing thymus-like differentiation: A collaborative study with Member Institutes of The Japanese Society of Thyroid Surgery. Am J Clin Pathol 2007; 127:230-6.

[4] Luo CM, Hsueh C, Chen TM. Extrathyroid carcinoma showing thymus-like differentiation （CASTLE） tumor—a new case report and review of literature. Head Neck 2005; 27:927-33.

[5] Piacentini MG, Romano F, De Fina S, et al. Carcinoma of the neck showing thymic-like elements（CASTLE）: Report of a case and review of the literature. Int J Surg Pathol 2006; 14:171-5.

[6] Hirokawa M, Miyauchi A, Minato H, et al. Intrathyroidal epithelial thymoma/carcinoma showing thymus-like differentiation; comparison with thymic lymphoepithelioma-like carcinoma and a possibility of development from a multipotential stem cell. APMIS 2013; 121:523-30.

[7] Dorfman DM, Shahsafaei A, Miyauchi A. Intrathyroidal epithelial thymoma （ITET）/carcinoma showing thymus-like differentiation （CASTLE） exhibits CD5 immunoreactivity: new evidence for thymic differentiation. Histopathology 199832:104-9.

[8] Berezowski K, Grimes MM, Gal A, et al. CD5 immunoreactivity of epithelial cells in thymic carcinoma and

CASTLE using paraffin-embedded tissue. Am J Clin Pathol 1996; 106:483-6.

[9] Reimann JD, Dorfman DM, Nosé V. Carcinoma showing thymus-like differentiation of the thyroid（CASTLE）: A comparative study: Evidence of thymic differentiation and solid cell nest origin. Am J Surg Pathol 2006; 30:994-1001.

[10] Dotto J, Pelosi G, Rosai J. Expression of p63 in thymomas and normal thymus. Am J Clin Pathol 2007; 127:415-20.

[11] Cîmpean AM, Raica M, Encica S. Overexpression of cytokeratin 34beta E12 in thymoma: Could it be a poor prognosis factor? Rom J MorpholEmbryol 1999-2004; 45:153-7.

[12] Kakudo K, Bai Y, Ozaki T, et al. Intrathyroid epithelial thymoma（ITET）and carcinoma showing thymus-like differentiation（CASLE）: CD5-positive neoplasms mimicking squamous cell carcinoma of the thyroid. Histol Histopathol 2013; 25:543-56.

[13] Liu Z, Teng XY, Sun DX, et al. Clinical analysis of thyroid carcinoma showing thymus-like differentiation: Report of 8 cases. Int Surg 2013; 98:95-100.

[14] Hirokawa M, Kuma S, Miyauchi A. Cytological findings of intrathyroidal epithelial thymoma/carcinoma showing thymus-like differentiation: A study of eight cases. Diagn Cytopathol 2012; 40（Suppl 1）:E16-20.

[15] Kini SR. Thyroid Cytopathology: An Atlas and Text. Philadelphia: Lippincott Williams & Wilkins, 2008; 419.

[16] Pukait S, Agarwal S, Mathur SR, et al. Fine needle aspiration cytology features of poorly differentiated thyroid carcinoma. Cytopathol 2015（early view）

[17] Kane SV, Sharma TP. Cytologic diagnostic approach to poorly differentiated thyroid carcinoma: A single-institution study. Cancer Cytopathol 2015; 123:82-91.

[18] Chang S, Joo M, Kim H. Cytologic findings of thyroid carcinoma showing thymus-like differentiation: A case report. Korean J Pathol 2012; 46:302-5.

[19] Liu X, Hadeti B, Zhang W, et al. Thyroid carcinoma showing thymus-like differentiation: A clinicopathologic study of 8 cases. Zhonghua Bing Li Xue Za Zhi 2011; 40:89-93.

[20] Baloch Z, Solomon AC, LiVolsi VA. Primary mucoepidermoid carcinoma and sclerosing mucoepidermoid carcinoma with eosinophilia of the thyroid gland: A report of nine cases. Mod Pathol 2000; 13:802-7.

第十八章　甲状旁腺腺瘤

一、病例介绍

患者男性，89 岁，结肠癌切除术后随访发现高钙血症。尽管无临床症状，但是血液检查结果、CT 及超声检查提示可能为甲状旁腺腺瘤导致的原发性甲状旁腺功能亢进症。遂行右下甲状旁腺切除术和甲状腺部分切除术。

二、临床检查

血液检查显示，患者血钙和甲状旁腺激素水平分别增高至 14.6mg/dl（8.5~10.5mg/dl）和 365pg/ml（10~65pg/ml）。

三、超声和 CT 检查

超声检查显示甲状腺右下部有一直径 1.5cm 的低回声肿块（图 18-1A）。彩色多普勒检查显示肿块周围少许血流（图 18-1B）。CT 检查发现甲状腺右叶背面有一直径约 1cm 的低密度肿块（图 18-2），边界清晰，内部回声不均匀。

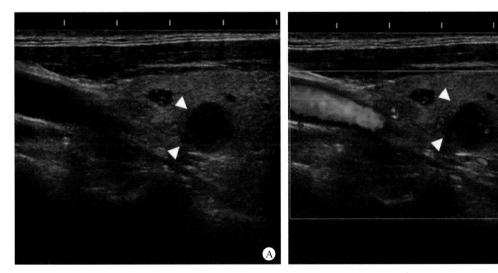

图 18-1　右侧颈部超声图像。A. 甲状腺的右下部可见一个低回声肿块，直径 1.5cm，边界清晰，内部回声不均匀。B. 彩色多普勒显示病变周围少许血流

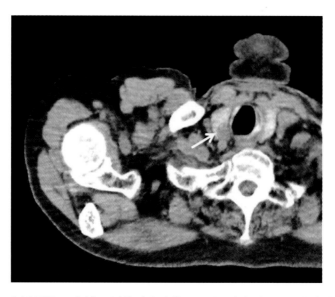

图 18-2　右侧颈部 CT 图像：甲状腺右叶背面显示一直径约 10mm 的低密度肿块

四、细胞学所见

　　结节刮片行巴氏染色。低倍镜下，细胞涂片可见大的三维细胞群、具有纤维血管间质的大分支组织片段（图 18-3）。上皮细胞沿纤维血管间质边缘分布（图 18-4）。黏附松散的合体样肿瘤细胞团间，可见小梁状或腺泡样排列的肿瘤细胞。肿瘤细胞呈立方至多面体样，胞质透亮至细颗粒状，核小而圆，染色质呈颗粒状，核仁小或不明显（图 18-5 和图 18-6）。一些细胞群由高核质比的小细胞构成。此外，细胞核排列拥挤、重叠，核形圆而一致，染色质呈颗粒状（图 18-7）。观察散在细胞的形态特征，许多裸核周围可见空晕，如同从细胞质中剥离出来一样（图 18-8）。

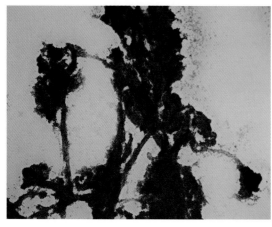

图 18-3　甲状旁腺腺瘤涂片显示具有纤维血管间质的大的分支状组织片段（巴氏染色，×100）

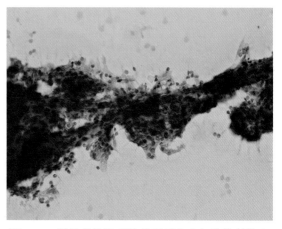

图 18-4　甲状旁腺腺瘤涂片显示上皮细胞沿纤维血管间质边缘分布（巴氏染色，×400）

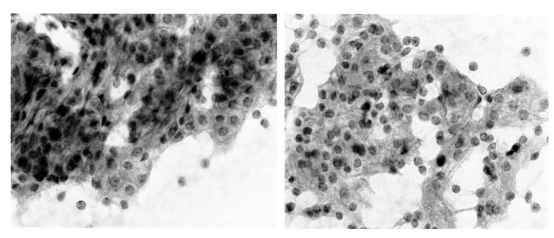

图 18-5　甲状旁腺腺瘤刮片。肿瘤细胞呈小梁状排列，立方形，细胞质透亮至细颗粒状，核小而圆，染色质呈颗粒状，核仁小或不明显（巴氏染色，×100）

图 18-6　甲状旁腺腺瘤刮片。肿瘤细胞形成合胞体群，核小，呈模糊的腺泡样结构（巴氏染色，×100）

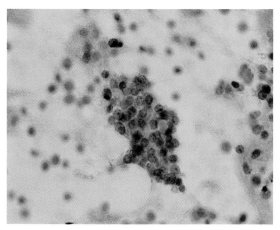

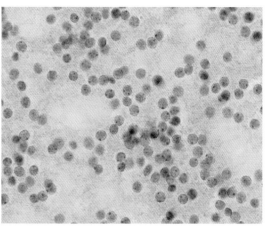

图 18-7　甲状旁腺腺瘤刮片。一些细胞团由高核质比的小细胞构成。细胞核排列拥挤、重叠，核圆形、一致，染色质呈颗粒状（巴氏染色，×100）

图 18-8　甲状旁腺腺瘤刮片：许多裸核周围可见空晕，如同从细胞质中剥离出来的一样（巴氏染色，×100）

五、组织学诊断

　　患者行右下甲状旁腺切除术及甲状腺部分切除术。肉眼观，病变具有薄层纤维结缔组织包膜，直径 15mm，切面白色、实性。组织学切片显示透明 / 略呈颗粒状的主细胞呈实性 / 腺泡状生长，间质可见丰富的网状结构，结节外正常甲状旁腺组织受到挤压（图 18-9 和图 18-10）。诊断为甲状旁腺腺瘤。

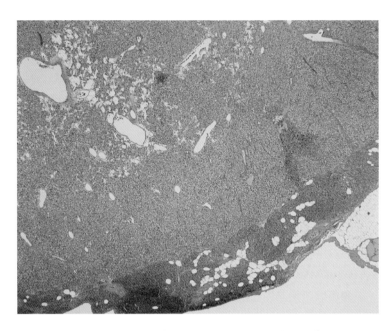

图 18-9　甲状旁腺组织切片。左到右：甲状旁腺腺瘤，受挤压的正常甲状旁腺组织（HE 染色，×40）

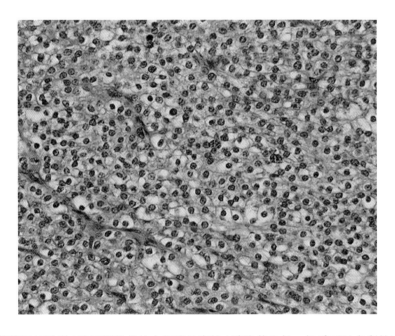

图 18-10　高倍镜显示透明 / 略呈颗粒状的主细胞呈实性 / 腺泡状生长，间质可见丰富的网状结构（HE 染色，×200）

六、鉴别诊断

（1）良性：甲状旁腺腺瘤 / 增生。

（2）不确定：滤泡性肿瘤。

（3）恶性：淋巴结转移性滤泡腺癌。

（4）恶性：低分化癌。

（5）恶性：髓样（C 细胞）癌。

甲状旁腺肿瘤很少发生在甲状腺内，并可能由超声检查误认为甲状腺结节[1]。因此，随着 FNA 细胞学评价甲状腺结节的广泛使用，可以有更多机会发现意料之外的甲状旁腺病变。甲状旁腺腺瘤（PTA）和甲状腺滤泡性肿瘤（FTT）在细胞涂片中具有相似的细胞学形态，两者常难以鉴别[2]；但二者治疗方案明显不同，因而其鉴别诊断非常重要。

PTA 和 FTT 的细胞学特征有诸多相似之处（表 18-1），均表现为血性样本中由小圆形细胞构成的滤泡样结构。PTA 中一些深染的巨大核之间偶尔夹杂着小的肿瘤细胞，常提示内分泌异常，而这与甲状腺髓样癌的表现类似。在 FTT 中，这种特征往往被诊断为非典型腺瘤。滤泡细胞群中的透明胶质提示为 FTT。

表 18-1　甲状旁腺腺瘤和非嗜酸细胞性甲状腺滤泡性肿瘤的鉴别诊断

	甲状旁腺腺瘤	非嗜酸细胞性甲状腺滤泡性肿瘤
细胞结构	细胞少或密集	细胞密集
背景	血性或干净	血性或干净
	无或很少透明胶质	无，水样胶质或蛋白物
	偶见蛋白物	透明胶质
排列	小梁（厚）状为主	微滤泡为主
	片状，偶见微滤泡	偶见小梁（薄）状
	相对平铺的细胞群	三维细胞团
	分支细胞簇	含间质的组织片段
	散在裸核	交织的毛细血管
细胞形态	小、圆形或立方形	大、圆形
细胞质	缺乏至中等量	中等量
	透明或模糊或颗粒状	细胞边界模糊
	偶尔嗜酸	
	细胞边界清晰或模糊	
细胞核	小而圆	圆形，不同程度增大
	高核质比	中等至高核质比
	核巨大、深染	核巨大、深染
	核膜光滑	核膜光滑

续表

	甲状旁腺腺瘤	非嗜酸细胞性甲状腺滤泡性肿瘤
细胞核	染色质粗颗粒状（椒盐样）	染色质颗粒状或细颗粒
	细小核仁	细小至大核仁
免疫染色		
PTH	阳性	阴性
GATA-3	阳性	阴性
甲状腺球蛋白	阴性	阳性
TTF-1	阴性	阳性
PAX8	阴性	阳性

注：PTH.甲状旁腺激素；TTF-1.甲状腺转录因子1；LBC.液基细胞学。

有两个细胞学线索可用于鉴别 PTA 和 FTT。一个线索是细胞的排列方式。PTA 主要表现为小梁状生长方式（图 18-11）。小梁相对平坦、密集，通常无胶质。小梁可呈分支状。在低分化癌中也可查见类似细胞群，但癌细胞异型性更为明显（详见第二十一章）。相反，FTT 具有典型的微滤泡结构，且常有透明胶质存在（详见二十章）。

另一重要线索是染色质特点。染色质粗颗粒状（椒盐状）是神经内分泌肿瘤的特征性形态（见图 16-5、图 16-9）。PTA 肿瘤细胞毫无疑问应具有粗颗粒状染色质（图 18-12）。MTC 癌细胞也表现为粗颗粒状染色质，但其黏附性较差，无小梁状结构。FTT 染色质形态为颗粒或细颗粒状（图 18-13）。

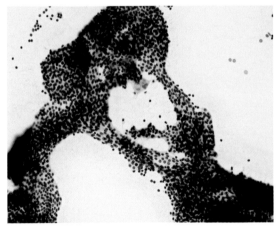 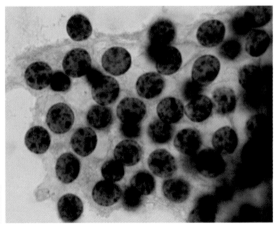

图 18-11　甲状旁腺腺瘤。肿瘤细胞呈小梁状结构，相对平坦且厚（巴氏染色，×100）　　图 18-12　甲状旁腺腺瘤。染色质呈粗颗粒状（椒盐样）（巴氏染色，×1000）

当临床上遇到一个甲状腺内肿瘤病例，并具有厚的小梁状结构和粗颗粒状染色质时，应考虑到 PTA 的可能性。目前，通过 FNA 有两种方法可用来确定甲状旁腺病变。一种方法是测定穿刺冲洗液的甲状旁腺激素（PTH）（详见第二十三章）[3]；然而，该测定限用于穿刺前已经怀疑甲状旁腺细胞增生的病变。另一种方法是采用免疫细胞化学法对甲状旁腺细胞进行鉴定 [4,5]。众所周知，PTH 是甲状旁腺细胞及其肿瘤的特异性标志物（图 18-14）。然而，PTH 免疫染色通常为弱阳或呈局灶阳性 [4,5]。CgA 是一种神经内分泌标志物，甲状旁腺源性细胞均阳性（图 18-15）[4,5]，但是在甲状腺 MTC 中亦表达。PTH 和 CgA 均表达于细胞质。因此，免疫染色对甲状旁腺病变中常存在的裸核细胞并无作用。甲状腺转录因子 -1（TTF-1）和 PAX8 抗体表达于甲状腺滤泡上皮细胞（图 18-16 和图 18-17）[6]，而不表达于甲状旁腺细胞。与此相反，GATA-3 抗体表达于甲状旁腺细胞（图 18-18），在甲状腺细胞中不表达 [4, 7]。TTF-1、PAX8 和 GATA-3 均在细胞核中表达，所以其免疫组

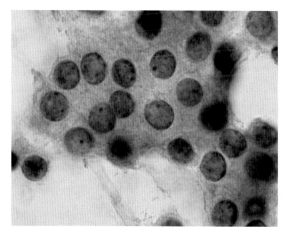

图 18-13　甲状腺滤泡性肿瘤。染色质呈细颗粒状（巴氏染色，×1000）

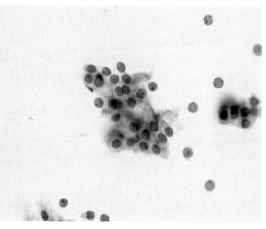

图 18-14　甲状旁腺腺瘤。PTH 胞质弱阳性（LBC，超柏薄层涂片，免疫细胞化学染色，×400）

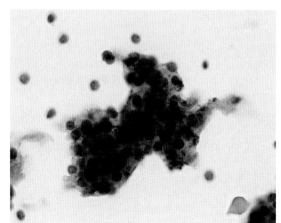

图 18-15　甲状旁腺腺瘤。CgA 胞质强阳性（LBC，超柏薄层涂片，免疫细胞化学染色，×400）

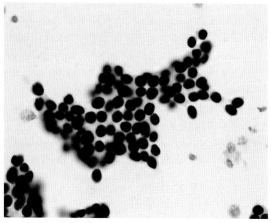

图 18-16　甲状腺滤泡性肿瘤。TTF-1 核强阳性（LBC，超柏薄层涂片，免疫细胞化学染色，×400）

化染色可以用于裸核细胞。总之，我们推荐 GATA-3、TTF-1 和 PAX8 这组免疫组化标志物染色来区分甲状旁腺和甲状腺病变（见表 18-1，详见表 28-1）。

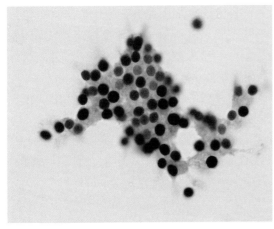 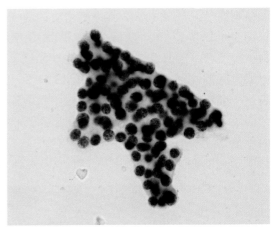

图 18-17　甲状腺良性滤泡上皮细胞。PAX8 核强阳性（LBC, 超柏薄层涂片，免疫细胞化学染色，×400）

图 18-18　甲状旁腺腺瘤。GATA-3 核强阳性（LBC, 超柏薄层涂片，免疫细胞化学染色，×400）

（Kayoko Higuchi　Nami Takada　著；戎荣　张智泓　译）

参 考 文 献

[1] Tseleni-Balafouta S, Gakiopoulou H, Kavantzas N, et al. Parathyroid proliferations: A source of diagnostic pitfalls in FNA of thyroid. Cancer 2007; 111:130-6.

[2] Kini SR. Chaptor 21. Lesions of the parathyroid glands//Kini SR, ed. Thyroid Cytopathology: An atlas and Text. 2nd ed. Philadelphia: Lippincott Williams & Wilkins. 2015; 12868-13262/15102（e-book version）.

[3] Miyauchi A, Kakudo K, Fujimoto T, et al. Parathyroid cyst: Analysis of the cyst fluid and ultrastructural observation. Arch Pathol Lab Med 1981; 105:497-9.

[4] Takada N, Hirokawa M, Suzuki A, et al. Diagnostic value of GATA-3 in cytological identification of parathyroid tissues. Endocr J 2016;（in press）.

[5] Heo I, Park S, Jung CW, et al. Fine needle aspiration cytology of parathyroid lesions. Korean J Pathol 2013; 47:466-71.

[6] Suzuki A, Hirokawa M, Takada N, et al. Diagnostic significance of PAX8 in thyroid squamous cell carcinoma. Endocr J 2015; 62:991-5.

[7] Betts G, Beckett E, Nonaka D. GATA3 shows differential immunohistochemical expression across thyroid and parathyroid lesions. Histopathology 2014; 65:288-90.

第十九章 滤泡性病变风险分级：
良性滤泡性病变或滤泡性肿瘤

一、临床病史

患者女性，36岁，因体检发现结节性甲状腺增大而到伊藤病院就诊。超声检查于甲状腺右叶发现一明显结节，大小 30.7mm×26.6mm（图 19-1）。边界清楚，乏血流，伴有囊性变。对结节的实性区行 FNA 细胞学检查。

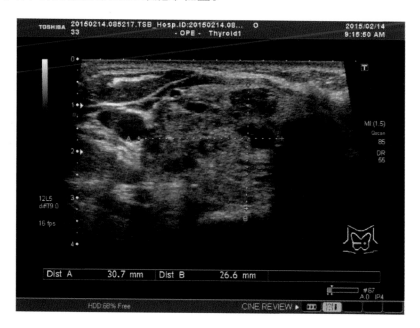

图 19-1 甲状腺右叶可见一边界清楚的乏血流结节，伴有囊性变（超声）

二、细胞学表现

病变富含细胞，大量胶质性背景中可见大滤泡结构或者是单层平铺的滤泡细胞片（图 19-2）。滤泡细胞呈圆形或卵圆形，细胞核均匀一致，胞质嗜碱性（即所谓的蜂窝样排列）。细胞核圆形，染色质细颗粒状，核仁不明显（图 19-3）。罕见细胞核重叠和拥挤。

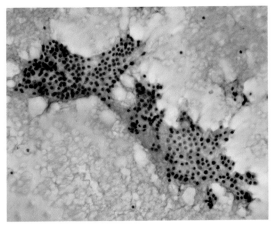

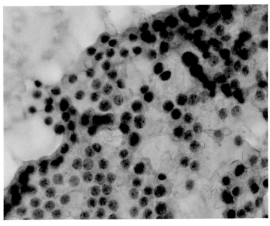

图 19-2　单层平铺的滤泡细胞片富含胶质。滤泡细胞圆形、卵圆形，核型规则，胞质嗜碱性（蜂窝样排列）（巴氏染色，×200）

图 19-3　单层平铺的滤泡细胞，细胞核呈圆形，染色质呈细颗粒状，核仁不明显（巴氏染色，×400）

三、组织学诊断

组织学诊断为腺瘤样甲状腺肿。

甲状腺组织学切片显示结节界限不清，缺乏包膜（图 19-4）。中央区可见瘢痕样纤维化。这些结节显示出充满胶质的大滤泡或正常滤泡结构，被覆扁平或柱状上皮细胞，细胞核深染。常见成簇的小滤泡突入大的含有胶质的滤泡内（也被称为 Sanderson 小膨出，增生性结节的特征之一）（图 19-5）。

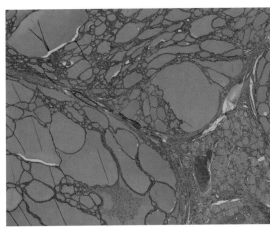

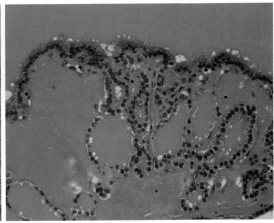

图 19-4　多结节状的增生性病变由细的纤维组织分割形成巨滤泡结构。这些滤泡衬有扁平或立方状滤泡细胞，并伴有大量粉红色的胶质（HE 染色，×40）

图 19-5　一簇小滤泡突入一个扩张的含有胶质的大滤泡内（Sanderson 小膨出）。这些滤泡被覆立方细胞，含有固缩的小圆形细胞核（HE 染色，×200）

1. 良性滤泡性病变及其与高危不确定性分类的滤泡性肿瘤的鉴别诊断（表 19-1）

表 19-1　良性滤泡细胞与肿瘤性滤泡细胞的鉴别诊断（高危不确定性分类）

特征	良性滤泡细胞	滤泡性肿瘤
胶质背景	丰富	缺乏或无胶质
微滤泡结构	少有或人为造成	有时出现
细胞分散	少有或人为造成	有时出现
三维细胞团	少有或人为造成	有时出现
细胞核的位置	蜂窝状细胞片	合胞体样细胞片
细胞核拥挤	缺乏	出现
细胞核重叠	缺乏	出现
细胞核增大	缺乏	出现
核质比	低	增高
核仁	不明显	明显

　　两个重要的良性细胞学诊断标准是：①正常的滤泡细胞片；②涂片背景中不等量胶质（图 19-6A 和图 19-6B）[1-4]。图 19-6 显示正常形态（良性）滤泡细胞巢由大片平铺的滤泡细胞组成，圆形细胞核分布均匀。图 19-7 显示不同大小的细胞核，左侧是正常的滤泡细胞，右侧是肿瘤性滤泡细胞。与良性滤泡细胞巢不同，滤泡性肿瘤（高危不确定型）涂片背景中胶质稀少或缺乏，并且可见细胞簇呈三维结构，细胞核拥挤和重叠（图 19-7 和图 19-8）。重要的是，细胞核拥挤和重叠通常伴有细胞核增大，核型不规则，染色质

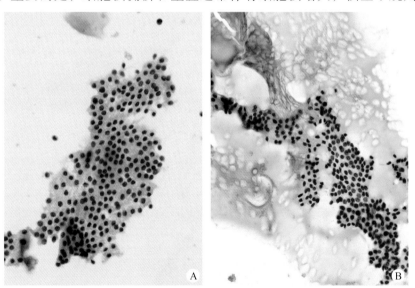

图 19-6　A.（良性）正常的滤泡细胞巢呈平铺的片状。注意小圆形的固缩核，这些核均匀分布，呈蜂窝状排列。在液基制片中可见稠厚的胶质碎片（A 的顶部）。B. 在传统涂片中可见水样稀薄的胶质（背景蓝绿色）（A. 液基细胞学；B. 传统涂片，巴氏染色，×200）

增粗和明显的核仁（图 19-8），没有这些细胞核特征的病例应该分到良性病变中（见表 19-1）[1-4]。具有 PTC 细胞核特征的病变，比如毛玻璃样核、核沟和 / 或核内假包涵体，应被归为 PTC 分类中（不明确的 /PTC 不能除外，可疑恶性或恶性分类中）（详见第三至六章）[5, 6]。甲状旁腺肿瘤的染色质呈粗颗粒状，与正常或者肿瘤性滤泡细胞不同（详见图 18-12 和图 18-13）。

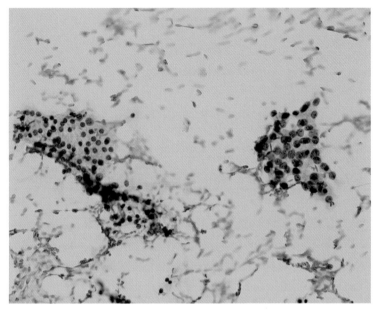

图 19-7　在同一区域内可见正常的滤泡细胞巢（左）和肿瘤性滤泡细胞巢（右）。注意两个细胞巢中细胞核大小的不同。右侧肿瘤性滤泡细胞巢中可见细胞核拥挤和重叠（巴氏染色，×200）

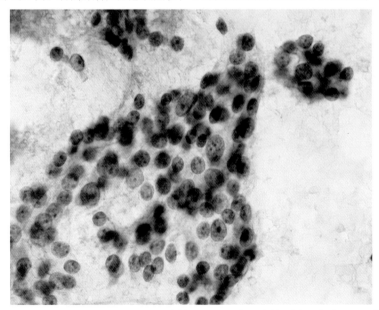

图 19-8　松散、具有黏附性的梁状细胞群显示细胞核重叠。注意细胞核增大、大小不一，染色质呈颗粒状，可见明显的核仁（巴氏染色，×400）

2. 良性滤泡性病变和 PTC 及不确定性分类（不能排除 PTC）的鉴别诊断

当在高倍镜下观察到 PTC 细胞核特征时，很容易做出正确的诊断（恶性，PTC）（详见第三章、第四章）（图 19-9D）。然而，乳头状排列和单层组织碎片容易造成假阳性诊断（详见图 4-6）。蜂窝状排列的良性滤泡细胞核小而单一，可明确诊断良性（图 19-9C）。因此，在滤泡性病变中排除 PTC 细胞核的特征至关重要（图 19-9）。这是避免过诊伴有不确定 PTC 细胞核特点的良性病变的唯一办法。在滤泡性病变中，错误地评判 PTC 细胞核特征，可能会导致细胞学诊断为良性病变的患者术后组织病理为 PTC，或者术后组织病理为 PTC 的患者，细胞学诊断为不确定性病变（滤泡性肿瘤）。

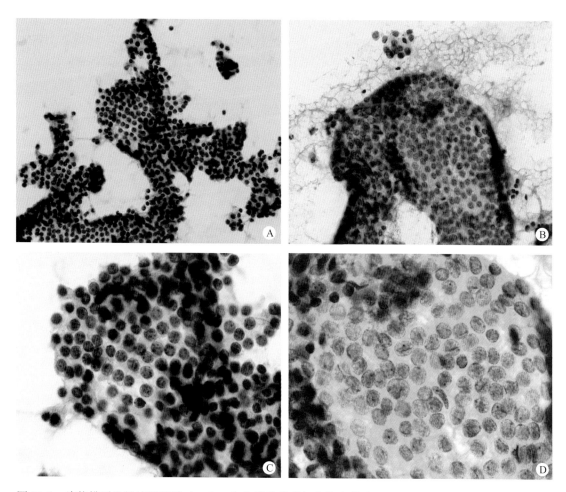

图 19-9　片状排列良性滤泡细胞（A 和 C）和乳头状癌细胞的比较（B 和 D）。在 B 和 D 中，PTC 细胞核增大而苍白，核膜不规则。D 中可见大量核沟。在低倍镜下，A 和 B 之间的区别经常被忽视而造成错判（巴氏染色，A 和 B.×200；C 和 D.×400）

四、结论

滤泡性病变分为良性、低风险的不确定类型和高风险的不确定类型，在各个报告系统中对应不同分类：美国（AUS/FLUS 和 FN/SFN）[2, 7]；意大利（TIR 3A 和 TIR 3B）[8,9]；英国（Thy 3a 和 Thy 3f）[10,11]；日本（不确定 A1：倾向良性，A2：交界性，A3：倾向恶性）[5,6]（详见第二章）。对细胞病理医生而言，重要的是鉴别良性病变，因良性病变不必要进行诊断性手术，只需要定期临床检查[12]。如何减少诊断为不确定类型这个类别患者的数量已经在几个报告中讨论过，并且习惯上对于所有诊断为 FNs（高危型意义不明确分类）的患者都要进行诊断性手术[3,4]。但是，在 2015 年 ATA 指南中对临床治疗的选择开始趋向保守（详见第一章和第二章）。良性滤泡性病变和 FN（高危型意义不明确分类）的特征对比见表 19-1。

良性滤泡细胞的重要诊断特征（不确定类别的排除标准）：

（1）背景中胶质丰富。

（2）滤泡细胞核极少增大，呈圆形（大小一致的核）。

（3）滤泡细胞呈蜂窝状排列（无重叠）。

（Kennichi Kakudo　Emiko Taniguchi　Shinya Satoh　Kaori Kameyama　著；

赵焕　张智慧　译）

参 考 文 献

[1] Kini SR. Thyroid Cytopathology: An Atlas and Text. Philadelphia: Lippincott Williams & Wilkins, 2008.

[2] Ali SZ, Cibas ES. The Bethesda System for Reporting Thyroid Cytopathology. Definitions, Criteria and Explanatory Notes. New York: Springer, 2010; 1-166.

[3] Abele JS, Levine RA. Diagnostic criteria and risk-adapted approach to indeterminate thyroid cytodiagnosis. Cancer Cytopathol 2010; 118:415-22.

[4] Renshaw AA, Gould EW. Reducing indeterminate thyroid FNAs. Cancer Cytopathol 2015; 123:237-43.

[5] Kakudo K, Kameyama K, Miyauchi A, et al. Introducing the reporting system for thyroid fine-needle aspiration cytology according to the new guidelines of the Japan Thyroid Association. Endocr J 2014; 61:539-52.

[6] Kameyama K, Sasaki E, Sugino K, et al. The Japanese Thyroid Association reporting system of thyroid aspiration cytology and experience from a high-volume center, especially in indeterminate category. J Basic Clin Med 2015; 4:70-4.

[7] Baloch ZW, LiVolsi VA, Asa SL, et al. Diagnostic terminology and morphologic criteria for cytologic diagnosis of thyroid lesions: A synopsis of the National Cancer Institute Thyroid Fine-Needle Aspiration State of the Science Conference. Diagn Cytopathol 2008; 36:425-37.

[8] Fadda G, Basolo F, Bondi A, et al. Cytological classification of thyroid nodules. Proposal of the SIAPEC-IAP Italian Consensus Working Group. Pathologica 2010; 102:405-6.

[9] Nardi F, Basolo F, Crescenzi A, et al. Italian consensus for the classification and reporting of thyroid cytology. J Endocrinol Invest 2014; 37:593-9.

[10] Lobo C, McQueen A, Beale T, et al. The UK royal college of pathologists' thyroid fine-needle aspiration diagnostic classification: is a robust tool for the clinical management of abnormal thyroid nodules. Acta Cytol

2011; 55:499-506.

[11] Perros P, Colley S, Boelaert K, et al. Guidelines for the management of thyroid cancer Third edition British Thyroid Association Chapter 5.1, p19-24; Clin Endocrinol 2014; 81 （Suppl S1）.

[12] Haugen BR, Alexander EK, Bible KC, et al. 2015 American Thyroid Association management guidelines for adult patients with thyroid nodules anddifferentiated thyroid cancer. Thyroid 2015; 26:1-134.

第二十章 滤泡性病变风险分级: 滤泡腺瘤和滤泡腺癌

一、临床表现

患者女性，66岁，因左颈部包块而至伊藤病院就诊。体检于左颈部发现一边界清楚、具有弹性的软结节。超声检查提示甲状腺左叶低回声结节，大小为43mm×33mm×55mm，边界不清。遂行甲状腺FNA细胞学检查。

二、细胞学所见

细胞涂片背景干净，以微滤泡簇为主（图20-1和图20-2），细胞黏附性良好，富含胶质。可见细胞核拥挤和重叠（图20-1～图20-4），细胞极性稍紊乱（见图20-3和图20-4）。滤泡上皮细胞圆形或卵圆形，染色质细腻，有小而明显的核仁（见图20-3和图20-4）。尽管部分细胞核型不规则，但缺乏PTC细胞核特点（核沟或者核内包涵体）。罕见孤立性细胞，背景中缺乏肿瘤性坏死。

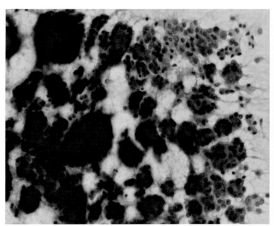 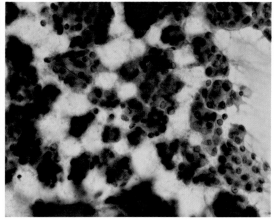

图 20-1　涂片富含细胞，显示明显的微滤泡生长性（传统涂片，巴氏染色，×100）　图 20-2　细胞涂片背景清楚，微滤泡中央可见胶质（传统涂片，巴氏染色，×200）

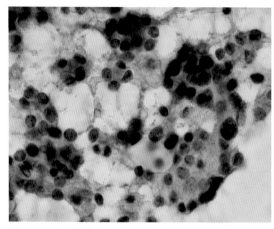

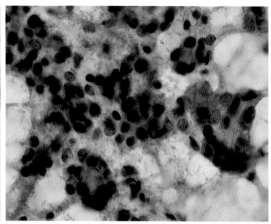

图 20-3　细胞核呈多形性，染色质深染，呈细颗粒状，其内可见明显小核仁（传统涂片，巴氏染色，×400）

图 20-4　三维细胞簇中可见细胞核拥挤、重叠（传统涂片，巴氏染色，×400）

三、鉴别诊断

（1）良性：腺瘤样结节。

（2）低度风险中间型病变（美国诊断系统中的 FLUS、意大利诊断系统中的 TIR 3A、英国诊断系统中的 Thy 3a）或日本诊断系统的中间型 A1：滤泡性肿瘤（FN），倾向于良性。

（3）高度风险中间型病变（美国诊断系统中的 FN、意大利诊断系统中的 TIR 3B、英国诊断系统中的 Thy 3f）或日本诊断系统的中间型病变 A3：FN，倾向于恶性。

（4）可疑恶性，滤泡型甲状腺乳头状癌。

（5）恶性：低分化癌。

背景中胶质不丰富，也无良性滤泡细胞团，因此可以除外良性腺瘤样结节（详见第十九章）。可能的诊断为美国诊断系统中的高度风险中间型病变（FN）、意大利 TIR 3B、英国 Thy 3f 和日本 A3：FN，倾向于良性。在图 20-1~ 图 20-4 中可见高级别细胞核异型性，细胞极性紊乱（详见第二章和第五章）。肿瘤细胞缺乏 PTC 型细胞核特点，可除外日本诊断系统的中间型病变 B、可疑恶性和滤泡型 PTC（详见第四章）。同时，缺乏高级别核特点（病理性核分裂象、背景中缺乏肿瘤性坏死），不支持 PDC 的诊断（详见第二十一章）。患者行甲状腺全切术。甲状腺左叶从切面上可见一实性肿瘤浸润至甲状腺间质。

四、组织病理诊断

组织病理诊断为甲状腺滤泡腺癌，弥漫浸润型和血管浸润型。

　　结节边界清楚但浸润至甲状腺间质。可见少数脉管浸润（图 20-5 和图 20-6）。肿瘤细胞呈具有胶质的大小不一的滤泡结构，以微滤泡结构为主（图 20-7）。既无乳头状生长性也无 PTC 型细胞核特点。

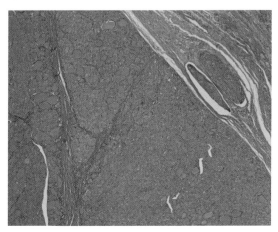

图 20-5　低倍镜下可见具有纤维结缔组织包膜的滤泡腺癌。右上方可见血管内癌栓（HE 染色，×40）

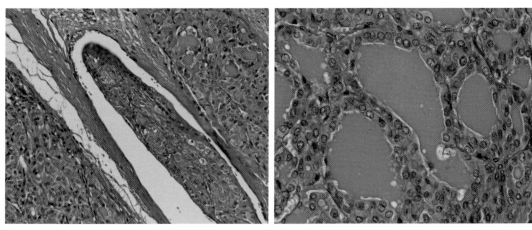

图 20-6　高倍镜下可见脉管浸润。血管内可见红细胞，肿瘤细胞巢表面可见血管内皮被覆（HE 染色，×200）

图 20-7　滤泡结构、缺乏 PTC 细胞核特点。细胞多形性明显，染色质深染（HE 染色，×400）

五、FN 的细胞学特点（高度风险中间型病变）

　　高度风险中间型病变（FN）细胞量增加，主要以滤泡排列性为主（见图 20-1 和图 20-2）[1-3]。大量细胞簇可见细胞核拥挤重叠。涂片背景中胶质稀少或者缺乏。肿瘤细胞核仁大，细胞核大小不一，核膜不规则，染色质浓染（见图 20-3 和图 20-4，表 20-1 和表 20-2）。如果一张涂片中，超过 6 团以上细胞缺乏以上特点，应将其归类为良性（详见第十九章）。某些病例特点介于两类病变之间，如富含细胞性滤泡性病变，细胞核轻度拥挤、

重叠和 / 或细胞异型（图 20-8 和图 20-9）。无论有无 PTC 细胞核特点，这些病变常被归类为美国诊断系统中的低度风险中间型病变（FLUS）[1,2]、意大利诊断系统中的 TIR 3A、英国诊断系统中的 Thy 3a[5,6]。在日本诊断系统中，这一类病变进一步分为中间型 A1：倾向于良性 FN（无 PTC-N，见图 20-8）和中间型 B1（具有可疑 PTC-N，见图 20-9），因后者恶性风险较高（详见第四至六章）[8,-11]。

表 20-1　提示良性富含细胞性甲状腺滤泡腺瘤或低度风险（微小浸润型）甲状腺滤泡腺癌的细胞学特点

细胞量不等，但常为富含细胞性
缺乏胶质或胶质稀少
梁状大组织片段
合体型滤泡细胞团
细胞核增大和不规则
微滤泡团簇
细胞核拥挤和重叠（三维细胞团簇）

表 20-2　提示广泛浸润型甲状腺滤泡腺癌或低分化癌的细胞学特点

细胞核高度拥挤和重叠（三维细胞团簇）（见图 20-1 ～图 20-4）
高级别细胞核（细胞核异型性明显、染色深、核仁明显）（图 20-10）
偶见核分裂象
富含细胞性涂片伴分散性细胞（细胞黏附性消失）（图 20-11）
背景中可见坏死

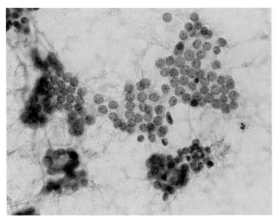
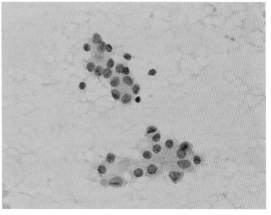

图 20-8　细胞涂片显示片状细胞巢、微滤泡结构。细胞核圆而一致，细胞极性和黏附性尚存。可以推荐使用良性或者低风险中间型分类。手术证实为滤泡腺瘤（传统涂片，巴氏染色，×400）

图 20-9　微滤泡结构，细胞核轻度异型，可见核沟。手术证实为非浸润性包裹性滤泡型甲状腺乳头状癌（NIFTP 或 WDT-UMP，详见第六章、附录一）（传统涂片，巴氏染色，×400）

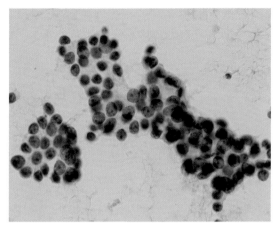 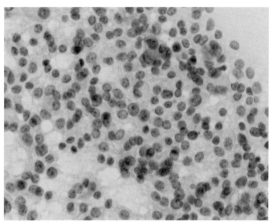

图 20-10　三维细胞簇中细胞核拥挤、重叠，显示细胞核大小不一和细胞核明显深染。Kameyama 评分总分为 8（2+3+3），分类为中间型病变 A3：倾向恶性。术后证实为弥漫浸润型甲状腺滤泡腺癌（传统涂片，巴氏染色，×400）

图 20-11　富含细胞性标本，可见梁状组织片，大量散在细胞，具有胶质的微滤泡。细胞极性和黏附性消失，细胞核重叠。Kameyama 评分总分为 7（3+3+1），归类为中间型病变 A2：交界性。术后证实为岛屿型滤泡腺癌（传统涂片，巴氏染色，×400）

六、细胞学诊断甲状腺滤泡腺瘤和滤泡腺癌是否可靠

对于滤泡生长性的病变，FN 的细胞学诊断为排除诊断，在国际上多数临床诊断指南和诊断系统中，推荐对所有高度风险中间型病变采取诊断性切除并组织学确诊 [1-4]。这是因为 FTA 和 FTC 的鉴别诊断必须依据组织学上的浸润，而普遍认为从细胞学上不可能发现浸润。然而，Kini 医生强调，FNA 细胞学可疑准确判定 FTA、弥漫浸润型 FTC 和 PDC；而富含细胞性 FTA 和低度恶性潜能的微小浸润型 FTC 形态明显重叠 [7]。这就导致细胞学无法鉴别一小部分富含细胞性滤泡腺瘤和微小浸润型 FTC。Kini 医生在细胞学实践中将这些病变解释为富含细胞性 FTA 或可疑 FTC，具有恶性风险 [7]。

与 Kini 医生甲状腺细胞学实践类似，Toriya 等 1992 年在日本多个甲状腺中心开始对对中间型病变风险评估 [12]。日本诊断系统创建时采纳了这一策略，根据其细胞学特点，形态学上有重叠的 FTA 和低危 FTC 归类为 A1：倾向于良性，或者 A2：交界性病变 [8]。

七、日本 Kamiyama 评分系统对 FN 分类

日本 Kamiyama 评分系统将 FN 进一步分类。A1：倾向于良性；A2：交界性；A3：恶性。

为了对滤泡生长性的病变采取更客观的评价方法，Kameyama 等用三个指标（细胞量、核重叠、细胞异型性）建立了 FN 评分系统 [14]。当细胞量少时评分为 1；量中等时评分为 2；量大时评分为 3。核重叠度（三维细胞簇和细胞极性消失）轻度，评分为 1；中度评分为 2；重度评分为 3（见图 20-4）。细胞核轻度异型评分为 1；中度异型评分为 2；重度异

型评分为 3（见图 20-4 和图 20-10）。总分为 3、4 或 5，归类为 A1，倾向良性 FN（见图 20-8）；总分为 6、7，归类为 A2：交界性（见图 20-11）；总分为 8 或 9，归类为 A3：倾向于恶性（见图 20-3、图 20-4 和图 20-10）。图 20-4 的病例，细胞量为 3，细胞核拥挤为 2；细胞核异型性为 3（总分 8）；归类为 A3：倾向于恶性。总分小于 3 和缺乏细胞核重叠、细胞核异型性的病例，即便细胞量很大，仍归类为良性病变。

具有任何 PTC 型细胞核特点（可疑或者确切）的病例，均从 A 类中剔除，根据日本系统对细胞核特点的评分，归入中间型 B，可疑恶性或者恶性（详见第二章和第四章）。图 20-8 的病例，细胞量评分为 2；细胞核拥挤评分为 1；细胞异型性为 1（总分为 4），归入 A1：倾向良性。图 20-9 的病例，因为可疑 PTC 细胞核特点，归入中间型 B：其他类型。

Kameyama 等采用这一评分系统，成功对 400 例 FN 进行风险评估，恶性风险分别为 11.5%（A1）、53.8%（A2）和 81.8%（A3），该结果明显高于日本系统中的恶性风险[15]。Satoh 等报道其手术率分别为 53.5%（A1）、87.5%（A2）和 100%（A3）[16]。组织学证实三个亚分类的恶性风险分别为 20.0%（3/15 结节）、33.3%（3/9 结节）和 45.5%（5/11 结节）[16]，该结果与第二章表 2-1 中的预期结果一致（A1 5%~15%，A2 15%~30% 和 A3 40%~60%）[8]。

Renshaw 等报道，将一部分病变归入倾向良性或可疑 PTC 的分类后，中间型病变总体发生率会降低[11]。AUS/FLUS 中的倾向良性的诊断，等同于日本诊断系统中中间型病变 A1[11]；FN/SFN 分类中的 PTC，等同于日本诊断系统中的中间型病变 B[9-11]。

八、诊断要点

对于到底什么是甲状腺滤泡腺癌真正的浸润，一直存在较大争议[17, 18]。对于浸润的解析和组织学诊断存在主观差异，因此导致观察者之间的显著差异[17, 18]，细胞学和组织学相关性的判定同样存在困难[7]。需要强调的是，滤泡性病变，包括良性富含细胞性腺瘤和极低度恶性潜能的仅伴有包膜浸润的滤泡腺癌[7, 18]，还有滤泡腺瘤和包裹型 PTC 的组织学诊断几乎全部重复性差[18-21]。Williams 将这些病变命名为 FT-UMP（恶性潜能未定的滤泡性肿瘤）和 WDT-UMP（恶性潜能未定的高分化肿瘤）[22]，刘等将其命名为 WDT-UB（恶性行为未定的高分化肿瘤）[23]。与组织学诊断类似，富含细胞性甲状腺滤泡腺瘤和极低度恶性潜能微小浸润型 FTC 细胞学鉴别诊断无疑同样困难[7]。Goffredo 等报道 1200 例微小浸润型 FTC 中只有 2 例死于癌症，而这些患者的生存时间甚至长于或者等同于美国普通人群。因此，作者质疑对这些极低度恶性潜能的肿瘤应用癌的概念[24]。因为其惰性生物学行为，笔者课题组在 2012 年提出将这一组病变归入交界性肿瘤[25]。需要强调的是，新版 WHO 甲状腺肿瘤分类中，对滤泡腺癌进行了重新分类，强调了包膜浸润和脉管浸润对 FTC 预后意义不同（详见附录二）。

我们认为，对于缺乏细胞核异型性、细胞核重叠拥挤的滤泡性病变，在诊断和临床处理上应该采取保守态度。即便组织学诊断为恶性（微小浸润型 FTC），单纯肿瘤切除（单叶）为治愈性手术方式，不必追加其他治疗如甲状腺全切并碘放射治疗。尽管对于包裹性滤泡性病变的恶性诊断依赖于组织学上发现浸润，但这种判定为主观判定，重复性差[17,18]。

Cipriani 等对 66 例 FTC 的回顾性研究提示存在显著主观差异，接近 3/4 的病例被重新分类。而其中 18 例被重新诊断为良性 FTA[18]。

有必要建立更为明确的组织学诊断标准，以发现大多数容易发生复发和转移、导致因癌死亡的病例，从恶性病变中剔除惰性（交界性）病变。在此之前，细胞学检查是最有效的发现高度恶性病例采取手术、低度恶性病例进行随访的方法，应尽量避免诊断性手术对人体和精神上带来的损伤。笔者相信，未来甲状腺 FNA 细胞学报告系统中，FN 细胞学分类不再是中间型（模糊的、尚未建立的、未知的或者结论未定的）病变，这其中有一部分交界性肿瘤，包括富含细胞性滤泡腺瘤和微小浸润型 FTC（低危 FTC）。这两种肿瘤（良性 FTA 和恶性微小浸润型 FTC）为同一谱系肿瘤（具有极低度恶性潜能的克隆性滤泡性肿瘤），在临床处理中不必区分对待。

九、要点

无论采用何种诊断系统，对滤泡性病变进行亚分型有助于为 FTT 的诊断建立严格标准。因之更多的滤泡性病变将有确切分类，良性或者恶性，最终将减少中间型病变（FN）的比例至 10% 以下。这些严格标准特别适用于那些对 FTT 患者不加选择地推荐诊断性手术者。

（Kennichi Kakudo　Kaori Kameyama　Keiko Inomata　Shinya Satoh　著；

孙玉静　刘志艳　译）

参 考 文 献

[1] Baloch ZW, LiVolsi VA, Asa SL, et al. Diagnostic terminology and morphologic criteria for cytologic diagnosis of thyroid lesions: A synopsis of the National Cancer Institute Thyroid Fine-Needle Aspiration State of the Science Conference. Diagn Cytopathol 2008; 36:425-37.

[2] Ali SZ, Cibas ES. The Bethesda System for Feporting Thyroid Cytopathology: Definitions, Criteria and Explanatory Notes. New York: Springer, 2010; 1-166.

[3] Fadda G, Basolo F, Bondi A, et al. Cytological classification of thyroid nodules. Proposal of the SIAPEC-IAP Italian Consensus Working Group. Pathologica 2010; 102:405-6.

[4] Nardi F, Basolo F, Crescenzi A, et al. Italian consensus for the classification and reporting of thyroid cytology. J Endocrinol Invest 2014; 37:593-9.

[5] Lobo C, McQueen A, Beale T, et al. The UK royal college of pathologists' thyroid fine-needle aspiration diagnostic classification: is a robust tool for the clinical management of abnormal thyroid nodules. Acta Cytol 2011; 55:499-506.

[6] Perros P, Colley S, Boelaert K, et al. Guidelines for the management of thyroid cancer. Third Edition British Thyroid Association. Chapter 5.1 p19-24, Clin Endocrinol 2014;81（S1）.

[7] Kini SR. Thyroid Cytopathology: An Atlas and Text. 2nd ed. Philadelphia: Wolters Kluwer Health, 2015.

[8] Kakudo K, Kameyama K, Miyauchi A, et al. Introducing the reporting system for thyroid fine-needle aspiration cytology according to the new guidelines of the Japan Thyroid Association. Endocr J 2014; 61: 539-52.

[9] Renshaw AA. Focal features of papillary carcinoma of the thyroid in fine-needle aspiration material are strongly associated with papillary carcinoma at resection. Am J Clin Pathol 2002; 118:208-10.

[10] Weber D, Brainard J, Chen L. Atypical epithelial cells, cannot exclude papillary carcinoma, in fine needle aspiration of the thyroid. Acta Cytol 2008; 52:320-4.

[11] Renshaw AA, Gould EW. Reducing indeterminate thyroid FNAs. Cancer Cytopathol 2015; 123:237-43.

[12] Kakudo K, Kameyama K, Miyauchi A. History of thyroid cytology in Japan and reporting system recommended by the Japan Thyroid Association. J Basic Clin Med 2013; 2:10-5.

[13] Kakudo K, Kameyama K, Hirokawa M, et al. Subclassification of follicular neoplasms recommended by the Japanese Thyroid Association reporting system of thyroid cytology. Int J Endocrinol 2015;2015:938305. doi: 10.1155/2015/938305.

[14] Kameyama K, Sasaki E, Sugino K, et al. The Japanese Thyroid Association reporting system of thyroid aspiration cytology and experience from a high-volume center, especially in indeterminate category. J Basic Clin Med 2015; 4:70-4.

[15] Japanese Thyroid Association. Guidelines for Clinical Practice for the Management of Thyroid Nodules in Japan. Tokyo, 2013:1-277 （in Japanese）.

[16] Satoh S, Yamashita H, Kakudo K. Is the JTA reporting system for thyroid cytology useful for risk-classification of thyroid follicular neoplasm? Abstract Booklet of the 19th International Congress of Cytology （ICC2016）

[17] Mete O, Asa S. Pathological definition and clinical significance of vascular invasion in thyroid carcinomas of follicular epithelial derivation. Mod Pathol 2011; 24:1545-52.

[18] Cipriani NA, Nagar S, Kaplan SP, et al. Follicular thyroid carcinoma: how have histologic diagnoses changed in the last half-century and what are the prognostic implications? Thyroid 2015; 25:1209-16.

[19] Kakudo K, Katoh R, Sakamoto A, et al. Thyroid gland: International case conference. Endocr Pathol 2002; 13:131-4.

[20] Hirokawa M, Carney JA, Goellner JR, et al. Observer variation of encapsulated follicular lesions of the thyroid gland. Am J Surg Pathol 2002; 26:1508-14.

[21] Lloyd RV, Erickson LA, Casey MB, et al. Observer variation in the diagnosis of follicular variant of papillary thyroid carcinoma. Am J Surg Pathol 2004; 28:1336-40.

[22] Williams ED. Guest editorial: Two proposals regarding the terminology of thyroid tumors. Int J Surg Pathol 2000; 8:181-3.

[23] Liu Z, Zhou G, Nakamura M, et al. Encapsulated follicular thyroid tumor with equivocal nuclear changes, so-called well-differentiated tumor of uncertain malignant potential: A morphological, immunohistochemical, and molecular appraisal. Cancer Sci 2011; 102:288-94.

[24] Goffredo P, Cheung K, Roman SA, et al. Can minimally invasive follicular thyroid cancer be approached as a benign lesion? a population-level analysis of survival among 1200 patients. Ann Surg Oncol 2013; 20:767-72.

[25] Kakudo K, Bai Y, Liu Z, et al. Classification of thyroid follicular cell tumors: with special reference to borderline lesions. Endocr J 2012; 59:1-12.

第二十一章 甲状腺低分化癌与高分化癌

一、病例介绍

患者女性，52岁，查体时发现甲状腺肿大。甲状腺功能检测在正常范围内。笔者所在医院超声检查显示：甲状腺左叶及峡部有一结节，大小51mm×24mm×47mm。轻度低回声，实性，均质，外形不规则，且不伴微小钙化，结节边界不清。彩色多普勒超声检查显示高血流信号。超声检查结果提示为恶性肿瘤。细胞学报告为恶性肿瘤，鉴别诊断包括低分化癌（PDC）、滤泡腺癌、转移癌或者显示胸腺样分化的癌（CASTLE）/甲状腺内胸腺癌。因未发现其他部位的原发肿瘤，患者行全甲状腺切除术及左颈改良淋巴结清扫术。

二、细胞学表现

涂片内细胞丰富。癌细胞呈三维立体团簇状或单个散在。局灶可见微滤泡样结构。癌细胞黏附性差，大小差别显著。细胞核增大，部分可见核沟（图21-1）和核膜不规则（图21-2）；未见核内假包涵体。核染色质呈细颗粒状（图21-3），有单一显著的大核仁。胞质量中等，染色质致密。散在核分裂象（图21-4）。未见明确坏死物。

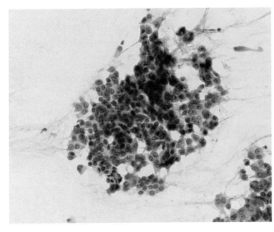

图 21-1　癌细胞呈三维立体团簇状或单个散在

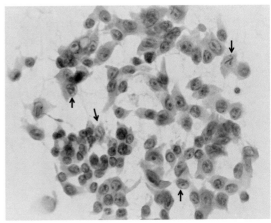

图 21-2　癌细胞黏附性差，可见增大的细胞核及中等量胞质。部分细胞核可见核沟（箭头所示）（巴氏染色，×400）

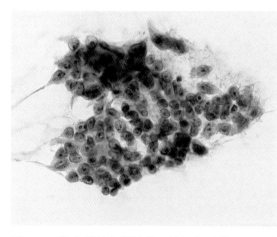 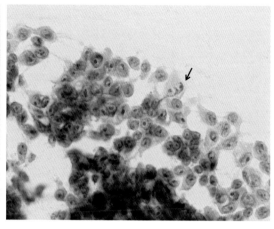

图 21-3　染色质呈细颗粒状，核仁大而明显（巴氏　图 21-4　显示一核分裂象（箭头所示）（巴氏染色，
　　　　　染色，×400）　　　　　　　　　　　　　　　　　　×400）

三、鉴别诊断

（1）良性病变：增生结节。
（2）良恶性不确定的病变：滤泡性肿瘤。
（3）恶性病变：髓样癌。
（4）恶性病变：低分化癌。
（5）恶性病变：转移癌。
（6）恶性病变：甲状腺内上皮性胸腺瘤（ITET）/ 显示胸腺样分化的癌（CASTLE）/
甲状腺内胸腺癌（ITC）。

四、病理学表现

肿瘤占据甲状腺左叶及峡部大部分区域，大小 4.7cm×2.5cm。切面呈实性、分叶状、
灰白色，边缘有浸润，伴多个卫星结
节（图 21-5）。显微镜下，癌细胞呈
弥漫性（图 21-6）、腺泡样（图 21-
7）、小梁状（图 21-8）及筛状（图
21-9）生长方式。未见乳头及滤泡状
结构。胞质中等量，呈双嗜性。部分
癌细胞可见胞质内空泡，空泡内为非
黏液性物质。癌细胞核形不规则，具
有单一显著的大核仁（图 21-10）。
癌细胞侵入周围结缔组织。清扫的颈
部淋巴结内未见转移癌。

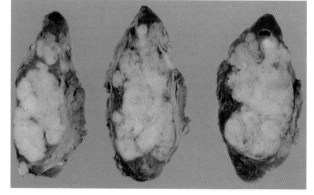

图 21-5　显示正常甲状腺组织为一实性、分叶状、浸润性
结节所占据，结节呈灰白褐色，周围可见多个卫星结节

免疫组化染色显示，癌细胞 CK19 和 galectin3 阳性，HBME-1 阴性。TG 局灶阳性。未见 β-catenin 的异常表达。ER 阴性，p53 阳性（图 21-11）。Ki-67（MIB-1）标记核增殖指数为 5%~10%。病理诊断为低分化癌（PDC）。

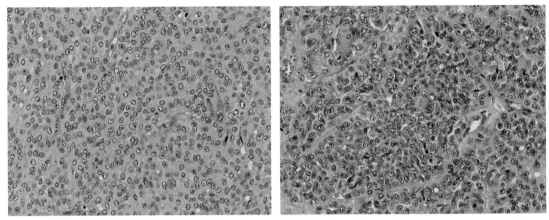

图 21-6　癌细胞显示弥漫、成片的生长方式（HE 染色，×200）　图 21-7　癌细胞显示腺泡状生长方式（HE 染色，×200）

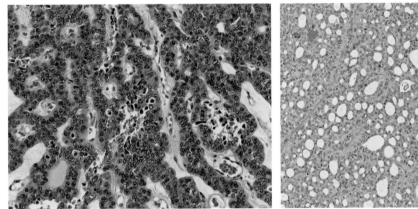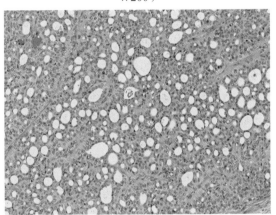

图 21-8　癌细胞显示小梁状生长方式（HE 染色，×200）　图 21-9　癌细胞呈筛状生长方式（HE 染色，×100）

五、讨论

1983 年 Sakamoto 等提出，鉴于 PDC 是乳头状癌和滤泡腺癌的一个高危组，建议其将作为一个独立病理分类划分出来[1]。1984 年，Carcangiu 等报道了低分化的岛状癌，此类肿瘤显示肿瘤细胞呈实性"岛状"细胞团，同时伴有数量不等的小滤泡结构[2]。随后，有关 PDC 的各种各样的诊断标准和术语被先后使用。2017 年新版 WHO 甲状腺肿瘤分类低分化癌的诊断，修改 2004 年 WHO 标准[3]，依据 2007 年都灵共识进行诊断，包括：①滤泡上皮细胞起源的癌；②实性、梁状、岛屿状生长模式；③缺乏 PTC-N；④具有以下三条中至少一条，即扭曲核（即 PTC 细胞核去分化）、≥3 个核分裂象/10 个高倍镜视野、

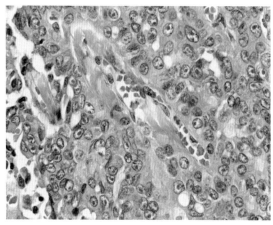 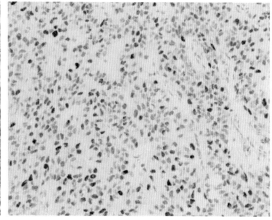

图 21-10　癌细胞核形不规则，可见单一显著的大　图 21-11　癌细胞呈 p53 阳性（免疫组化染色，
　　　　　核仁（HE 染色，×400）　　　　　　　　　　　　　×200）

肿瘤性坏死（详见附录二）。PDC 包含三种不同的组织学形态：岛状型、小梁型和实体型。

　　由于缺乏明确的细胞学特点，且在形态上与其他常见的甲状腺肿瘤有一定程度的重叠，所以 PDC 的细胞学诊断并非易事。癌细胞的排列结构是诊断 PDC 最重要的特点。小梁状的排列（见图 21-1 和图 21-12）、大的实性巢（见图 21-3）、黏附性差、单个散在分布的细胞（图 21-13）是 PDC 的特点，分别对应组织学上小梁状、岛状和实性生长方式。在岛状型中可见看到内皮细胞包裹肿瘤细胞团[4, 5]。Purkait 等曾经描述细胞巢周围的细胞核呈平行排列是 PDC 的特点，但在我们的病例中并没有观察到这一现象[5]。核分裂象偶尔可见，但坏死物极少见。

　　据描述，PDC 肿瘤细胞应比分化型甲状腺癌（滤泡/乳头状癌）小（详见图 20-11），细胞质少，具有很高的核质比[6,7]。但据我们的经验，大部分 PDC 细胞形态与上述描述恰恰相反。在日本岛状型（小细胞型）PDC 很罕见，多表现为较分化型癌更为不典

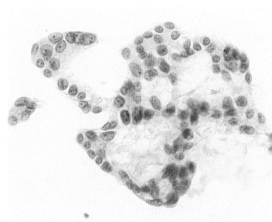 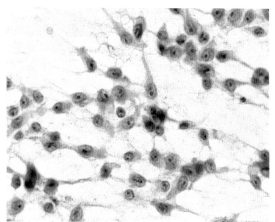

图 21-12　低分化癌：显示癌细胞呈小梁状排列（巴　图 21-13　低分化癌：显示癌细胞黏附性差，单个
　　　　　氏染色，×400）　　　　　　　　　　　　　　　　散在分布（巴氏染色，×400）

型的大细胞。伴有单个细胞或实性巢团的典型 PTC，应诊断为实性型 PTC[8,9]。

PDC 常易与滤泡性肿瘤混淆。多表现为微滤泡结构和浓缩的胶质[7,10]。重点要鉴别微滤泡肿瘤细胞巢与大的肿瘤巢团中的多个滤泡。前者见于滤泡性肿瘤，而后者见于 PDC[7,11]。此外，除了嗜酸细胞肿瘤之外，PDC 的癌细胞较滤泡性肿瘤的细胞异型性明显。

PDC 与甲状腺内胸腺癌的鉴别存在争议（详见第十七章）。细胞团中出现淋巴细胞提示后者[12, 13]。如缺乏胶质，PDC 和转移癌的鉴别诊断同样困难（详见第二十二章）。需结合相应临床信息，行免疫细胞化学检查。总之，从形态上诊断 PDC 并不困难，但是我们必须将它与其他恶性肿瘤，包括高分化癌、甲状腺内胸腺癌和转移癌进行鉴别。

（Mitsuyoshi Hirokawa　Ayana Suzuki　著；何淑蓉　译）

参 考 文 献

[1] Sakamoto A, Kasai N, Sugano H. Poorly differentiated carcinoma of the thyroid. A clinicopathologic entity for a high-risk group of papillary and follicular carcinomas. Cancer 1983; 52:1849-55.

[2] Carcangiu ML, Zampi G, Rosai J. Poorly differentiated（"insular"）thyroid carcinoma. A reinterpretation of Langhans' "wucherndeStruma". Am J SurgPathol 1984; 8:655-68.

[3] Lloyd R, Osamura R, Kloppel G, et al. WHO Classification of Tumours:Pathology and Genetics of Tumours of Endocrine Organs. 4th ed. Lyon: IARC, 2017.

[4] Kini H, Nirupama M, RauAR, et al. Poorly differentiated（insular）thyroid carcinoma arising in a long-standing colloid goitre: A cytological dilemma. J Cytol 2012; 29:97-9.

[5] Purkait S, Agarwal S, Mathur SR, et al. Fine needle aspiration cytology features of poorly differentiated thyroid carcinoma. Cytopathol 2015（early view）.

[6] Kini SR. Thyroid Cytopathology: An Atlas and Text. Philadelphia: Lippincott Williams & Wilkins, 2008; p220-32.

[7] Kane SV, Sharma TP. Cytologic diagnostic approach to poorly differentiated thyroid carcinoma: A single-institution study. Cancer Cytopathol 2015; 123:82-91.

[8] Giorgadze TA, Scognamiglio T, Yang GC. Fine-needle aspiration cytology of the solid variant of papillary thyroid carcinoma: A study of 13 cases with clinical, histologic, and ultrasound correlations. Cancer Cytopathol 2015; 123:71-81.

[9] Damle N, Ramya S, Bal C, et al. Solid variant of papillary carcinoma thyroid in a child with no history of radiation exposure. Indian J Nucl Med 2011; 26:196-8.

[10] Barwad A, Dey P, NaharSaikia U, et al. Fine needle aspiration cytology of insular carcinoma of thyroid. Diagn Cytopathol 2012; 40（Suppl 1）:E43-47.

[11] Patel KN, Shaha AR. Poorly differentiated and anaplastic thyroid cancer. Cancer Control 2006; 13:119-28.

[12] Da J, Shi H, Lu J. Thyroid squamous-cell carcinoma showing thymus-like element（CASTLE）: A report of eight cases. Zhong Hua Zong Liu Za Zhi 1999; 21:303-4.

[13] Liu Z, Teng XY, Sun DX, et al. Clinical analysis of thyroid carcinoma showing thymus-like differentiation: report of 8 cases. Int Surg 2013; 98:95-100.

第二十二章　转移性肾细胞癌与甲状腺滤泡性肿瘤

一、病例介绍

患者男性，67 岁，喉部不适 3 个月。一年前因肾细胞癌行右侧肾切除术。他院就诊时发现甲状腺右叶包块，甲状腺 FNA 细胞学诊断为 AUS/FLUS，转入笔者所在医院。B 超检查显示肿瘤位于甲状腺右叶，大小 62mm × 33mm × 36mm，多结节，低回声，血流丰富（图 22-1）。左叶未发现异常。FNA 发现恶性细胞，免疫细胞化学分析怀疑转移性肾细胞癌。遂行甲状腺右叶切除、颈中部和右侧淋巴结清扫术。

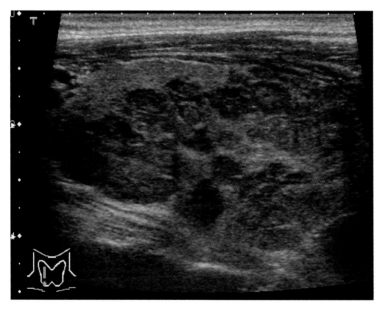

图 22-1　B 超显示右叶多结节低回声团块

二、细胞学所见

血性吸出物中富含细胞，未见胶质成分。异型细胞呈紧密的细胞巢或者单个散在排列（图 22-2）。未发现明显的微滤泡结构。细胞较大，呈圆形或者梭形。细胞质淡染，细胞界限不清晰（图 22-3）。细胞核大、深染，有明显的大核仁（图 22-4）。由于怀疑转移性肾细胞癌，对 LBC 样本行免疫细胞学染色，CD10 阳性表达（图 22-5），TG 和 TTF-1 阴性。

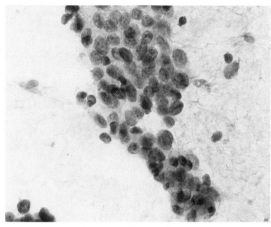

图 22-2   可见实性细胞巢团及散在孤立性细胞（巴
氏染色，×400)

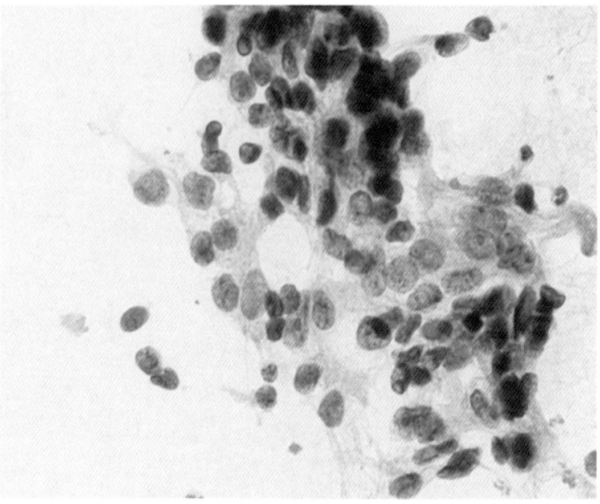

图 22-3   细胞质淡染，细胞界限不清晰（巴氏染色，
×400）

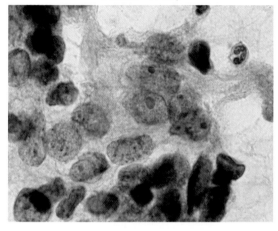

图 22-4   核大、深染，部分细胞有突出的大核仁（巴
氏染色，×1000）

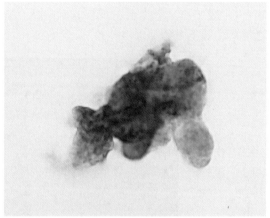

图 22-5   CD10 阳性表达于癌细胞胞质（免疫染色，
液基细胞学，×1000）

三、鉴别诊断

（1）良性：增生结节。

（2）不确定性：滤泡性肿瘤。

（3）恶性：低分化癌。

（4）恶性：乳头状癌。

（5）恶性：转移癌。

四、病理所见

癌呈多结节状占据整个甲状腺右叶，未侵及周围组织（图 22-6）。病变呈实性、灰白，

局部有出血和囊性变。镜下，癌细胞
呈腺泡状和小梁状，间质高度富含血
管。细胞质透亮（图 22-7）。细胞核
异型性明显。免疫组化显示 CD10 阳
性（图 22-8）。Ki-67（MIB-1）增殖
指数大于 80%。维多利亚蓝 -HE 染
色显示多处血管浸润。峡部手术切缘
未发现癌细胞。中央区和右侧淋巴结
显示转移性肾细胞癌。

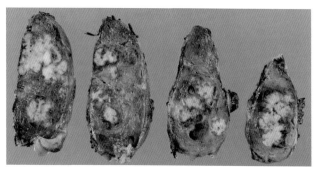

图 22-6　甲状腺右叶可见弥漫浸润的灰白色结节

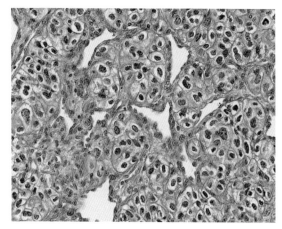

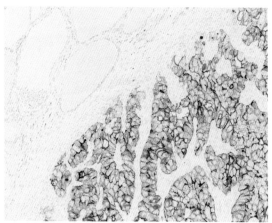

图 22-7　癌细胞胞质透亮，细胞核不规则（HE 染色，　图 22 8　癌细胞胞膜和胞质 CD10 阳性（免疫组化
　　　　　×200）　　　　　　　　　　　　　　　　　染色，×100）

五、鉴别诊断

　　甲状腺转移癌弥漫多灶者并不少见[1,2]，且病变多大小不一。而具有临床意义的甲状腺转移癌少见。此类病变与原发性甲状腺癌相比，多为孤立性结节且伴有压迫症状[7,11]。原发于甲状腺邻近器官的肿瘤常常累及甲状腺的一侧叶，体积较大。大部分甲状腺转移病变患者缺乏临床症状。也有很罕见的病例，转移灶与甲状腺原发肿瘤类似或者出现甲状腺功能亢进或者亚急性甲状腺炎的症状[1,3]。

　　在手术病例中，甲状腺转移癌最常见的原发病灶为肾脏（25%~33%），其次是肺（16%~25%）、乳腺（12%~16%）、食管（4%~9%）、子宫（3%~7%）、胃（4%）和皮肤（4%）[1,4,5]。从确诊原发癌到甲状腺转移经历的平均时间比较长，比如诊断原发性肾癌到甲状腺转移平均经过 106 个月，乳腺癌 131 个月，子宫内膜癌 132 个月[5]。曾经报道有病例经过 22 年出现了甲状腺转移。因此细针穿刺前询问病史十分重要[4]。但转移性甲状腺癌也有可能是某一未知原发灶的初始症状[6,7]。

　　甲状腺转移肾细胞癌是临床上最常见的转移性甲状腺恶性病变[1]。据 Kobayashi 等研

究者报道，10 例甲状腺转移 RCC 患者中的 8 例有 RCC 肾切除病史[7]。另外两例是在甲状腺切除后才确诊了原发病灶。80% 的病例原发灶位于右侧肾脏，转移灶也位于甲状腺右叶。转移灶通常为多灶性。RCC 偶尔会转移到原发性甲状腺肿瘤内，比如滤泡型 PTC、滤泡腺瘤或者腺瘤性甲状腺肿[8]。在这些病例中，转移灶是孤立的[9]。转移灶局限在甲状腺内时，手术切除预后较好[9]。

　　由于血管丰富，转移性 RCC 的细胞涂片一般血液成分较多而细胞成分较少。癌细胞常排列成小梁状、滤泡状、片状或者实性巢团状。根据细胞种类和染色技术不同，核质比、胞质着色和细胞界限呈现多样化。细胞质一般丰富，清亮或者浅着色。即使在肾透明细胞癌中，细胞质着色也可能较深。细胞核位于中央或者偏位，根据级别不同细胞核特点也有所不同[10]。核仁明显，大小不一。胞质淡染，细胞边界受损导致形成小而一致的裸核[1]，可见核内假包涵体[11]。

　　孤立性甲状腺内转移性 RCC 在细胞学上很难与滤泡性肿瘤区别。表 22-1 总结了两者的鉴别诊断要点。两者均表现为血性背景，细胞呈梁状排列，胞质淡染。细胞团巢内出现胶质成分强烈提示滤泡性肿瘤。RCC 也有可能出现核内包涵体，因而需要与 PTC 相鉴别。RCC 胞质着色通常较 PTC 更浅，但需要注意的是，即使在典型的肾透明细胞癌中胞质着色也可能很深。

　　免疫细胞化学染色有助于鉴别诊断转移性 RCC 和滤泡性肿瘤。RCC 的 CD10、RCC 和 EMA 阳性，TTF-1 和 TG 阴性。滤泡性肿瘤相反。在这些指标中，TTF-1 假阳性和假阴性率最低，最可靠[4]。而 TG 染色常常会出现假阳性，分析起来常很困难[12]。

表 22-1　甲状腺转移性肾透明细胞癌和滤泡性肿瘤的鉴别诊断

项目	肾透明细胞癌	滤泡性肿瘤
背景	血性	血性，胶质成分
细胞排列	腺样，小梁状，片状或者实性细胞团	小滤泡状，小梁状，含有胶质的滤泡
细胞界限	不清或者清晰	不清
细胞质	透亮或者致密	浅着色
细胞核	圆形，不规则	圆形
染色质	细腻至颗粒状	细腻至颗粒状
核内包涵体	可有	无
核仁	显著	多样化
免疫染色		
甲状腺球蛋白	阴性	阳性
TTF-1	阴性	阳性
CD10	阳性	阴性
RCC	阳性	阴性
EMA	阳性	阴性

注：TTF-1. 甲状腺转录因子 1；EMA. 上皮膜抗原。

（Ayana Suzuki　著；孙玉静　赵海鸥　译）

参 考 文 献

[1] Kini SR. Thyroid Cytopathology: An Atlas and Text. Philadelphia: Lippincott Williams & Wilkins, 2008; 358-63.

[2] Pusztaszeri M, Wang H, Cibas ES, et al. Fine-needle aspiration biopsy of secondary neoplasms of the thyroid gland: A multi-institutional study of 62 cases. Cancer Cytopathol 2015; 123:19-29.

[3] Rikabi AC, Young AE, Wilson C. Metastatic renal clear cell carcinoma in the thyroid gland diagnosed by fine needle aspiration cytology. Cytopathol 1991; 2:47-9.

[4] Nikiforov YE, Biddinger PW, Thompson LD. Diagnostic Pathology and Molecular Genetics of the Thyroid; A comprehensive Guide for Practicing Thyroid Pathology. Philadelphia: Lippincott Williams & Wilkins, 2009; p348-56.

[5] Nakhjavani MK, Gharib H, Goellner JR, et al. Metastasis to the thyroid gland. A report of 43 cases. Cancer 1997; 79:574-8.

[6] Dal FS, Monari G, Barbazza R. A thyroid metastasis revealing an occult renal clear-cell carcinoma. Tumori 1987; 73:187-90.

[7] Kobayashi K, Hirokawa M, Yabuta T, et al. Metastatic carcinoma to the thyroid gland from renal cell carcinoma: Role of ultrasonography in preoperative diagnosis. Thyroid Res 2015; 8（open access）.

[8] Medas F, Calo PG, Lai ML, et al. Renal cell carcinoma metastasis to thyroid tumor: A case report and review of the literature. J Med Report 2013; 7:265.

[9] Dionigi G, Uccella S, Gandolfo M, et al. Solitary intrathyroidal metastasis of renal clear cell carcinoma in a toxic substernal mutinodulargoiter. Thyroid Res 2008; 1.

[10] Lew M, Foo WC, Roh MH. Diagnosis of metastatic renal cell carcinoma on fine-needle aspiration cytology. Arch Pathol Lab Med 2014; 138:1278-85.

[11] Gritsman AY, Popok SM, Ro JY, et al. Renal-cell carcinoma with intranuclear inclusions metastatic to thyroid: A diagnostic problem in aspiration cytology. Diagn Cytopathol 1988; 4:125-9.

[12] Kanjanahattakij N, Chayangsu P, Kanoksil W, et al. Pitfall in immunohistochemical staining for thyroglobulin in case of thyroid metastasis from lung carcinoma. Cytol J 2015; 12:27.

第二十三章 甲状腺细针穿刺液的生化检测

FNA 细胞学检查是术前评价甲状腺肿瘤的主要方法。然而，当 FNA 标本只有少量细胞时，较难做出准确的诊断。检测某器官组织穿刺液中的特异性成分是一种有用的辅助方法，类似于血清肿瘤标志物。颈部淋巴结 FNA，辅助检测针吸标本中的甲状腺球蛋白（TG）和 / 或降钙素（CT），有助于辅助诊断淋巴结内是否有转移，以及转移性肿瘤类型。原发性甲状旁腺功能亢进（PHPT）患者在定位检查未能证实甲状旁腺异常，同样可检测 FNA 标本中的甲状旁腺激素（PTH）辅助诊断。

一、抽样方法

由高频（10MHz）探针在超声引导下来操作（详见第三十章）。理论上，所有 FNA 都应该在超声引导下用 22 ~ 25 号针连接到一个 5 ~ 10ml 注射器上。从每个肿瘤处抽吸到的标本应立即固定并提交细胞学检查。注射器针头用 0.5ml 生理盐水冲洗，冲洗液进行生化检测。

二、细针冲洗液 TG 检测（FNA-TG）

TG 是一种只能由甲状腺滤泡上皮细胞产生和分泌的 660 kDa 的二聚体糖蛋白，并作为胶体物质储存于滤泡腔。因此，针吸液中测出 TG 表明查见甲状腺滤泡上皮细胞成分。但不能仅靠细针冲洗液中存在 TG 来判断该成分为正常成分、良性或是恶性。然而，当活检标本来自于甲状腺外转移性病变（例如，淋巴结肿大、肺肿瘤或骨肿瘤等）时，该方法对辅助诊断甲状腺癌有意义。1983 年 Miyauchi 等报道，颈部囊性淋巴结抽吸样本中富含 TG，支持转移性 PTC 的诊断 [1]。1992，Pacini 等提出通过 FNA-TG 来早期诊断高分化型甲状腺癌患者颈部淋巴结转移 [2]，这种方法目前在国际上被内分泌学家广泛采用 [3,4]。

三、病例介绍

病例 1 患者女性，47 岁，曾行乳腺癌根治术。术后超声检查偶然发现一枚甲状腺结节，以及右侧颈部肿大淋巴结（图 23-1）。血清 TG 水平与抗 TG 抗体分别为 142.7 ng/ml（＜ 35ng/ml）和 15.6 IU /ml（＜ 28 IU /ml）。甲状腺结节细胞学诊断为甲状腺乳头状癌（PTC）。肿大淋巴结的 FNA 涂片中可见许多上皮细胞团，提示 PTC 转移（图 23-2）。淋巴结穿刺针冲洗液的 TG 浓

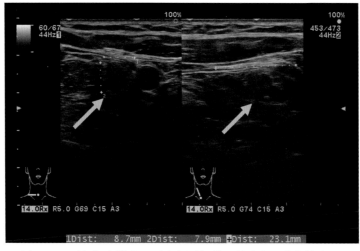

图 23-1　颈部超声检查显示右侧颈部淋巴结肿大（黄色箭头）

度超过 500ng/ml。组织学检查证实淋巴结转移性 PTC。

病例 2　患者女性，46 岁，颈部结节肿大 6 个月。超声发现一枚直径 2cm 的甲状腺结节，以及右侧颈部一 3.6cm 囊性肿大淋巴结（图 23-3）。血清 TG 水平与抗TG 抗体分别为 246.5ng/ml（＜ 35 ng/ml）和 16.4IU /ml（＜ 28 IU /ml）。甲状腺结节FNA 检查由于细胞量过少，诊断为不满意标本。囊性淋巴结细胞学证实在囊液背景

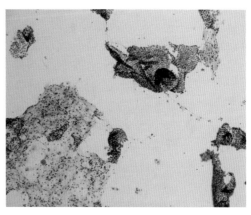

图 23-2　乳头状和单层细胞片段（巴氏染色，×100）

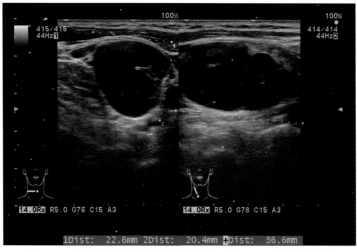

图 23-3　颈部超声检查显示右侧颈部一枚 3.6cm 的囊性结节

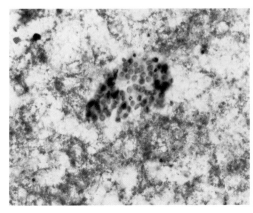

图 23-4　提示 PTC 的唯一细胞群。可见核沟和核内包涵体（巴氏染色，×400）

中只有一个细胞群提示 PTC（图 23-4）。穿刺针冲洗液的 TG 浓度超过 500ng/ml。随后的病理诊断为 PTC 伴淋巴结转移。

四、细针冲洗液中降钙素的检测（FNA-CT）

　　CT 是一个由 32 个氨基酸组成的线性多肽激素，主要由甲状腺滤泡旁细胞（C 细胞）产生。CT 的作用是降低血钙浓度，与 PTH 作用相反。CT 作为一种器官特异性分泌物，为诊断甲状腺髓样癌（MTC）的肿瘤标志物，因与正常 C 细胞相比，MTC 会产生过量的 CT，术后 CT 水平升高提示有残余肿瘤细胞和肿瘤未完全切除。甲状腺滤泡旁细胞主要位于甲状腺叶上 1/3 和下 2/3 交界处，约占甲状腺上皮细胞的 0.1%。即使从 C 细胞丰富的部位穿刺，细针冲洗液中的 CT 浓度也很低。鉴于上述生理机制，通过 FNA-CT 来诊断 MTC，不仅可以用于淋巴结，也可用于甲状腺结节。迄今已有多个报道称，FNA-CT 对诊断 MTC 具有较高的敏感性和特异性[5-8]。

　　病例 3　患者女性，75 岁，于 63 岁时因 MTC 行甲状腺全切除术及颈淋巴结清扫术。随访超声发现右侧颈部有一肿大淋巴结（图 23-5）。血清 CT 水平为 1847pg/ml（0.5～4.0pg/ml）。虽然淋巴结 FNA 检查示细胞量不足，但细针冲洗液中 CT 水平非常高（467 335pg/ml）。淋巴结切除，病理检查证实为转移性 MTC。

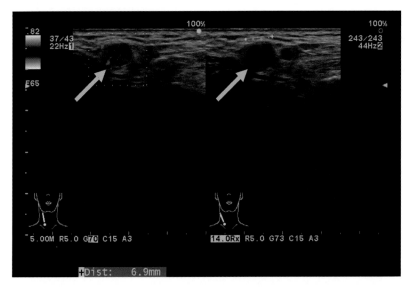

图 23-5　颈部超声检查显示右侧颈部有一个直径 7mm 的圆形淋巴结（黄色箭头）

病例 4 患者女性，68 岁，磁共振成像检查偶然发现一个甲状腺结节和颈部肿大淋巴结（图 23-6 和图 23-7）。超声怀疑 PTC，遂行淋巴结 FNA-TG，但 TG 浓度极低（4.16ng/ml）。经细胞学检查，怀疑淋巴结为转移性 MTC（图 23-8 和图 23-9）（详见第十五和十六章）。尽管未测试本例细针冲洗液中 CT 水平，但淋巴结穿刺冲洗液 TG 水平低，这也有助于我们得出一个正确的细胞学诊断。患者在甲状腺手术前的血清 CT 水平为 15 400pg/ml。遂行甲状腺全切除术及颈侧淋巴结清扫术，最终病理诊断为 MTC（乳头型）伴淋巴结转移（图 23-10）。

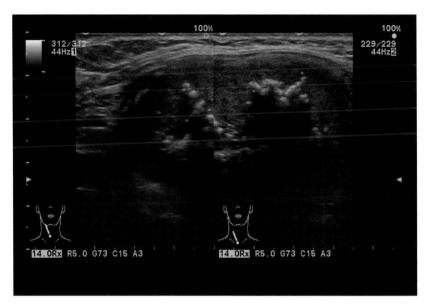

图 23-6 甲状腺右叶一直径 40mm 等回声结节伴粗大钙化

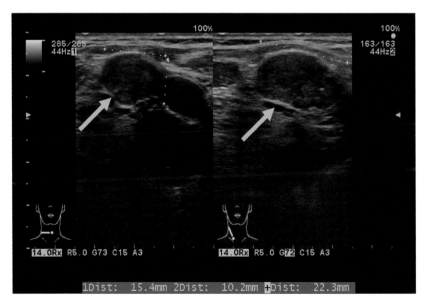

图 23-7 颈部超声检查显示颈部右侧有一直径 2.3cm 的低回声实性结节（黄色箭头）。疑为淋巴结转移性病变

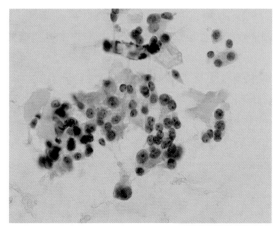

图23-8　肿大淋巴结细针穿刺检查。细胞大小和形态均表现出明显的多形性，部分细胞核染色质呈椒盐样，提示髓样癌（巴氏染色，×400）

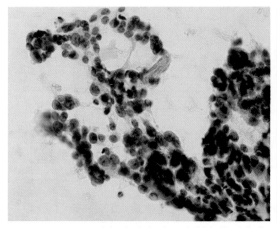

图23-9　针吸细胞标本中部分细胞紧密排列成滤泡状和片状。易被误认为甲状腺滤泡性病变（巴氏染色，×400）

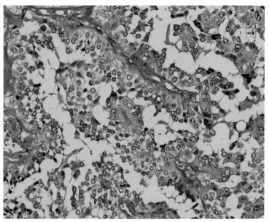

图23-10　甲状腺结节组织切片提示髓样癌，乳头型。核呈椭圆形或圆形，胞质从缺乏到丰富，不具备PTC细胞核特征（HE染色，×200）

五、细针冲洗液中PTH的检测（FNA-PTH）

　　PTH是甲状旁腺主细胞分泌的一种多肽，含有84个氨基酸。PTH的主要作用是增加血钙浓度。原发性甲状旁腺功能亢进症（PHPT）是由于甲状旁腺腺瘤、增生或癌导致甲状旁腺肿大，从而引起血PTH异常升高。虽然甲状旁腺切除术为首选治疗方法，但95%以上疾病的成功手术需依靠经验丰富的外科医生和准确的术前定位，如超声、CT和^{99m}Tc甲氧基异丁基异腈（MIBI）显像。这些定位研究通常可识别几乎所有PHPT患者一个或多个异常甲状旁腺。但在一些合并甲状腺疾病的病例中，较难发现异常的甲状旁腺。此时，即可通过FNA-PTH来确认可疑甲状旁腺结节。1983年，Doppman等曾报道，颈部或 CT 引导下纵隔肿块 FNA-PTH 检测到高浓度的 PTH，可准确定位甲状旁腺肿块[9]。PHPT 患者术前定位研究随着时间而改变，但通过 FNA-PTH 进行术前定位的有效性研究多有报道[10-12]（详见第十八章）。

病例 5 患者女性，59 岁，有肾结石病史。偶然查血发现高钙血症。血清钙水平为 11.1 mg/dl（8.8~10.2 mg/dl），全段 PTH 水平为 236.6 pg/ml（10~65 pg/ml）。超声发现甲状腺左叶有一 1.5cm 囊性结节（图 23-11）。MIBI 成像显示在甲状腺左叶下极摄取量增加（图 23-12）。由于超声提示结节并非典型甲状旁腺腺瘤，行 FNA（图 23-13）。FNA-PTH 证实 PTH 水平 >5000 pg/ml，诊断为甲状腺内甲状旁腺腺瘤后行局部切除术。术后患者血清钙和 PTH 水平均恢复到正常范围。组织学检查证实为甲状旁腺腺瘤，肿瘤与甲状腺组织间有一完整纤维性包膜分隔（图 23-14 和图 23-15）。

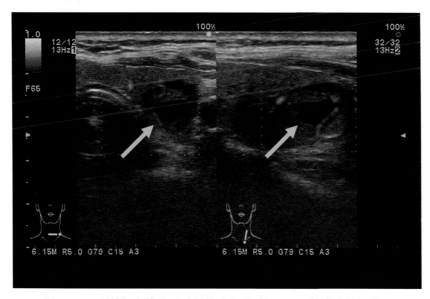

图 23-11　颈部超声检查显示甲状腺左叶下极 1.5cm 的囊实性结节

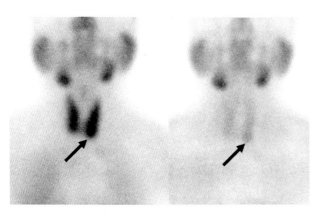

图 23-12　MIBI 扫描图显示在甲状腺左叶下极的 ^{99m}Tc 摄取量增加

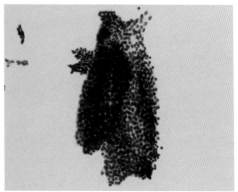

图 23-13　甲状腺囊性结节 FNA。合胞体细胞群由小细胞组成，核圆而极度拥挤、重叠（巴氏染色，×100）

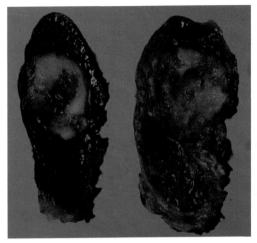

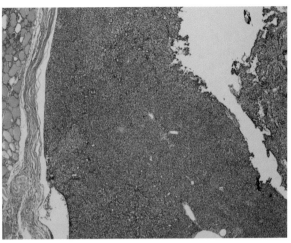

图 23-14　甲状腺组织切面：可见一 12mm×10mm 实性结节，中央伴出血囊性变

图 23-15　甲状旁腺腺瘤由实性增生的主细胞组成，与甲状腺实质之间由纤维结缔组织包膜分隔（HE 染色，×20）

六、要点

检测穿刺针冲洗液中 TG 和 CT 浓度是诊断 PTC 和 MTC 的一种简单、有效的方法。由于穿刺针冲洗液 PTH 的检测对明确甲状旁腺肿瘤有意义，因此在重新确定复发性或持续性 PHPT 患者手术方案时，应考虑此法。

（Shinya Satoh　Hiroyuki Yamashita　Kennichi Kakudo　著；吴妍　张智泓　译）

参 考 文 献

[1] Miyauchi A, Takai S, Morimoto S, et al. Fine needle aspiration of neck tumor. Application of cytological, bacteriological and hormonal examinations. Nihon GekaGakkai Zasshi 1983; 84:667-73.

[2] Pacini F, Fugazzola L, Lippi F, et al. Detection of thyroglobulin in fine needle aspirates of nonthyroidal neck masses: A clue to the diagnosis of metastatic differentiated thyroid cancer. J Clin Endocrinol Metab 1992; 74:1401-4.

[3] Cunha N, Rodrigues F, Curado F, et al. Thyroglobulin detection in fine-needle aspirates of cervical lymph nodes: A technique for the diagnosis of metastatic differentiated thyroid cancer. Eur J Endocrinol 2007; 157:101-7.

[4] Boi F, Baghino G, Atzeni F, et al. The diagnostic value for differentiated thyroid carcinoma metastases of thyroglobulin （Tg） measurement in washout fluid from fine-needle aspiration biopsy of neck lymph nodes is maintained in the presence of circulating anti-Tg antibodies. J Clin Endocrinol Metab 2006; 91:1364-9.

[5] Boi F, Maurelli I, Pinna G, et al. Calcitonin measurement in wash-out fluid from fine needle aspiration of neck masses in patients with primary and metastatic medullary thyroid carcinoma. J Clin Endocrinol Metab 2007; 92:2115-8.

[6] Kudo T, Miyauchi A, Ito Y, et al. Diagnosis of medullary thyroid carcinoma by calcitonin measurement in fine-needle aspiration biopsy specimens. Thyroid 2007; 17:635-8.

[7] Trimboli P, Cremonini N, Ceriani L, et al. Calcitonin measurement in aspiration needle washout fluids has higher sensitivity than cytology in detecting medullary thyroid cancer: A retrospective multicenter study. Clin Endocrinol（Oxf）2014; 80:135-40.

[8] de Crea C, Raffaelli M, Maccora D, et al. Calcitonin measurement in fine-needle aspirate washouts vs. cytologic examination for diagnosis of primary or metastatic medullary thyroid carcinoma. Acta Otorhinolaryngol Ital 2014; 34:399-405.

[9] Doppman JL, Krudy AG, Marx SJ, et al. Aspiration of enlarged parathyroid glands for parathyroid hormone assay. Radiology 1983; 148:31-5.

[10] MacFarlane MP, Fraker DL, Shawker TH, et al. Use of preoperative fine-needle aspiration in patients undergoing reoperation for primary hyperparathyroidism. Surgery 1994; 116:959-64.

[11] Marcocci C, Mazzeo S, Bruno-Bossio G, et al. Preoperative localization of suspicious parathyroid adenomas by assay of parathyroid hormone in needle aspirates. Eur J Endocrinol 1998; 139:72-7.

[12] Yabuta T, Tsushima Y, Masuoka H, et al. Ultrasonographic features of intrathyroidal parathyroid adenoma causing primary hyperparathyroidism. Endocr J 2011; 58:989-94.

第二十四章　感染性甲状腺炎

一、临床病史概要

患者男性，39 岁，因心悸、恶心、呕吐、乏力、头痛并伴有眼球后疼痛就诊于急诊。血压 160/90 mm Hg。患者有 27 年的 1 型糖尿病病史合并中末期肾脏疾病。8 年前曾接受肾脏移植，随后接受胰腺移植。患者收入院后进行各项检查，结果发现其甲状腺呈无痛性增大[1]。

二、实验室检查

血常规检查结果显示正常的细胞计数，8100/μl。淋巴细胞减少，单核细胞相对增多（中性粒细胞 67.8%、淋巴细胞 11.2%、单核细胞 19.9%）。甲状腺功能测验显示甲状腺功能亢进（FT_4 3.8 ng/dl, TSH<0.01 mU/L）。抗甲状腺球蛋白和抗甲状腺过氧化物酶抗体检查阴性。患者因持续头痛而行腰椎穿刺。

三、影像学检查

患者入院第 3 天甲状腺放射性碘摄取率为 0.7%（正常值为 7%~30%）。注射 [^{67}Ga] 枸橼酸镓 185 MBq 24 小时全身显像显示甲状腺有浓聚影。

四、超声检查

患者入院第 5 天行甲状腺超声检查，显示腺体呈弥漫性不均匀增大，为正常大小的 3 倍，左右不对称，右叶大于左叶，于是对甲状腺右叶进行了细针穿刺。

五、细胞学检查

在对甲状腺右叶超声指导下的细针穿刺（UG-FNA）过程中进行了快速现场细胞学检查（ROSE）。穿刺物应用传统方法涂片，空气干燥后，Diff-Quik 染色后 ROSE 发现涂片细胞密度高，甲状腺滤泡上皮细胞呈不同巢团状排列，细胞胞质相对丰富，背景可见散在的淋巴细胞、多核巨细胞及少量的甲状腺胶质（图 24-1）。高倍镜下，无论是在背景中散在着的抑或是呈团簇样排列的滤泡上皮细胞，均偶见异常空泡，空泡内含粉色的圆形或椭圆形结构，周围有空晕，形似真菌孢子（图 24-2）。此外，散在多核巨细胞偶尔可见吞噬胶质现象，可见灶性肉芽肿（图 24-3~图 24-5）。经乙醇溶液固定巴氏染色后的细胞涂片呈现相似改变（图 24-6）。六胺银染色法（GMS）证实了真菌孢子的存在，形态符合新型隐球菌（图 24-7）。

同时，脑脊液细胞学检查发现了隐球菌孢子。脑脊液隐球菌抗原滴度为 1 : 1024，血清隐球菌抗原滴度为 1 : 512，隐球菌血液培养阳性。

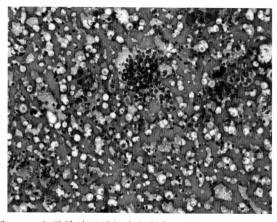

图 24-1　细胞涂片显示细胞密度高，滤泡上皮细胞呈团簇样排列，背景呈高度空泡化，并伴有散在的组织细胞和淋巴细胞。即便在这个放大视野下，依然可见空泡中含有小的或圆形或椭圆形粉色结构（传统涂片，Diff-Quik 染色，×200）

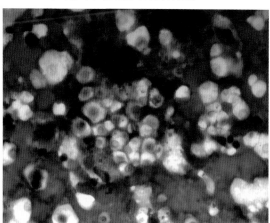

图 24-2　高倍镜下的滤泡上皮细胞和背景中的组织细胞呈高度空泡化。空泡内可见小的、界限清晰的圆形或椭圆形结构，外周有空晕，形似新型隐球菌孢子（传统涂片，Diff-Quik 染色，×600）

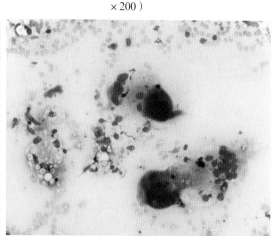

图 24-3　散在的多核组织细胞，偶尔可见细胞质内吞噬的甲状腺胶质和真菌孢子。同时可见少量散在的上皮样梭形组织细胞和散在的淋巴细胞（传统涂片，Diff-Quik 染色，×400）

六、临床治疗

患者接受两性霉素和氟胞嘧啶治疗，甲状腺功能逐渐转为甲低，最终功能正常。
鉴别诊断：
（1）感染性甲状腺炎。
（2）自身免疫性淋巴细胞性甲状腺炎 / 桥本甲状腺炎。
（3）亚急性肉芽肿性甲状腺炎 /De Quervain 甲状腺炎。

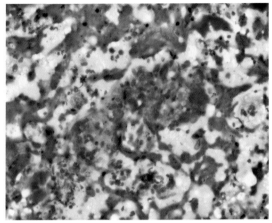

图 24-4　聚集在一起的多核组织细胞，细胞质内含真菌孢子。背景可见炎性细胞、组织细胞和小的甲状腺胶质片段（传统涂片，Diff-Quik 染色，×600）

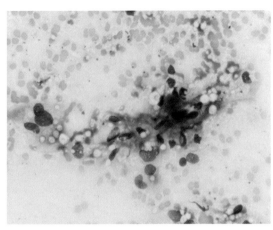

图 24-5　由上皮样组织细胞聚集形成的松散的肉芽肿，可见吞噬了真菌孢子的组织细胞及周围的真菌孢子（传统涂片，Diff-Quik 染色，×600）

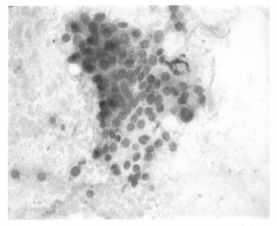

图 24-6　呈团簇样排列的滤泡上皮细胞，胞质内含有圆形结构，外周有空晕，形似带有荚膜的新型隐球菌孢子。背景也有类似的孢子结构（传统涂片，巴氏染色，×600）

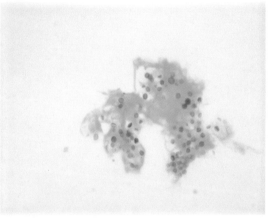

图 24-7　六胺银染色（GMS）显示呈黑色圆形的新型隐球菌孢子（ThinPrep, GMS 染色，×400）

七、讨论

甲状腺被膜将甲状腺和颈部其他结构分隔开，其本身具有丰富的血供和淋巴回流，甲状腺本身含有过氧化氢和碘成分，具有杀菌效果，通常不容易被感染。

感染性甲状腺炎是引起甲状腺炎最不常见的原因。最常见的是细菌感染引起的化脓性甲状腺炎，目前文献报道不足 600 例。引起细菌性甲状腺炎最常见的微生物由高到低依次是金黄色葡萄球菌、化脓性链球菌、表皮葡萄球菌、肺炎性链球菌。引起感染的细菌也会因为患者的免疫状态而差别甚大，多数是多种微生物共同感染引起的。引起感染最常见的途径是由颈部感染直接蔓延累及甲状腺或者是外伤或者针头，比如 FNA 后造成的医源性感染（详见第二十六章）。易患因素包括先天性发育异常，比如持续的甲状舌管囊肿、梨状窝瘘（详见第三十七章，测试病例 8），免疫抑制状态，或者老年人。患者患病过程中一般甲状腺功能正常。在超声下，甲状腺表现为质地均匀伴有无回声或者低回声的结节。如果存在脓肿，超声上就会表现外周高血流，而结节内没有明显的血流[2,3]。其他引起化脓性甲状腺炎的少见原因包括鼠伤寒沙门菌和诺卡菌属[4,5]。细针穿刺可获取化脓性分泌物，进行培养以证实诊断。病毒感染造成的亚急性甲状腺炎鲜有报道，临床表现为不均匀增大的甲状腺和甲亢[6,7]。

截至目前，真菌感染引起的甲状腺炎只有不到 70 例报道。患者通常因为其他合并症而处于免疫抑制状态。至少有 40 例与曲霉菌感染有关，其中 25 例患者在因感染全身性扩散后或者血液淋巴网状内皮细胞肿瘤导致死亡后才得以诊断。15 例患者在生前通过细针穿刺获得诊断[8]。其余病例中有各种不同真菌引起的甲状腺炎。已报道由隐球菌引起的甲状腺炎只有 4 例（含本例）。除了本文患者外，全部死于真菌感染。

一般而言，大部分患者表现为甲状腺弥漫性的不均匀增大和甲亢，也有少数患者表现为甲低或者甲状腺功能正常。患者表现为甲亢可能与甲状腺滤泡破坏释放甲状腺胶质有关。患者临床表现为局部酸痛、发热、吞咽和发声困难，很难和亚急性甲状腺炎区分开来。少数患者无疼痛表现。UG-FNA 是目前被接受的最好的术前诊断方法。细胞涂片一般显示为肉芽肿样炎症伴有散在的淋巴细胞和上皮样组织细胞。坏死程度和滤泡上皮细胞的数量因病例而异。真菌孢子和菌丝很容易被发现，但是如果有很多坏死组织的时候需要仔细读片（详见第二十六章）。

八、鉴别诊断

包括自体免疫淋巴细胞性甲状腺炎（LT）和亚急性甲状腺炎，比如，Diff-Quik 染色（DQT）（详见第十一章）。急性期 LT 的细胞涂片表现为细胞高密度，可见弥漫性的淋巴细胞浸润、嗜酸性细胞增生，或者两者兼有（详见第十三章）。滤泡上皮细胞/嗜酸性细胞聚集物可伴有淋巴细胞浸润。背景中可见少量的多核巨细胞，部分可吞噬甲状腺胶质。细胞涂片上会有甲状腺胶质，但多不典型（图 24-8）[10]。相反，Diff-Quik 染色的的细胞涂片一般细胞数量不多，可见少量被破坏的滤泡，伴有淋巴细胞或者中性粒细胞浸润（详见第十一章）。细胞涂片上会查见特征性上皮样组织细胞，缺乏典型肉芽

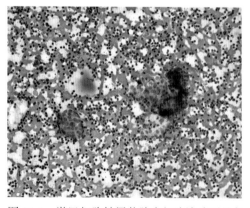

图 24-8 淋巴细胞性甲状腺炎细胞涂片可见紧凑排列的滤泡上皮细胞和嗜酸性细胞团，背景可见众多的淋巴细胞，偶尔可见甲状腺胶质（传统涂片，Diff-Quik 染色，×200）

肿样变。可见少量的致密的甲状腺胶质[11]。LT 和 Diff-Quik 染色细胞涂片上既不会有明显的坏死也不会有微生物。

九、要点

真菌性甲状腺炎非常罕见。在对患者进行 FNA 时，如果患者有免疫抑制，甲状腺呈弥漫性不均匀性增大，表现为甲状腺毒症，细胞涂片可见淋巴细胞、上皮样组织细胞或者坏死，应将真菌性甲状腺炎作为鉴别诊断之一。

（Claire W. Michael 荆欣 著；孙红柳 译）

参 考 文 献

[1] Avram AM, Sturm CA, Michael CW, et al. Cryptococcal thyroiditis and hyperthyroidism. Thyroid 2004; 14（6）:471-4.

[2] Bravo E, Grayev A. Thyroid abscess as a complication of bacterial throat infection. J Radiol Case Rep 2011; 5（3）:1-7.

[3] Sheng Q, Lv Z, Xiao X, et al. Diagnosis and management of pyriform sinus fistula: Experience in 48 cases. J Pediatr Surg 2014; 49（3）:455-9.

[4] Carriere C, Marchandin H, Andrieu JM, et al. Nocardia thyroiditis: Unusual location of infection. J Clin Microbiol 1999; 37（7）:2323-5.

[5] Su DH, Huang TS. Acute suppurative thyroiditis caused by Salmonella typhimurium: A case report and review of the literature. Thyroid 2002; 12（11）:1023-7.

[6] Assir MZ, Jawa A, Ahmed HI. Expanded dengue syndrome: subacute thyroiditis and intracerebral hemorrhage. BMC Infect Dis 2012; 12:240.

[7] Kawano C, Muroi K, Akioka T, et al. Cytomegalovirus pneumonitis, activated prothrombin time prolongation and subacute thyroiditis after unrelated allogeneic bone marrow transplantation. Bone Marrow Transplant 2000; 26（12）:1347-9.

[8] Nguyen J, Manera R, Minutti C. Aspergillus thyroiditis: A review of the literature to highlight clinical challenges. Eur J Clin Microbiol Infect Dis 2012; 31（12）:3259-64.

[9] Goldani LZ, Zavascki AP, Maia AL. Fungal thyroiditis: An overview. Mycopathologia 2006; 161（3）:129-39.

[10] Rathi M, Ahmad F, Budania SK, et al. Cytomorphological aspects of Hashimoto's thyroiditis: Our experience at a tertiary center. Clin Med Insights Pathol 2014; 7:1-5.

[11] Shabb NS, Salti I. Subacute thyroiditis: Fine-needle aspiration cytology of 14 cases presenting with thyroid nodules. Diagn Cytopathol 2006; 34（1）:18-23.

第二十五章　甲状腺乳头状癌内出现梗死或间变性转化

一、病例介绍

患者女性，23岁，颈部突然出现疼痛（放射至右耳）并持续肿胀2天。患者右颈部可见一甲状腺结节，触之质软。2年余前，在外院对该结节行FNA细胞学检查，结果提示为良性病变，未行外科手术治疗。甲状腺功能检测结果处于正常范围之内：TSH 1.14 mIU/ml，FT_3 2.81 pg/dl，FT_4 1.20 ng/dl。白细胞计数增高至12 720/ml。

二、超声所见

超声检查显示，结节位于甲状腺右叶，实性，边界清楚，大小13mm×10mm。结节内血流不丰富，回声不均匀（图25-1）。未见钙化和囊性变。遂行UG-FNA细胞学检查。

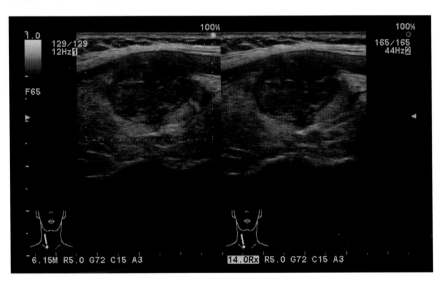

图25-1　结节位于甲状腺右叶，边界清楚，大小13mm×10mm。结节呈低回声，回声不均，提示有坏死

三、细胞学所见

细胞学检查显示，在坏死背景中出现一些炎症细胞和孤立的、低黏附性异型上皮细

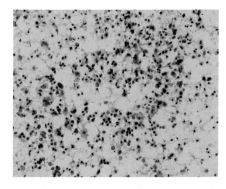

图25-2　涂片内可见肿瘤性坏死和退变的细胞碎片、粒细胞、组织细胞和淋巴细胞（巴氏染色，×100）

胞。大量粒细胞、组织细胞、淋巴细胞和退变的细胞碎片是本例特征（图25-2）。上皮细胞黏附性较低，或单个散在分布，细胞质边界不清，混杂在炎症细胞中（图25-3）。异型上皮细胞核比退变的粒细胞和淋巴细胞核要大，核仁较小或无核仁（图25-4）。PTC细胞核特征并不明显。部分细胞胞质宽大浓集、嗜碱性，类似于鳞状细胞化生或梭形恶性细胞（图25-3和图25-4中红箭头所指），但与高分化甲状腺癌如FTC或PTC中的癌细胞具有明显差别。细胞常排列松散，黏附性较低（图25-3~图25-5）。但同时可见黏附性强的甲状腺滤泡上皮细胞团，排列紧密，呈合胞体样片状（图25-5和图25-6）、重叠的片团状（旋涡状排列）或较大的梁状排列，细胞核拥挤。核型不规则，可见核沟（黄箭头），提示有恶性肿瘤PTC的可能（图25-6）。核内假包涵体少见且不明确。异物多核巨细胞常见（图25-6）。未见砂粒体型钙化或淀粉样物质沉积。

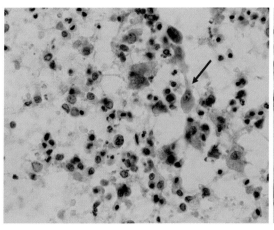

图25-3　大量退变肿瘤细胞，细胞质丰富（红箭头）、边界不清。细胞单个散在分布（巴氏染色，×400）

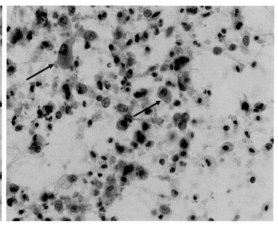

图25-4　大量退变肿瘤细胞，细胞质宽阔（红箭头）且边界不清。肿瘤上皮细胞内的细胞核体积要大于退变的上皮细胞、粒细胞及淋巴细胞的细胞核。细胞核呈空泡状，可见小核仁（巴氏染色，×400）

四、鉴别诊断

（1）恶性肿瘤：PTC伴坏死。
（2）恶性肿瘤：囊性PTC。
（3）恶性肿瘤：PTC伴间变性转化。
（4）恶性肿瘤：PTC伴亚急性甲状腺炎。

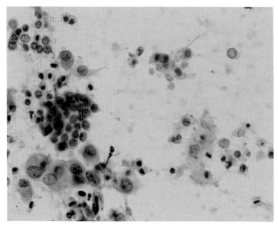
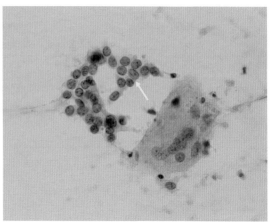

图 25-5　同时可见紧密排列的合胞体型细胞团和松散、低黏附性排列的大细胞,细胞质浓集(巴氏染色,×400)

图 25-6　合胞体型细胞团可见卵圆形细胞核,染色质粉染,核仁不明显,可见核沟(黄箭头)。周围可见异物多核巨细胞反应(巴氏染色,×400)

（5）恶性肿瘤：低分化癌。
（6）恶性肿瘤：未分化癌。
（7）恶性肿瘤：甲状腺转移性（继发性）癌。
（8）良性病变：急性感染性甲状腺炎。

五、鉴别诊断

　　根据图 25-5 和图 25-6,容易得出 PTC 的诊断。由于本例出现坏死背景,不少人很可能会怀疑到侵袭能力更高的恶性肿瘤如 UC 或 PDC,因为这些肿瘤内常可以看到肿瘤性坏死（详见第二十一章）[1]。图 25-3~ 图 25-5 中所示细胞质浓集嗜碱性的异型细胞和梭形恶性肿瘤细胞提示 UC、甲状腺原发性鳞状细胞癌或甲状腺转移性癌的可能。然而,UC 常见于老年患者,发生于 23 岁者非常罕见[1]。与第十六章图 16-6 相比较。UC 中可见奇异形瘤巨细胞,细胞核异型明显,可见多个核仁。本例远达不到 UC 中细胞核的异型性。PTC 中可出现鳞状化生,因此应与伴有高级别核特征的原发性鳞状细胞癌相鉴别（PTC 伴鳞状化生详见第四、五和七章,甲状腺转移性 / 继发性癌详见第二十二章）。

　　坏死可见于某些类型的炎症性病变中,伴干酪样坏死的甲状腺结核感染极其罕见。桥本甲状腺炎（详见第十三章）、亚急性肉芽肿性甲状腺炎（详见第十一章）和急性感染性甲状腺炎（详见第二十四章）在组织学检查时均被排除。

　　据报道,甲状腺结节 FNA 后梗死是一种少见的并发症。虽然该患者 2 年前有 FNA 病史,但推测并非是本例患者出现坏死的直接原因,因为结节内可见非常新鲜的坏死性改变,即同时可见 PTC 型肿瘤细胞和退行性变的核固缩性上皮细胞（急性梗死后发生的新鲜缺血性改变）（图 25-7）。表 25-1 中列出了几种甲状腺 FNA 活检所致的并发症（详见

第二十六章）。

表 25-1　甲状腺 FNA 细胞学活检后可能出现的并发症和不良反应

1. 甲状腺肿胀	5. 感染
2. 结节梗死和退变	6. 针道种植
3. 急性出血	7. FNA 后的组织学改变：良性滤泡性腺瘤中出现类似包膜
4. 血肿导致的上呼吸道阻塞	浸润的现象（假浸润）

六、组织学诊断

　　PTC 伴大量坏死，可能与自发性梗死有关。

　　甲状腺右叶内结节切面如图 25-8 所示，结节边界不清，大小 13mm×10mm。结节内可见黄白色坏死。肿瘤包膜及其周围甲状腺实质可见纤维化，甲状腺与周围肌肉组织粘连（图 25-8）。

　　肿瘤内 90% 区域出现急性凝固性坏死（图 25-9），显微镜下肿瘤周边可见残存的肿瘤细胞巢，并可见乳头状结构（图 25-10）。结节内纤维化程度非常轻微，提示该肿瘤坏死处于亚急性期，并非 2 年前的 FNA 所导致。推测肿瘤缺血坏死可能开始于外科手术前 2～4 周，即颈部出现疼痛时（甲状腺腺叶切除前 18 天），该梗死病因不明，而非医源性原因（如 FNA 细胞学检查）所导致。

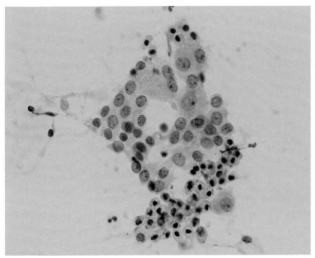 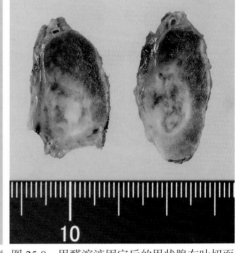

图 25-7　在一细胞团内可见两种类型的上皮细胞：残存肿瘤细胞可见较大的卵圆形细胞核（视野上方），退行性变的小细胞可见固缩的染色质（视野下方）（巴氏染色，×400）

图 25-8　甲醛溶液固定后的甲状腺右叶切面观。结节边界不清，大小 13 mm×10 mm，位于甲状腺右叶，结节内可见斑片状黄白色区域（坏死），结节包膜和周围甲状腺实质内可见纤维化

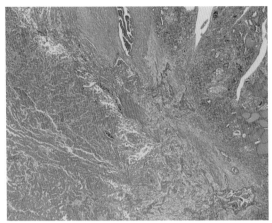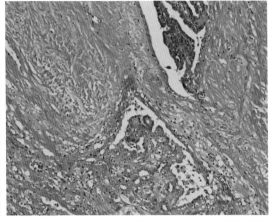

图 25-9　浸润性 PTC 伴大量坏死。视野上方中央可见残存癌细胞巢排列成乳头状结构，视野左下方超过半数区域可见凝固性坏死，其内未见细胞核(影细胞)。视野右上方区域可见非肿瘤性甲状腺实质，其内见炎症细胞浸润和轻度纤维化（HE 染色，×40）

图 25-10　图 25-9 的高倍镜下观，图示为残存的典型的 PTC 区域

七、要点

梗死为 FNA 活检的并发症之一，而甲状腺肿瘤自发性梗死很少见（见表 25-1）[2-6]。Jones 等曾对 200 例甲状腺 FNA 标本进行分析，结果发现针道周围可见坏死，组织学观察时该现象非常明显。其中一例可见坏死和退行性变。因此，他们认为 FNA 可导致甲状腺肿瘤坏死和临床上肿瘤明显缩小[2,3]。针对一系列外科切除治疗 PTC 的研究显示，FNA 后梗死率为 12/620（1.9%），从最后一次 FNA 到外科手术切除之间的平均间隔时间为 52 天（13 ～ 133 天）。Layfield 和 Lones 指出，FNA 相关性肿瘤梗死可能会导致诊断困难：①梗死会导致肿瘤本身形态学特点不典型，组织学确诊更加困难；②从 FNA 后梗死结节中获得的有诊断价值的肿瘤性成分有限，很可能导致假阴性诊断。

本例患者疼痛开始于最后一次 FNA 检查的前一天，以往既无创伤病史也无其他相关异常，因此 FNA 并非疼痛的诱因，很可能其他与 FNA 无关的梗死诱导因素导致了本例患者甲状腺肿瘤内出现大量坏死。超声所见肿瘤血流不丰富支持该假说，组织学检查未发现任何血管阻塞性改变，比如血栓或栓子。

甲状腺疼痛是一种罕见症状。疼痛性甲状腺炎最常见的原因是亚急性甲状腺炎，而亚急性甲状腺炎（详见第十一章）鲜见与桥本甲状腺炎（详见第十三章）相关联[7-9]。

据报道，疼痛是 FNA 活检非常罕见的并发症。Chen 等曾报道了 1 例 FNA 活检后出现疼痛并伴发继发性感染的 PTC 病例[10]。本例在组织学检查时，既未查见化脓性感染，也未查见特异性肉芽肿性炎症。

（Kennichi Kakudo　Shinya Satoh　Yusuke Mori　Hiroyuki Yamashita　著；樊祥山　译）

参 考 文 献

[1] DeLellis RA, LIoyd RV, Heitz PU, et al. World Health Organization Classification of Tumours: Pathology and genetics. Tumours of Endocrine Organs, Lyon: IARC Press, 2004.

[2] Jones JD, Pittman DL, Sanders LR. Necrosis of thyroid nodules after fine needle aspiration. Acta Cytol 1985; 29:29-32.

[3] Das DK, Janardan C, Pathan SK, et al. Infarction in a thyroid nodule after fine needle aspiration: Report of 2 cases with discussion of the cause of pitfalls in the histopathologic diagnosis of papillary thyroid carcinoma. Acta Cytolo 2009; 53:571-5.

[4] Liu YF, Ahmed S, Bhuta S, et al. Infarction of papillary thyroid carcinoma after fine-needle aspiration: Case series and review of literature. JAMA Otolaryngol Head Neck Surg 2014; 140:52-7.

[5] Layfield LJ, Lones MA. Necrosis in thyroid nodules after fine needle aspiration biopsy. Report of two cases. Acta Cytol 1991; 35:427-30.

[6] Pinto RG, Couto F, Mandreker S. Infarction after fine needle aspiration. A report of four cases. Acta Cytolo 1996; 40:739-41.

[7] Nishihara E, Ohye H, Amino N, et al. Clinical characteristics of 852 patients with subacute thyroiditis before treatment. Intern Med 2008; 47:725-939.

[8] Frdem N, Erdogan M, Ozbek M, et al. Demographic and clinical features of patients with subacute thyroiditis: Results of 169 patients from a single university center in Turkey. J Endocrinol Invest 2007; 30:546-50.

[9] Onoda N, Kato Y, Seki T, et al. Increased thyroid blood flow in the hypoechoic lesions in patients with recurrent, painful Hashimoto's thyroiditis at the time of acute exacerbation. Endocri J 2008; 56:65-72.

[10] Chen HW, Tseng FY, Su DH, et al. Secondary infection and ischemic necrosis after fine needle aspiration for a painful papillary thyroid carcinoma: A case report. Acta Cytol 2006; 50:217-20.

第二十六章 甲状腺细针穿刺吸引细胞活检并发症

FNA 是诊断甲状腺结节最常用的技术。最近发展的 UG-FNA 使得极微小甲状腺结节的检查成为可能。尽管 FNA 通常安全，但也有少数并发症的报道。本章总结了几种最常见的甲状腺 FNA 并发症（详见表 25-1）。

一、对组织学诊断的干扰

FNA 活检造成的组织学改变常可影响组织学诊断。这种现象也被描述为"甲状腺细针穿刺继发性异型组织学改变"（worrisome histologic alterations following fine needle aspiration of the thyroid，WHAFFT），被认为是一种严重临床问题。例如，细胞核异型性、血管改变、包膜假性浸润、梗死和化生等常可导致 FNA 的误诊（详见第二十五章）[1-4]。图 26-1 显示 FNA 继发性炎症反应，导致 PTC 形似未分化癌。Pandit 等统计表明，38% 的手术标本中存在 WHAFFT[1]。Rosemary 等

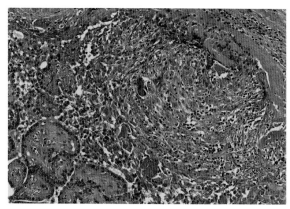

图 26-1　高分化甲状腺癌，因 FNA 导致的炎症性改变，容易误诊为去分化改变（HE 染色，×200）

发现 96 例甲状腺切除标本中有 68 例存在这些改变，高峰时间段为 FNA 后 20 ~ 40 天。这些改变在重复 FNA 标本中同样是诊断陷阱[3]。FNA 后肿瘤细胞消失也有报道[5]。

二、甲状旁腺腺瘤 / 增生因 FNA 导致播散

与甲状腺不同，颈部结节可疑甲状旁腺腺瘤或增生时禁用 FNA。甲状旁腺细胞比甲状腺滤泡上皮细胞更容易播散，会导致严重问题。如超声提示结节可疑甲状旁腺病变，可行离子钙和包括尿液检查在内的其他生化检查，继之影像学检查，如甲状旁腺显像、CT 等（详见第二十三章）。例外情况下，对甲状旁腺 FNA 细针洗脱液行 PTH 检查，有助于鉴别多结节性甲状腺肿和甲状旁腺腺瘤 / 增生的辅助诊断，但该方法仅适用于即将手术的病例（详见第二十三章）。

三、针道肿瘤细胞种植

皮下或者针道肌肉间肿瘤细胞的种植是重要的 FNA 并发症之一。以 PTC 为例，0.14% 的患者在 FNA 后 2~131 个月内出现肿瘤细胞种植[6]。这种现象更常见于 PTC 伴有低分化成分的病变，或者浸润至甲状腺外的病变。而且如临床伴有淋巴结转移（淋巴结阳性）或者 Ki-67 增殖指数比较高，FNA 后出现种植的时间比较短。这些现象表明，PTC 的针道种植更易发生于伴侵袭性特点的病例。但这些病例都可以通过手术得以控制。

最新研究表明，45% 伴有皮下或针道肌肉处复发的患者，会与之同时或在其后发生远处转移。因此重要的是，尽管局部控制针道种植性转移并不困难，临床医生需持续监测 TG 并辅以影像学检查，警惕针道种植性转移出现的同时或随后发生远处转移的可能[7]。

尽管发生率极低，但滤泡性肿瘤也有针道种植性转移的报道[8]。FTT 通常采取腺叶切除术。伴有针道种植的滤泡腺瘤应采取甲状腺全切并皮下肿瘤切除术，这种病变应被作为临床恶性病例处理。

四、急性甲状腺出血和血肿

急性甲状腺出血和血肿是最重要的并发症，如发生呼吸道阻塞将是致命性的。Hor 等报道了一例高血压伴终末期肾病服用阿司匹林的患者，出现双侧甲状腺血肿导致急性呼吸道阻塞[9]。Kakiuchi 等报道了一例同时经历了 FNA 和粗针穿刺（CNB）出现血肿导致死亡的病例[10]。Polyzos 等综述，FNA 中或其后发生出血相关性并发症的概率为 1.9%~6.4%，但如此高的发生率可能是因为定义不同或记录偏差所致[11]。无论如何，CNB 发生急性出血的风险高于 FNA。在笔者所在医院的常规护理下，极少发生急性出血和血肿。如患者服用溶栓剂，我们要求患者按压穿刺部位至少 15 分钟甚至长达 20 分钟，并检查是否有出血或者肿胀，然后才允许患者离开。如此可将 FNA 出血相关性并发症的发生率降到最低。

五、甲状腺急性水肿

图 26-2 可见甲状腺 FNA 后的急性水肿，原因未明，但可能与甲状腺 FNA 后急性反应有关。图 26-3 可见甲状腺 FNA 后立即出现双侧弥漫性肿大，患者主诉肿胀感和 / 或自发性疼痛。该反应发生率不高，约 0.1% 或者更低。颈部冷敷通常可以治愈，偶尔须辅助类固醇激素治疗。

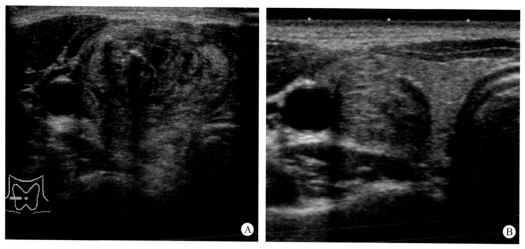

图 26-2　FNA 导致结节旁急性水肿的典型病例。A.FNA 后；B.FNA 前

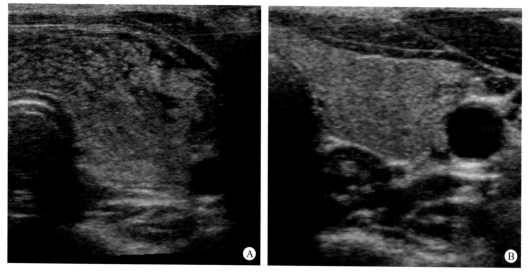

图 26-3　与图 26-2 相同病例的双侧叶超声图像。A.FNA 后；B.FNA 前

六、一过性声带麻痹

Tomoda 等报道，0.036% 的 FNA 病例会出现一过性声带麻痹，所有患者均在 6 个月内康复[12]，机制尚未明了，但可能由于出血或液体外渗等原因造成喉返神经牵拉或者受压。另一方面，细针可能部分损伤喉返神经。当患者 FNA 后主诉声音嘶哑和 / 或误吸时，应请耳鼻喉科医生会诊。

七、急性化脓性炎

尽管非常罕见，仍有 FNA 后继发急性化脓性炎的少数病例报道（详见第二十四章）[13]。

代表性主诉为高热达 39℃，疼痛性颈部肿胀，伴有或不伴有皮肤发红。实验室检查结果中可出现白细胞增多和 C- 反应蛋白升高。

八、气胸

气胸可见于上纵隔肿瘤 FNA 中 6.3% 的病例[14]。尽管颈部肿瘤 FNA 并发气胸者罕见，但可发生于颈静脉角胸膜顶端淋巴结 FNA 时，一旦发生应实施胸腔引流术。

九、皮肤窦道形成

皮肤窦道形成极其罕见。有报导一例甲状腺手术后 17 年复发性多结节性甲状腺肿的患者实施 FNA 后，在甲状腺手术切口上方形成窦道。该窦道再手术后治愈[15]。

尽管 FNA 存在多种并发症，但发生率极低。FNA 仍然是最有用的诊断方法，这些并发症的发生风险不应阻止我们对甲状腺结节患者实施 FNA。从根本上而言，FNA 是术前诊断甲状腺结节的安全技术，决定和提示了手术范围。

（Yasuhiro Ito　Mitsuyoshi Hirokawa　著；刘志艳　郭凌川　译）

参 考 文 献

[1] Pandit AA, Phulpager MD. Worrisome histologic alterations following fine needle aspiration of the thyroid. Acta Cytol 2001; 45: 173-8.

[2] Bolat F, Kayaselcuk F, Nursal TZ, et al. Histopathological changes in thyroid tissue after fine needle aspiration biopsy. Pathol Res Pract 2007; 203:641-5.

[3] Racavarren RA, Houser PM, Yang J. Potential pitfalls of needle tract effect on repeat thyroid fine-needle aspiration. Cancer Cytopathol 2013; 121:155-64.

[4] Liu TF, Ahmed S, Bhuta S, et al. Infarction of papillary thyroid carcinoma after fine-needle aspiration. JAMA otolaryngol Head Neck Surg 2014; 140:52-7.

[5] Eze OP, Cai G, Baloch ZW, et al. Vanishing thyroid tumors: A diagnostic dilemma after ultrasonography-guided fine-needle aspiration. Thyroid 2013; 23:194-200.

[6] Ito Y, Tomoda C, Uruno T, et al. Needle tract implantation of papillary thyroid carcinoma after fine-needle aspiration. World J Surg 2005; 29:1544-9.

[7] Ito Y, Hirokawa M, Higashiyama T, et al. Clinical significance and prognostic impact of subcutaneous or intrastrap muscular recurrence of papillary thyroid carcinoma. J Thyroid Res 2012; 2012:819797.

[8] Ito Y, Asahi S, Matsuzuka F, et al. Needle tract implantation of follicular neoplasm after fine-needle aspiration biopsy: report of a case. Thyroid 2006; 16:1059-62.

[9] Hor T, Lahiri SW. Bilateral thyroid hematomas after fine-needle aspiration causing acute airway obstruction. Thyroid 2008; 18:567-9.

[10] Kakiuchi Y, Idota N, Nakamura M, et al. A fatal case of cervical hemorrhage after fine needle aspiration and core needle biopsy of the thyroid gland. Am J Forensic Med Pathol 2015; 36:207-9.

[11] Polyzos SA, Anastasilakis AD. Systematic review of cases reporting blood extravasation-related

complications after thyroid fine-needle biopsy. J Otolaryngol Head Neck Surg 2010; 39:532-41.

[12] Tomoda C, Takamura Y, Ito Y, et al. Transient vocal cord paralysis after fine-needle aspiration biopsy of thyroid tumor. Thyroid 2006; 16: 697-9.

[13] Yldar M, Demirpolat G, Aydin M. Acute suppurative thyroiditis accompanied by thyrotoxicosis after fine-needle aspiration: Treatment with catheter drainage. J Clin Diagn Res 2014; 8:ND12-ND14.

[14] Linder J, Olsen G, Johnston W. Fine-needle aspiration biopsy of the mediastinum. Am J Med 1988; 81:1005-8.

[15] Akbaba G, Omar M, Polat M, et al. Cutaneous sinus formation is a rare complication of thyroid fine needle aspiration biopsy. Case Rep Endocrinol 2014; 923438.

第二十七章　液基细胞学制片与传统制片细胞学特点的差异

一、病例介绍

患者女性，66岁，主诉吞咽困难一年。于外院就诊超声检查时发现甲状腺左叶肿物伴钙化。患者随后被推荐至限病院就诊。超声显示甲状腺左叶可见 2.6cm×1.6cm 肿物。肿物表现为低回声，局部检测到带状或点状高回声区域，考虑钙化。肿物边界不清且不规则，表明其呈浸润性生长（图 27-1）。彩色多普勒超声显示结节内及结节周围血流增多。对肿物行穿刺细胞学检测并同时进行常规及液基细胞学（liquid-based cytology, LBC）制片。细胞学报告为"恶性，PTC"。随后患者接受了甲状腺全切术及气管旁颈淋巴结清扫术。

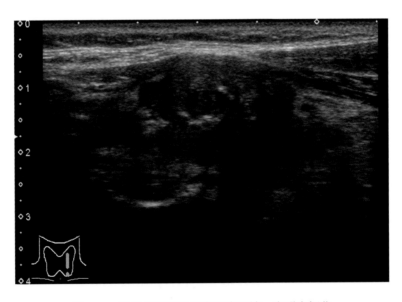

图 27-1　示低回声肿物伴高回声区域，表明有钙化

二、细胞学所见

传统制片细胞丰富，背景清晰，黏稠胶质散在分布。圆形异型细胞呈乳头簇状或单层片状分布（图 27-2）。周围包绕淡染亮绿色细胞质。细胞核排列紧密并偶见核沟。可见少量核内假包涵体（图 27-3）。核染色体呈粉尘状至细颗粒状。核仁染色暗淡且不清晰（图

27-3，详见表 3-1 及表 3-2）。

　　LBC 制片亦富含细胞，背景清晰，并偶见奇异性多核巨细胞。异型细胞呈乳头状或单层片状排列。部分细胞簇黏附黏稠胶质（图 27-4）。相较于传统制片，细胞核质比更高，细胞质变少及细胞核缩小，细胞质染色加深，且细胞边界更加清晰，但未见细胞核聚集。单层片状细胞簇内可见细胞间窗样间隙（图 27-5）。核沟及卷曲细胞核易见（图 27-6），核内假包涵体少见。染色质非粉尘样但呈细颗粒状。核仁明显，红染，并偶见核周空晕（图 27-6）。

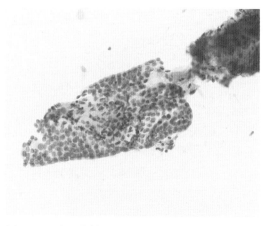

图 27-2　乳头状簇内可见由异型细胞组成的间质成分（巴氏染色，传统制片，×200）

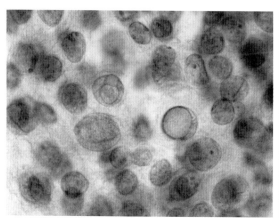

图 27-3　可见核内假包涵体及核沟，核染色质粉尘至细颗粒状，核仁暗、深染（巴氏染色，传统制片，×1000）

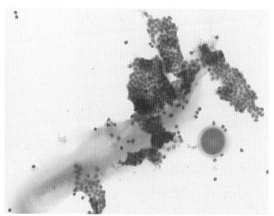

图 27-4　乳头状细胞簇与黏稠胶质紧密混合分布（巴氏染色，LBC，×200）

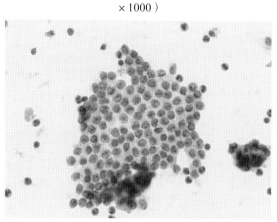

图 27-5　单层片状细胞簇内可见细胞间窗样间隙（巴氏染色，LBC，×400）

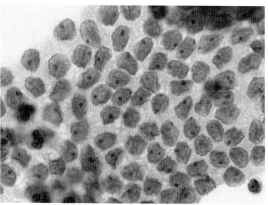

图 27-6　不规则和卷曲细胞核明显。染色质非粉尘样但呈细颗粒。核仁红染并偶见伴发的核周空晕（箭头处）（巴氏染色，LBC，×1000）

三、病理学所见

肿瘤位于甲状腺左叶上部，大小 20mm×15mm。切面可见肿物呈实性、白色伴钙化。肿瘤边缘不规则且侵及周围纤维脂肪组织（图 27-7）。镜下异型细胞表现为乳头状及滤泡状生长模式。滤泡内可见浓缩胶质。异型细胞显示 PTC 细胞核特点，包括核沟、核重叠、毛玻璃样外观及核内假包涵体（图 27-8）（详见第三至七章）。间质纤维化，散在钙化。Ki-67 增殖指数小于 1%。未见淋巴结转移证据。

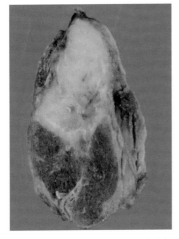

图 27-7　甲状腺上部可见实性肿瘤侵及周围组织

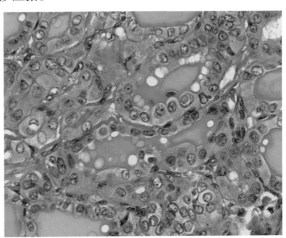

图 27-8　癌细胞显示核沟及核内假包涵体（HE 染色，×400）

四、鉴别诊断

LBC 是收集细胞样本的一种新技术，可使涂片更薄。此技术在妇科领域已有长足的发展，可以减少不满意制片及提高诊断准确率（详见第三十章）[1, 2]。近来，LBC 在非妇科细胞学领域越来越普及，其中包括甲状腺穿刺 [3,4]。当前，LBC 主要有两大系统：①过滤及负压真空收集细胞在膜上并转至载玻片；②通过密度梯度离心及沉降。前者细胞分布较薄，后者较厚 [7,8]。

LBC 对于甲状腺 FNA 标本制片越来越普及，过滤及离心两种方法皆已应用 [1-17]。Rossi 等报道 LBC 降低细胞量不足病例数，提高了诊断敏感性 [5]。可以完美地保存细胞并减少覆盖滤泡细胞的血液成分，准确性等同于传统方法 [4,6]。

LBC 制片具有许多特有的形态学变化。不同方法的细胞学所见不同 [7-9]，同时因收集液不同也受影响 [8, 9]。因此，针对 LBC 的细胞诊断必须注意处理方法及收集液的使用。除非特别注明，在下文中制片均使用 SurePath 方法及 CytoRich™ RED 收集液（表 27-1）。

表 27-1　LBC 制片（SurePath）与传统制片甲状腺乳头状癌细胞学特点对比

项目	特点	项目	特点
背景	红细胞及胶质量减少	细胞核	缩小
	胶原性间质	核沟	可见
排列	三维结构更明显	核内假包涵体	可见
	组织学结构更明显	染色质分布	颗粒状
	孤立性细胞减少	毛玻璃核	不明显
细胞间隙	可见	扭曲核	可见
核重叠	减少	核仁	嗜酸性，核周空晕
细胞质	变少，染色更深		

　　LBC 制片比传统制片背景更清晰、细胞量更丰富[10]。因蛋白质水解及收集液具有溶血功能，胶质及红细胞数量有所减少[6,10,11]。在 LBC 制片的 PTC 病例中，胶原化结缔组织组成的胶原性间质更容易鉴别（图 27-9）。此现象也可能是由于 CytoRich™ RED 收集液的蛋白水解特性所致[6]。同样，裸露的毛细血管易见（图 27-10）[6]。

　　相对于传统制片，LBC 法更容易显示单个细胞及细胞簇的三维结构（见图 27-4）[7]，孤立的细胞趋向于减少，梁状及鞋钉样结构增多。相反，乳头状结构及组织碎片更少见[6]。细胞簇内细胞间窗样间隙仅限于 LBC 制片（见图 27-5），推测其成因为细胞质收缩[6]。LBC 制片的 PTC 病例中三分之二可见细胞间窗样间隙，但在传统制片中较为罕见[6]。

　　LBC 制片中细胞形态保存良好而易见[6]。因此，高细胞型因细胞高度大于 2~3 倍宽度而更易辨认（详见图 8-6）[12]。核质比更高，细胞核变小，细胞质减少，细胞质染色更深，且细胞边界更清晰，但细胞核并未聚集[11,13,14]。PTC 细胞核特征，包括核形不规则、核沟（见图 27-6）及核内假包涵体皆易辨认[5-17]。研究表明，PTC 中毛玻璃样核发生率仅为 0.6%，大多数细胞核表现为颗粒状染色质[6]。因此应当注意，在使用 SurePath 方法及 CytoRich™ RED 收集液的 LBC 制片病例中，毛玻璃样核并非 PTC 的诊断线索。

　　核不规则或核膜成角已在 LBC 制片中描述过[7,10,15]，称之为"扭曲核"（见图 27-6），其中过半核膜呈不规则锯齿状[6]。我们研究中 41.0% 的 LBC 制片的 PTC 病例可见扭曲核[6]，而传统制片的 PTC 病例仅 2.5% 可见。在 LBC 制片的腺瘤性甲状腺肿中为 3.6%，滤泡性肿瘤则为 0。在 LBC 制片 PTC 病例中，扭曲核可能是新的诊断线索（见图 27-6）。

　　PTC 中易见明显红核仁[11]。但在常规制片中核仁染色偏暗。LBC 制片中，嗜酸性核仁不仅见于 PTC 中，而且见于腺瘤性甲状腺肿或滤泡性肿瘤[6]。PTC 中红核仁偶尔伴核周空晕。腺瘤样、增生性结节和滤泡性肿瘤中并无此结构，因而核周空晕可用于与 PTC 的鉴别诊断。

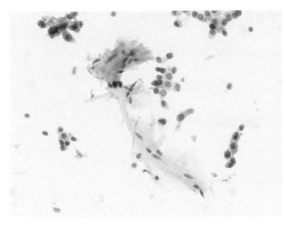

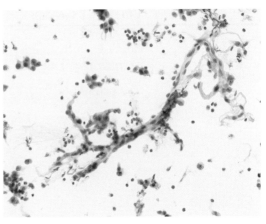

图 27-9　甲状腺乳头状癌病例中的胶原性间质，不
伴有癌细胞。注意梭形细胞核为结缔组织内成纤维
细胞（巴氏染色，LBC,×200）

图 27-10　PTC 中裸露的毛细血管，与结缔组织
或癌细胞无关（巴氏染色，LBC,×200）

（Ayana Suzuki　著；乔旭柏　译）

参 考 文 献

[1] Nandini NM, Nandish SM, Pallavi P, et al. Manual liquid based cytology in primary screening for cervical cancer—a cost effective preposition for scarce resource settings. Asian Pac J Cancer Prev 2012; 13:3645-51.

[2] Akamatsu S, Kodama S, Himeji Y, et al. A comparison of liquid-based cytology with conventional cytology in cervical cancer screening. Acta Cytol 2012; 56:370-4.

[3] Argon A, Uyaroglu MA, Nart D, et al. The effectiveness of the liquid-based preparation method in cerebrospinal fluid cytology. Acta Cytol 2013; 57:266-70.

[4] Rossi ED, Morassi F, Santeusanio G, et al. Thyroid fine needle aspiration cytology processed by ThinPrep: An additional slide decreased the number of inadequate results. Cytopathol 2010; 21:97-102.

[5] Rossi ED, Raffaelli M, Zannoni GF, et al. Diagnostic efficacy of conventional as compared to liquid-based cytology in thyroid lesions: evaluation of 10360 fine needle aspiration cytology cases. Acta Cytol 2009; 53:659-666.

[6] Suzuki A, Hirokawa M, Higuchi M, et al. Cytological characteristics of papillary thyroid carcinoma on LBC specimens, compared with conventional specimens. Diagn Cytopathol 2014; 43:108-13.

[7] Jung CK, Lee A, Jung ES, et al. Split sample comparison of a liquid-based method and conventional smears in thyroid fine needle aspiration. Acta Cytol 2008; 52:313-9.

[8] Zhao FH, Hu SY, Bian JJ, et al. Comparison of ThinPrep and SurePath liquid-based cytology and subsequent human papillomavirus DNA testing in China. Cancer Cytopathol 2011; 119:387-94.

[9] Fadda G, Rossi ED. Liquid-based cytology in fine-needle aspiration biopsies of the thyroid gland. Acta Cytol 2011; 55:389-400.

[10] Kim DH, Kim MK, Chae SW, et al. The usefulness of SurePath[TM] liquid-based smear in sonoguided thyroid fine needle aspiration; a comparison of a conventional smear and SurePath[TM] liquid-based cytology. Korean J Cytopathol 2007; 18:143-52.

[11] Mygdakos N, Nikolaidou S, Tzilivaki A, et al. Liquid based preparation （LBP） cytology versus conventional cytology （CS） in FNA samples from breast, thyroid, salivary glands and soft tissues. Our

experience in Crete （Greece）. Roman J Morphol Embryol 2009; 50:245-50.

[12] Lee SH, Jung CK, Bae JS, et al. Liquid-based cytology improves preparative diagnostic accuracy of the tall cell variant of papillary thyroid carcinoma. Diagn Cytopathol 2013; 42:11-7.

[13] Ali SZ, Cibas ES. The Bethesda System for Reporting Thyroid Cytopathology: Definitions, Criteria and Explanatory Notes. New York: Springer, 2010; p178.

[14] Afify AM, Al-Khafaji BM. Cytologic artifacts and pitfalls of thyroid fine-needle aspiration using ThinPrep: A comparative retrospective review. Cancer 2001; 93:179-86.

[15] Geers C, Bourgain C. Liquid-based FNAC of the thyroid a 4-year survey with SurePath. Cancer Cytopathol 2011; 119:58-67.

[16] Malle D, Valeri RM, Pazaitou K, et al. Use of a thin-layer technique in thyroid fine needle aspiration. Acta Cytol 2006; 50:23-7.

[17] Fischer AH, Clayton AC, Bentz JS, et al. Performance differences between conventional smears and liquid-based preparations of thyroid fine-needle aspiration samples. Arch Pathol Lab Med 2013; 137:26-31.

第二十八章 使用细针穿刺样本进行免疫细胞化学染色的误区

一、概述

组织病理标本的免疫染色是使用甲醛溶液固定、石蜡包埋的组织经过或者不经过抗原修复来实现的。而 FNA 细胞涂片通常是 95% 乙醇溶液固定的标本。由于固定试剂、固定方法和 / 或抗原修复的不同，组织学标本和细胞学标本的免疫染色结果可能不一致甚至相反。笔者所在医院使用的自动染色设备针对细胞涂片进行特殊固定处理。针对 FNA 涂片，乙醇溶液固定后再经过甲醛 – 磷酸盐缓冲液固定，然后经过抗原修复处理。表 28-1 总结了甲状腺细胞学免疫染色中的有用指标。

表 28-1　甲状腺肿瘤诊断中有用的免疫染色指标

	阳性	阴性
正常滤泡上皮	TG、TTF-1、PAX8	
乳头状癌	CK 19	CD56
筛状型乳头状癌	β-Catenin、ER、PR、TTF-1、PAX-8	TG
甲状腺透明变梁状肿瘤	MIB-1（Ki-67, 细胞膜）	CK 19
甲状腺髓样癌	降钙素、嗜铬粒蛋白 A、CEA	TG
未分化癌	p53 蛋白	
增殖指数	MIB-1	
ITET/CASTLE/ITC	CD5、p63、c-kit（CD117）	TG、降钙素
转移性癌	GATA-3、GCDFP-15 乳腺癌；CDX-2 消化道源性腺癌；TTF-1、NapisinA 肺腺癌；CK5/6、P63、P40 鳞状细胞癌；CD10 肾细胞癌	TG、TTF-1

注：ITET/CASTLE/ITC. 甲状腺内异位的上皮胸腺瘤 / 显示胸腺样分化的癌 / 甲状腺内胸腺癌。

二、方法

1. 甲醛溶液固定石蜡包埋切片的免疫组化染色步骤

免疫组化染色使用甲醛溶液固定、石蜡包埋组织连续 4μm 切片，使用的自动染色机是 Ventana Benchmark XT（Ventana, Tucson, AZ），所用试剂盒为链霉亲和素 – 生物素 – 过氧化物酶反应试剂盒和 DAB 显色（LSAB, Ventana）。

（1）脱蜡。

（2）缓冲液冲洗。

（3）专用抗原修复液修复，95 ºC，30 分钟。

（4）缓冲液冲洗。

（5）延迟拮抗剂。

（6）缓冲液冲洗。

（7）一抗孵育 37ºC，30 分钟。

（8）缓冲液冲洗。

（9）链霉亲和素 – 生物素 – 过氧化物酶和 DAB 孵育 37 ºC，8 分钟。

（10）缓冲液冲洗。

（11）苏木素染核 37ºC，8 分钟。

（12）缓冲液冲洗。

（13）返蓝（碳酸锂）37ºC，4 分钟。

（14）缓冲液冲洗。

（15）水洗。

（16）100% 乙醇脱水，二甲苯透明。

（17）封片。

2. 细胞学样本免疫细胞化学染色的步骤

免疫细胞化学染色使用 95% 乙醇溶液固定的 FNA 涂片进行。乙醇溶液固定后，20% 甲醛磷酸盐缓冲液固定 30 分钟，专用抗原修复液 95ºC 进行抗原修复 30 分钟。接下来步骤同上述组织学染色的步骤（2）到（17）。此操作也适用于脱色后的巴氏染色涂片和细胞转移技术得到的样品[1-3]。

3. 固定方法对免疫组化结果的影响举例

在这里我们以 PTC 的 MIB-1（Ki-67）的免疫染色为例来阐述不同的固定方法及导致不同的染色结果。

PTC 的组织病理切片的 MIB-1 染色中只有很少的细胞呈阳性（核着色），其标记指数为 1.3%（图 28-1）。然而，在同一病例中，乙醇溶液固定的细胞学标本 MIB-1 染色呈阴性，标记指数为 0（图 28-2）。乙醇溶液固定后再经过甲醛溶液固定（双固定）的细胞学标本 MIB-1 染色也是呈阴性，标记指数为 0（图 28-3）。相反，双固定后的细胞学标本经过抗原活化处理后，一些肿瘤细胞 MIB-1 染色呈阳性（图 28-4），标记指数与组织学切片相同，都是 1.3%。然而，只经过乙醇溶液单固定的细胞学标本经过抗原活化处理后，MIB-1 染色也呈阳性，但是细胞形态变得不够清晰（图 28-5）。对于免疫染色中的细胞膜抗原和细胞质抗原，甲醛溶液固定和抗原活化处理也总能得到比较优化的结果。图 28-6 示 CK19 免疫染色举例。

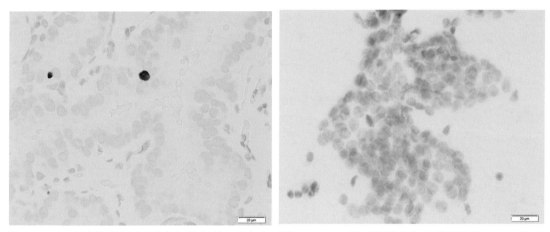

图 28-1 经过甲醛溶液固定和抗原修复处理的组织 图 28-2 乙醇溶液固定的细胞学样本的 MIB-1 染色
切片 MIB-1 染色（×400） （×400）

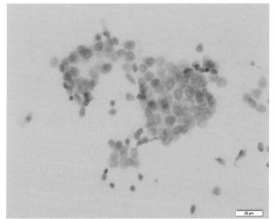
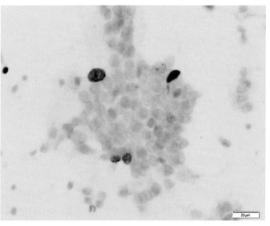

图 28-3 乙醇溶液和甲醛溶液双固定的细胞学样本 图 28-4 乙醇溶液和甲醛溶液双固定后经过抗原
的 MIB-1 染色（×400） 活化处理的细胞学样本的 MIB-1 染色（×400）

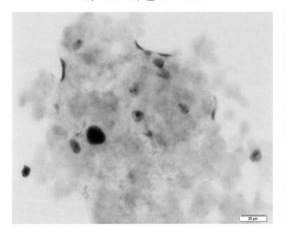
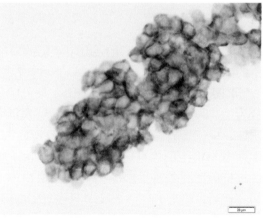

图 28-5 乙醇溶液单固定后经过抗原活化处理的细 图 28-6 乙醇溶液和甲醛溶液双固定后经过抗原
胞学样本的 MIB-1 染色。注意细胞形态模糊不清和 修复处理的细胞学样本的 CK19 染色（×400）
明显的非特异着色（×400）

三、结论

针对细胞学样本，为了使免疫染色结果更可靠、更优化，有必要对染色条件和染色步骤进行优化和标准化，进而形成操作常规。本书其他章节中出现的免疫组化插图详见表28-2（以抗原的英文字母顺序排列）。

表 28-2 免疫组化示例相关章节

标志物	章节和插图编号	阳性染色定位
β-Catenin	第九章（图 9-11 图 9-14）	细胞核和细胞质
降钙素	第十五章（图 15-2A），第十六章（图 16-7 和图 16-10）	细胞质
癌胚抗原（CEA）	第十六章（图 16-11）	细胞膜和细胞质
嗜铬素 A	第十八章（图 18-15）	细胞质
CD5	第十七章（图 17-7～图 17-9）	细胞膜
CD10	第二十二章（图 22-4 和图 22-7）	细胞膜和细胞质
CD23	第十四章（图 14-8）	细胞质
CD68	第十一章（图 11-3G）	细胞质
CK AE1/AE3	第十四章（图 14-9）	细胞质
CK 19	第二十九章（图 29-6）	细胞质
ER	第九章（图 9-13 和图 9-15）	细胞核
GATA-3	第十八章（图 18-18）	细胞核
Ki-67（MIB-1）	第十二章（图 12-8 和图 12-11），第十六章（图 16-12），第二十八章（图 28-1、图 28-4 和图 28-5）	HTT 在细胞膜，其他在细胞核
PTH	第十八章（图 18-14）	细胞质
PAX8	第十八章（图 18-17）	细胞核
p53	第二十一章（图 21-9）	细胞核
TG	第九章（图 9-12），第十一章图 11-3H）	细胞质
TTF-1	第十八章（图 18-16）	细胞核

（Junko Maruta 著；孙玉静 译）

参 考 文 献

[1] Maruta J, Hashimoto H, Yamashita H, et al. Value of thyroid specific peroxidase and Ki-67 stains in preoperative cytology for thyroid follicular tumors. Diagn Cytopathol 2015; 43（3）:202-9.

[2] Brown GC, Tao LC. Restoration of broken cytology slides and creation of multiple slides from a single smear preparation. Acta Cytol 1992; 36（2）:259-63.

[3] Sherman ME, Jimena-Joseph D, Grang MD, et al. Immunostaining of small cytologic specimens. Facilitation with cell transfer. Acta Cytol 1994; 38（1）:18-22.

第二十九章　甲状腺细针穿刺的分子诊断陷阱

一、甲状腺细胞学 ATA 指南和分子检测

2015 年 ATA 针对成年患者甲状腺结节和各种甲状腺癌的处理指南指出，细胞学类型为 AUS/FLUS 的病例，结合其病变的临床和超声特点，建议重复进行 FNA 或分子诊断来辅助评估恶性病变的风险，从而代替直接进行监控或诊断性手术（详见建议 15，弱建议，证据中等）[1]。细胞学类型为 FN/SFN 的病例，在考虑其临床和超声特点之后，可以采用分子检测来辅助评估恶性病变的风险，而非直接进行手术（详见建议 16，弱建议，中等证据）[1]。虽然在大多数西方国家，对细胞学是 FN/SFN 的结节进行诊断性手术是长久以来建立的标准，ATA 指南推荐更加保守的临床处理。

由于超过 70% 的甲状腺癌都含有至少一种已知基因变异，针对一系列体细胞突变进行的分子检测成为形态学诊断强有力的辅助手段。一些研究针对甲状腺 FNA 样本分析了 BRAF^{V600E} 突变，RET/PTC 基因重排或者 RAS 突变情况，认为根据这些基因异常可以做出结论性的诊断。在诊断不明确的穿刺标本中，有 16% 的病例携带 BRAF 突变、RAS 突变，或 RET/PTC、PAX8-PPAR（过氧化物酶体增殖物激活受体 γ）基因重排 [2-5]。这些基因标志物有比较高的特异性和预测价值，因而有助于诊断不确定性结节中的恶性病变 [6]。

但是，Trimboli 等得出了不同的结论，认为用 BRAF 突变去检出或者排除不确定结节中的恶性病变作用有限，因为根据他们针对 8 个研究进行的 Meta 分析，BRAF 基因在不确定结节中的突变率只有 4.6%（43 例 /1361 例）[7]。ATA 指南也指出，目前还没有单一理想的分子检测可以明确或者排除细胞学中不明确病例中的恶性病变 [1]。

另一进展是基因表达特征的应用，具有高敏感性和较高阴性预测价值 [8]。这种敏感的术前检测精确识别出良性结节，避免纯诊断性手术。目前已有两种商业化方法：Afirma 基因表达分类（AGEC）和 ThyroSeq 二代测序法检测 [9, 10]。

AGEC 诊断检测是 Veracyte 公司（旧金山，加利福尼亚州）发明的专利产品。它依赖于"良性基因表达指纹"方法去鉴别良恶性不明确的 FNA 标本中的阴性病例。该检测分析一组 167 个基因的 mRNA 表达，最终作为除外甲状腺癌的诊断依据。其中 142 个基因主要鉴别常见肿瘤（良性 vs. 恶性），余下的 25 个基因用来排除罕见肿瘤。

多基因 ThyroSeq 二代测序法检测甲状腺癌中 14 个基因点突变、42 种基因融合、8 种基因去评估细胞的构成。根据 Nikiforov 等对 465 例 AUS/FLUS 结节的分析，这种检测方法的敏感性为 90.9%，特异性为 92.1%，阳性预测率为 76.9%，阴性预测率为 97.2%[10]。

然而，这些检测试剂盒价格高昂，单价 3000~10 000 美元。而且，用它们来筛查癌症

也不适用，因其预测甲状腺癌的敏感性较低。这些试剂盒目前只在有限几个国家使用，因而本书中不做推荐。因目前细胞学检查可对绝大部分甲状腺肿瘤提供可靠诊断，费用仅约20美元，高价诊断试剂盒很难常规应用于临床检查中。相反，基于少数基因的分子诊断，例如基于 TFF3 基因的检测（详述如下），在不远的将来可能会成为细胞学检测的辅助手段。

二、甲状腺癌变概念的改变

长期以来，人们都认为癌症的发生是多步骤的，或者说是一个由腺瘤到腺癌的过程。但是，最近韩国的甲状腺癌流行病学研究和福岛健康管理调查在甲状腺微乳头状癌（PTMC）中得到的临床证据，与之前的假设完全相反[11-13]。首先，甲状腺癌不是来源于成人甲状腺滤泡细胞，而是来自未知来源的仅在婴儿中存在的组织。也就是说，小的甲状腺癌在婴儿时期就已经存在了。其次，大部分甲状腺肿瘤都不会进展为高度恶性的肿瘤。换句话说，每种甲状腺肿瘤的特征严格取决于其细胞来源，不断积累的基因改变并不总是与肿瘤细胞恶性特征相关。现在这些观点被总结为胚胎甲状腺癌变学说[14,15]。这些甲状腺癌变基本概念的重要改变意味着甲状腺癌基因分子诊断靶标需要被重新评估。

三、甲状腺滤泡腺癌与腺瘤的区分

甲状腺细胞学中最重要的分子诊断就是如何鉴别出甲状腺滤泡腺癌（FTC），因为运用传统的细胞学检测方法可以很容易地区分其他类型的甲状腺癌。尽管已有很多研究报告了诊断 FTC 的理想分子靶标，但到目前为止，尚未有一种应用于临床。

由于大多数甲状腺研究者相信多步骤癌变理论，几乎所有这些靶标都是腺癌特异性的。因为多步骤癌变理论认为，FTC 是由滤泡样腺瘤经过不断积累基因改变，或者过表达癌症相关基因产物而引起的。

然而，最近芯片数据证实，通过基因表达的不同可至少将 FTC 分为两型，这就使人们质疑先前使用腺癌特异性基因得到的结果是否可靠[16]。另一方面，FTA 包括一组病变，提示腺瘤特异性基因可作为鉴别诊断的理想靶标。其中三叶肽因子 3（TFF3）mRNA 被认为最有前景，因其在甲状腺肿瘤中表达量很高，而且在良恶性肿瘤中表达的差异性明显优于其他候选基因[17]。基于 TFF3 基因的临床诊断正在日本和德国等国家兴起[18,19]。

下一个陷阱是 FTC 病理诊断中的"百分之十五问题"。最新研究表明，应用 WHO 标准进行的病理诊断，不同观察者之间有较高差异。因此，肿瘤病理诊断和肿瘤实际生物学属性之间至少存在 15% 的偏差。这种现象被叫做 FTC 诊断的"百分之十五问题"，这会导致病理诊断和分子诊断之间的明显偏差。事实上，基于 TFF3 的分子诊断，在不伴有转移的微小浸润型 FTC 中也存在着大约 20% 的偏差，但在伴有广泛转移的 FTC 和伴有转移的微小浸润型 FTC 几乎完全一致[17-19]。因此，对 FA/FTC 系列肿瘤的分子诊断还处于研究水平，理想的分子靶标不仅需要诊断精确度高，同时需要对诊断临床明显恶性病例的高敏感度。

四、成熟癌和未成熟癌

我们需要明确认识到的是即使有侵袭或转移的可能，大部分甲状腺癌是不致命的。因此，我们除了明确一个肿瘤是否为恶性之外，还必须明确它是否致命。

在对 PTMC 进行的一项观察试验表明，没有患者是死于 PTMC 本身[12]。这个发现揭示了致命性甲状腺癌与 PTMC 是不同的。换而言之，PTMC 不会进展为致命性癌。40 岁以下甲状腺癌患者的预后极好。40 岁以上患者的致命性甲状腺癌与肿瘤生长过快、瘤体突然增大、伴有明显转移有关。这些肿瘤最终预后很差。根据 Takano 的胚胎癌变理论，以 PTMC 为代表的预后良好的肿瘤被称作成熟癌，而那些在年长患者突然发现的、预后差的肿瘤被称作未成熟癌[14]。但是，这两种癌在镜下的形态学特点难以区分。因此，对 40 岁以上患者分化型甲状腺癌的预后难以评估。

目前对于这两种癌症的分子诊断还处于研究水平。一些研究提出，BRAF 基因点突变是提示乳头状癌预后不良的理想指标[22]。但另一些研究对此结论提出了质疑[23]。同时，BRAF 基因突变率即使在相同地区甚至相同种族背景的人群中差异也很明显。这就导致对用 BRAF 基因突变作为指标的可靠性问题的密切关注[24]。另一个可能的候选指标是 TERT 基因。许多研究表明，携带有 TERT 基因突变的甲状腺癌患者与没有突变的患者相比预后较差[25]。但是 TERT 基因突变与患者的年龄密切相关，而患者年龄大本身就是甲状腺癌预后不良的指标，因而用 TERT 基因突变作为预后指标的重要性还未被确立。

如果胚胎细胞癌变理论成立，那么基因突变将不能作为甲状腺癌的预后指标，甲状腺癌的命运将严格取决于其细胞来源[15]。如果患者的肿瘤来源于分化性胚胎细胞或者成熟癌预后较好，如果患者的肿瘤来源于未分化胚胎细胞或者未成熟癌则预后较差。在胚胎细胞癌变过程中，肿瘤团块是由未分化细胞增殖而成，这些增殖的肿瘤细胞再变为分化良好的成熟细胞。因此，来源于未分化干细胞的肿瘤，由于只含有很少量的肿瘤干细胞，在镜下可能被看做已分化肿瘤，因为很难将它与只含有分化细胞的肿瘤团块相区分。毫无疑问的是，含有肿瘤干细胞的肿瘤预后较差。然而传统病理或者分子手段很难检测到含量很少的未分化细胞。因为 FNA 涂片所含的肿瘤细胞数量太少，因而用 FNA 涂片鉴定较小比例的肿瘤细胞具有相当的局限性。

五、穿刺样本的制备

甲状腺穿刺时经常在肿瘤组织中混有一定量的正常组织细胞，尤其当伴有外周血细胞的污染时会干扰分子诊断的结果。因此在进行分子诊断时，对穿刺样本进行预处理是必不可少的步骤。我们已经建立了一个简单的方法来有效地收集肿瘤细胞[18]。由于甲状腺肿瘤细胞易聚集成团，可以采用抗凝剂预处理样本，然后用滤网进行纯化（图 29-1）。血细胞可以通过滤网，而大团块的肿瘤细胞则留在滤网之上。如果要提取肿瘤细胞的核酸，可以用变性试剂清洗滤网来裂解细胞。

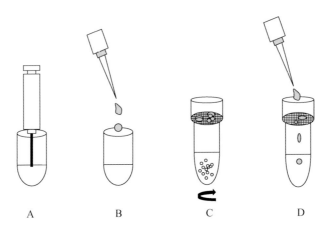

图 29-1　用滤网对甲状腺穿刺样本进行处理。将穿刺物用抗凝剂打散（A），然后加入核酸稳定剂（B），
　　　　　过滤网（C），用变性试剂对留在滤网上的细胞进行裂解（D）

六、要点

许多应用于甲状腺穿刺物的分子诊断试剂盒现在已经商业化。因其价格高昂，且诊断甲状腺癌敏感度有限，故不可能取代细胞学检测。基于甲状腺癌变新概念的临床诊断方法，如 TFF3 基因诊断等，较为便宜且具有很高的敏感性，有望在不久的将来率先应用于临床，成为细胞学诊断的重要辅助手段。

（Toru Takano　著；刘甜甜　译）

参 考 文 献

[1] Haugen BR, Alexander EK, Bible KC, et al. American Thyroid Association management guidelines for adult patients with thyroid nodules and differentiated thyroid cancer. Thyroid 2015; 26:1-134.

[2] Sapio MR, Posca D, Raggioli A, et al. Detection of RET/PTC, TRK and BRAF mutations in preoperative diagnosis of thyroid nodules with indeterminate cytological findings. Clin Endocrinol 2007; 66: 678-83.

[3] Jo YS, Huang S, Kim YJ, et al. Diagnostic value of pyrosequencing for the BRAF V600E mutation in ultrasound-guided fine-needle aspiration biopsy samples of thyroid incidentalomas. Clin Endocrinol 2009; 70:139-44.

[4] Hyeon J, Ahn S, Shin JH, et al. The prediction of malignant risk in the category 'atypia of undetermined significance/follicular lesion of undetermined significance' of the Bethesda System for Reporting Thyroid Cytopathology using subcategorization and BRAF mutation results. Cancer Cytopathol 2014; 122: 368-76.

[5] Cantana S, Capezzone M, Marchisotta S, et al. Impact of proto-oncogene mutation detection in cytological specimens from thyroid nodules improves the diagnostic accuracy of cytology. J Clin Endocrinol Metab 2010; 95:1365-9.

[6] Nikiforov YE, Ohori NP, Hodak SP, et al. Impact of mutational testing on the diagnosis and management of patients with cytologically indeterminate thyroid nodules: A prospective analysis of 1056 FNA samples. J Clin Endocrinol Metab 2011; 96: 3390-7.

[7] Trimboli P, Treglia G, Condorelli E, et al. BRAF-mutated carcinomas among thyroid nodules with prior indeterminate FNA report: A systematic review and meta-analysis. Clin Endoclinol （Oxf） 2016; 84:315-20.

[8] Eszlinger M, Paschke R. Molecular fine-needle aspiration biopsy diagnosis of thyroid nodules by tumor specific mutations and gene expression patterns. Mol Cell Endocrinol 2010; 322:29-37.

[9] Alexander EK, Kennedy GC, Baloch ZW, et al. Preoperative diagnosis of benign thyroid nodules with indeterminate cytology. N Engl J Med 2012; 367:705-15.

[10] Nikiforov YE, Carty SE, Chiosea SI, et al. Impact of the multi-gene ThyroSeq next-generation sequencing assay on cancer diagnosis in thyroid nodules with atypia of undetermined significance/follicular lesion of undetermined significance cytology. Thyroid 2015; 25:1217-23.

[11] Ahn HS, Kim HJ, Welch HG. Korea's thyroid-cancer 'epidemic' screening and overdiagnosis. New Engl J Med 2014; 371:1765-7.

[12] Ito Y, Miyauchi A, Kihara M, et al. Patient age is significantly related to the progression of papillary microcarcinoma of the thyroid under observation. Thyroid 2014; 24: 27-34.

[13] Suzuki S. Childhood and adolescent thyroid cancer in Fukushima after the Fukushima Daiichi nuclear power plant accident: 5 years on. Clin Oncol （in press）.

[14] Takano T. Fetal cell carcinogenesis of the thyroid: A hypothesis for better understanding of gene expression profile and genomic alternation in thyroid carcinoma. Endocr J 2014; 51: 509-15.

[15] Takano T. Molecular classification of thyroid tumor: A proposal based on the fetal cell carcinogenesis hypothesis. J Basic Clin Med 2015; 4:81-6.

[16] Wojtas B, Pfeifer A, Jarzab M, et al. Unsupervised analysis of follicular thyroid tumours transcriptome by oligonucleotide microarray gene expression profiling. Endokrynol Pol 2013; 64: 28-34.

[17] Takano T, Miyauchi A, Yoshida H, et al. High-throughput differential screening of mRNAs by serial analysis of gene expression: Decreased expression of trefoil factor 3 mRNA in thyroid follicular carcinomas. Br J Cancer 2004; 90:1600-5.

[18] Yamada H, Takano T, Kihara M, et al. Measurement of TFF3 mRNA in aspirates from thyroid nodules using mesh filtration: The first clinical trial in 130 cases. Endocr J 2012; 59: 621-30.

[19] Karger S, Krause K, Gutknecht M, et al. ADM3, TFF3 and LGALS3 are discriminative molecular markers in fine-needle aspiration biopsies of benign and malignant thyroid tumours. Br J Cancer 2012; 106: 562-8.

[20] Takano T. The fifteen percent issue in molecular-based diagnosis of follicular thyroid carcinoma. Pathol Int 2011; 61:165-6.

[21] Cipriani NA, Nagar S, Kaplan SP, et al. Follicular thyroid carcinoma: How have histologic diagnosis changed in the last half-century and what are the prognostic implications? Thyroid 2015; 25:1209-16.

[22] Xing M. Prognostic utility of BRAF mutation in papillary thyroid cancer. Mol Cell Endocrinol 2010; 321:86-93.

[23] Ito Y, Yoshida H, Maruo R, et al. BRAF mutation in papillary thyroid carcinoma in a Japanese population: its lack of correlation with high-risk clinicopathological features and disease-free survival of patients. Endocr J 2009; 56:89-97.

[24] Guerra A, Sapio MR, Marotta V, et al. The primary occurrence of BRAFV600E is a rare clonal event in papillary thyroid carcinoma. J Clin Endocrinol Metab 2012; 97:517-24.

[25] Xing M, Liu R, Liu X, et al. BRAF^{V600E} and TERT promoter mutations cooperatively identify the most aggressive papillary thyroid cancer with highest recurrence. J Clin Oncol 2014; 32: 2718-26.

第三十章　甲状腺细针穿刺技术

甲状腺结节很常见，经 FNA 细胞学或者手术证实的结节中有 2%~22% 是恶性肿瘤，其中仅有一小部分结节表现出临床侵袭性生物学行为。甲状腺 FNA 是术前明确结节性质的首选方法，能够指导医师进入准确的临床管理路径。高质量穿刺标本应当包含特征性细胞，因此需要操作医师技术娴熟。本章节主要涉及甲状腺细针穿刺技巧、穿刺前后注意事项及标本质量的相关问题。

一、常规细针穿刺步骤

1. 术前准备

穿刺前应了解患者有无出血性疾病，询问患者用药禁忌，是否服用影响凝血功能的药物。如果服用华法林等抗凝治疗药物，将被要求中止服用一段时间。如果有必要应检查患者的凝血功能。患者服用阿司匹林，将不影响细针穿刺检查，但是患者会被告知出现血肿及相关并发症的风险加大，并且建议患者延长压迫穿刺点时间。

术前操作医师向患者详细介绍细针穿刺检查过程，阐明可能存在的潜在风险及可能出现的不良反应和并发症，对于患者所关注的问题应当一一予以回答，以减轻患者焦虑，获取配合。如有必要可嘱其适当静坐数分钟，使呼吸和心率保持在正常范围。快速而深幅的呼吸导致甲状腺移动幅度加大，细针会划伤甲状腺包膜及腺体组织。强烈的心搏传导至甲状腺会影响进针。嘱咐患者在穿刺过程中不要说话、咳嗽或者吞咽，以减少甲状腺的移动。最后征得患者同意后签署知情同意书。

术前运用二维灰阶超声及彩色多普勒超声对结节进行定位，了解毗邻关系，同时观察结节的大小和超声特点。彩色多普勒成像主要用来观察结节内部及周边的血流信号，以便穿刺过程中有效地避开血管，降低出血（含甲状腺腺体出血、甲状腺包膜下出血及颈浅肌群间出血等）风险。

2. 术中操作

患者仰卧位平躺，将软枕置于肩后以便于颈部仰伸（图 30-1）。患者头部可略向穿刺部位对侧偏转，诊断医师将有更大的空间进行操作。穿刺部位用碘伏消毒，常规情况下不使用麻醉剂，如果患者耐受能力较差，可以用 2% 利多卡因进行局部浸润麻醉，缓解疼痛，配合穿刺过程。文献指出一旦局麻液混入标本，将会干扰稍后的细胞学评估，因此需要慎重选择进针部位及局麻药剂量。超声探头使用一次性消毒材料包裹，并配以一次性无菌导声胶。如果条件许可，现场细胞学评估（ROSE）可以判断标本是否足够与合适，从而提高细针穿刺检查的诊断率（详见第三十一章）。

常规情况下，使用 2.5ml 或者 5ml 一次性无菌注射器及 23G 穿刺针头（中国和日本采用 23G、欧美多采用 25G，图 30-2）。操作医师不使用穿刺架，徒手操作，此方法的优点是进针具有高度自由性，操控性强，可以根据目标随时调整方向，针尖显示率高。进针模式有两种：①平行法，即进针点位于探头两侧，穿刺针与探头（声束）长轴平面平行（图 30-3）。此法进针路径较长，对组织损害稍大，但是其优点是能够让操作医师观察到整个进针过程。显示屏的两侧即预计进针点，进针时针尖最好斜面向上，对向探头，声波入射方向与斜面形成一定角度，能够产生更大反射，因而针尖更明亮。②垂直法，即进针点位于探头中央，而非探头两侧，穿刺针由探头（声束）短轴平面进入。此法与平行法相比进针路径短，组织损害相对较小。显示屏显示的进针点位于中央，针尖斜面也应尽量朝上，使针尖显示更明亮，从而易于观察。进针过程中无法显示整个针体，

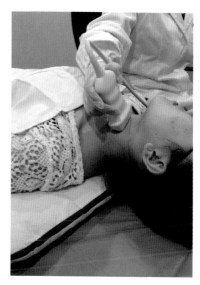

图 30-1　超声定位：患者平躺于检查床上，用枕头垫肩部以充分暴露颈部

操作者需要细心理解、体会穿刺针进针方向与声束方向之间的夹角。两者之间夹角过小，针尖下降至目标下方；夹角过大，针尖穿越目标上方垂直线，而未进入目标。

针尖进入取样区域后，沿进针方向快速反复移动 2~3 次 / 秒，并沿针杆轴心旋转，针尖斜面切割结节过程中，表面张力促使细胞进入针尖。如果必要，可负压抽吸活塞柱数次，以获取更多的细胞。

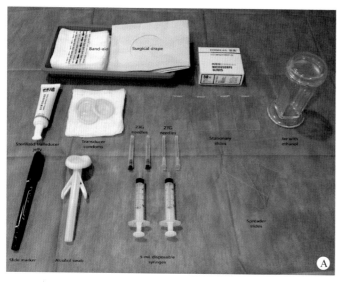

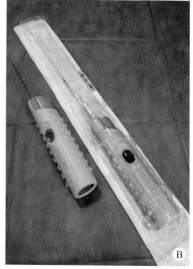

图 30-2　A. 细针穿刺工具；B. 穿刺活检针

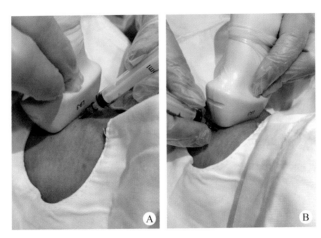

图 30-3　A.进针方向与超声探头垂直；B.进针方向与超声探头平行

每个病灶将取样两次，获得四张涂片。涂片随即用 95% 的乙醇溶液湿固定。随后针头和注射器可以使用 1ml 生理盐水冲洗，穿刺冲洗液用来测定肿瘤相关生物标志物，如降钙素等（详见第二十三章）。剩余的穿刺标本也可送分子标志物检测。

穿刺完毕，应嘱咐患者用力压迫穿刺点止血 5~10 分钟。适当静坐或者静卧数分钟，方可离开穿刺现场。另外，嘱咐患者或者患者家属在其后数小时内应注意血压及脉搏情况，如患者主诉不适或者有异常体征应及时联系医生。

3.要点

每张载玻片应详细标注患者姓名及取样部位。同时细胞学申请单应描述穿刺检查结节的部位、大小、简要超声特点（例如回声、结构、形态、边界、钙化的类型）。同时甲状腺整体背景特点，例如是否合并甲状腺功能亢进或者自身免疫性甲状腺炎，也应在申请单中做简单标注。一份精确、全面的甲状腺细胞学诊断报告是在多名经验丰富的诊断医师深入沟通、齐心协力、多学科通力合作的基础上获得的。

进针过程中最关键的操作就是实时监控针尖的运动，如果针尖偏离进针路线或者未达到预计目标，应将穿刺针退至皮下，重新调整方向，再次进针。如果在进针过程中，针尖目标丢失，可以采用下列方法寻找针尖。第一，沿进针方向轻轻上下移动针干，针尖会牵拉周围组织产生形变，有助于判断针尖位置。第二，使用彩色多普勒显像，针尖会产生闪烁伪像，有助于寻找针尖位置。第三，尝试将针芯拔出针套一段距离，然后重新塞回，针尖部可能会挤压出极少量气体，也有助于显示针尖。

二、影响细针穿刺细胞学结果的因素

细针穿刺细胞学检查的准确性与操作医师的经验、甲状腺结节固有的超声特征、细针穿刺技巧及细胞学读片等因素相关。

1. 结节固有的超声特征

体积较大的结节应当采用多点取样，以确保采集到特征性细胞，至于哪些部位应该作为取样区域，这很大程度上依赖于操作医师的判断。

过去 20 年间，很多研究探讨了结节超声特征和标本无法诊断之间的相关性。结节囊性部分大于 50%、结节最大径小于 5mm 和低回声被认为是标本无法诊断的独立风险因素[1]。Degirmenci 等学者研究认为，相比等回声或者高回声结节，低回声结节出现标本无法诊断的比例更高，尽管两者之间的差异性不具有统计学意义[2]。与之相似，Wu 等学者研究认为，如果取样点位于低回声，并且彩色多普勒显示乏血供，弹性成像质地偏硬的区域，标本无法诊断的较多见[3]。原因可能在于一旦上述超声特征同时出现，可能代表取样区域存在纤维化。事实上，在纤维化严重和钙化密集的区域很难获取足够的滤泡细胞。因此在实际操作中，应当避免将具有上述超声特征的区域作为取样点。以往理论认为，取样点应选择有可疑钙化的区域。然而现有数据提示，对于存在环状钙化的结节，如何获取足够的细胞的确是个难题。

要点：分析甲状腺结节的固有超声特征，不但有助于选择合理的取样区域，改善标本的质量，同时也会协助操作医师选择合理的取样技术（负压抽吸法或毛细原理法，见后述）。

2. 穿刺针直径及空芯针穿刺活检

许多学者对不同直径的穿刺针进行了比较研究，探讨哪一类穿刺针能为细胞学评估提供高质量的标本，结果证实穿刺针直径是标本无法诊断的独立风险因素。尽管对穿刺针直径与标本质量之间的相关性还存在质疑，多数学者认为较粗的穿刺针（22~23G）能提供更多的样本细胞。Ucler 等学者研究了不同直径穿刺针对细针穿刺检查准确性的影响，与 25~27G 穿刺针相比，直径较粗的穿刺针（22~23G）在标本的充足性和诊断的精确度方面占优势[4]。因此，对于前次穿刺检查标本无法诊断的结节，重复细针穿刺推荐使用直径较粗的穿刺针。

同样很多研究发现，和重复细针穿刺相比，空芯针穿刺活检能显著降低标本无法诊断结果的比例，从而确认空芯针穿刺活检联合细针穿刺对于改善标本质量有帮助[5-7]。很多时候标本细胞量不足常常源于细针无法穿透结节周边蛋壳样钙化或者因为结节很小，细针无法在结节内部自如地提插。而击发式空芯针穿刺活检往往能解决这类问题，从而采集到足够的标本。此外，对于存在蛋壳样钙化的结节，一旦先使用了击发式空芯针穿刺活检，随后进行的细针穿刺也将会变得顺利。

一些研究结果显示，针对意义不明确的细胞非典型病变或者滤泡性病变，空芯针穿刺活检得到的不确定结果远低于重复细针穿刺（17.6% vs. 37.3%）[8]。较高的确诊率可能归因于前者能够提供较多的组织样本用以诊断，包含病变外周的纤维包膜和周围腺体组织。此外，空芯针穿刺活检还有一个优点是可以提供标本用于免疫组化染色来进行鉴别诊断。众所周知，滤泡腺癌的诊断必须依据是否存在包膜或者血管侵犯来进行判断。要获取鉴别滤泡性肿瘤所必需的、含肿瘤侵犯的代表性组织标本并不容易。因此，尽管对于诊断甲状腺乳头状癌，空芯针穿刺活检占有一定优势，但是其并不能明确诊断或者排除滤泡腺癌。

另外，目前也没有指南或者共识推荐空芯针穿刺活检作为标本无法诊断结节的随访手段，FNA 依旧是甲状腺结节首次评估的最佳技术，空芯针穿刺活检则被建议用作必要、有效的补充手段。

要点：如果对血供丰富的结节采用空芯针穿刺活检，血液很快会进入粗针，进而影响标本质量。即使对于经验丰富的操作医师，过多的血液成分也会遮盖有限的滤泡细胞，而导致标本不满意而很难阅片。同时，为了避免出血或者血肿等一系列并发症，此种情况下不推荐使用空芯针穿刺活检。使用直径较粗的穿刺针进行细针穿刺，配合液基细胞学技术将会消除此类担忧，当穿刺标本直接置于固定液，大量红细胞将会被溶解，这将有效地提高细针穿刺确诊率（详见第二十七章）。

3. 取样技术

穿刺取样可以采取负压抽吸法和毛细原理法两种方法获取标本。

负压抽吸法即在超声实时监视下，针尖进入目标病灶，活塞柱快速做 3~5 次负压抽吸，利用大量负压抽取细胞获取标本。细针可以在结节内快速移动并且适度变换方向，最后解除负压，退出细针。此方法获取的细胞数量较多，但会有血液混入标本，导致涂片质量下降。适用于含有黏稠液体的混合性结节或者质地坚硬、纤维化严重的结节，但是针尖在快速抽吸中可能会偏离靶区域，导致结果假阴性。毛细原理法即拔除注射器，仅使用细针，用拇指和中指捏住针座，经皮进针。细针进入结节后，沿进针方向快速反复移动 2~3 次 / 秒，并沿针杆轴心旋转持续 3~5 秒。在此过程中针尖斜面切割结节，由于表面张力足够使细胞进入针尖，因此不需要负压抽吸，然后用食指按住针座底部，迅速拔出。还有一种改良方式，拔除活塞柱，保留注射器套管，针尖撤退时用食指按住套管尾端迅速拔出，后一种方法更有利于控制细针方向。毛细原理法避免抽吸，减轻了对组织的损害。在血供丰富的病灶使用此法，能减少血液的混入，涂片质量较高，但是细胞数量较少。因此，为了提高标本质量，应在结节不同部位取样 2~3 次。

出现标本无法诊断或者标本不满意的结果，很大程度由操作医师的取样技术造成。获取满足诊断所需足量的滤泡细胞是进行可靠细胞学诊断的先决条件，而其往往取决于细胞的数量、细胞结构的完整性、细胞退变程度、细胞的破坏程度和背景血污染程度等因素[9-11]。一般而言，我们认为毛细原理法背景血污染较少，细胞结构保持良好，细胞退变或者形变数量较少。而负压抽吸法得到的细胞数量较多。但是负压抽吸法血液成分过多，遮盖滤泡细胞，为读片带来困难。有研究证实负压抽吸会破坏、分解结节内部结构，因此在负压抽吸法之后进行毛细原理法取样，可能会影响标本质量。但是一些研究结论却认为两者结果并无统计学差异[12, 13]。

要点：两种技术各有利弊，操作者会根据自身喜好选择不同的取样技术。我们建议初次穿刺取样，首选毛细原理法，如果滤泡细胞数量不满意，然后使用负压抽吸法。沿着针杆做旋切运动有利于获取更多的细胞。应尽量缩短在结节内停留的时间，快速取样可能减少血液对滤泡细胞的遮盖。

对于结构疏松并且血供丰富的病灶或者腺体，以及血供丰富的结节，采用毛细原理法可以有效减少过多血液干扰标本。超声研究发现，就 PTC 而言，结节体积越小，纤维化比例越高。如果进针时发现，针尖缓慢刺向结节很难突破边缘，并且周围正常组织发生位移形变，表明结节质地偏硬，可以采用负压抽吸法以便充分取材。

4. 直接涂片和液基细胞学技术

直接涂片是甲状腺细胞学诊断的常规途径。如果不能提供现场快速评估，为了避免标本无法诊断结果的出现，较为妥当的做法是在病灶代表性区域进行多点穿刺抽吸，然后将细针及注射器内的标本直接注入液基细胞学检查固定液中，以便进行液基细胞学检查或者细胞蜡块检查。对于未经涂片训练的操作医师，液基细胞学技术简单方便，可以避免因细胞处理不及时导致的变形，是保存细胞最理想的方式。ROSE 判定细胞数量少时，可以安全地重复涂片。

常规直接涂片可能存在细胞重叠、血细胞干扰多、背景不清晰、脱片率高等问题，容易造成误诊和漏诊。很多研究报道，液基细胞学技术因为细胞单层平铺，所以核特征、细胞形态显示得更清晰，背景干净，没有红细胞干扰。但是在标本充足率和诊断精确性方面，两者并无差异。也有学者认为液基细胞学技术在检测敏感度上劣于常规涂片[14]。液基细胞学技术同时也去除了导致背景模糊的因素，如黏液、炎性成分等[15]，能有效提高甲状腺穿刺标本的制片质量。研究还发现，和常规涂片相比，液基细胞学标本出血和坏死比较少见。

在诊断滤泡性病变时，液基细胞学技术（LBC）优于直接涂片的另外一大优点就是可能运用一些辅助技术，如免疫细胞化学、流式细胞仪检测和分子标志物检测来改善诊断。通过检测肿瘤标志物，而不是评估包膜或者血管侵犯来鉴别滤泡性病变的良恶性。此外，细胞学诊断后固定液中的剩余标本，在室温能存储 6 个月，这也是其一大优点[16]。

但是和直接涂片相比，LBC 面临的最大挑战就是缺乏水样胶质。常规涂片即使滤泡细胞稀疏，如果存在大量胶质就常常被认定为标本合格，因此 LBC 标本中胶质的缺失常常影响其对良性结节的诊断[17]。

PTC 在常规直接涂片中更容易被诊断，主要由于直接涂片能更好地保留原始细胞核特征。相反，良性的甲状腺肿利用 LBC 更容易识别[18]。两者相结合将提高 PTC 的确诊率。此外，两种方法在形态学的差异，例如 LBC 的细胞形态更小和细胞黏附固定能力差等特点，对病理科医师读片是个挑战（详见表 27-1）[19]。

要点：在用 LBC 技术处理甲状腺细针穿刺标本时可以使用两种方法。一步法：取样一次，部分穿刺标本用于常规涂片，剩余部分注入固定液用作 LBC。分次法：为了避免样本分配不均匀，单独取样两次，分别用作直接涂片和 LBC。LBC 标本不满意常常是由于一步法导致细胞数量不足。而一旦使用分次法，标本不满意和假阳性率明显下降。总之，尽管有很多优点，例如费用低、易操作、精确度高、背景干净、细胞形态一致、核特点保留且清晰，LBC 目前仍主要和常规直接涂片联合使用，而非独立使用。

5. 涂片技术

取样结束，拔下穿刺针，将注射器活塞柱拔出，留有 3~4mm 气体，重新装上穿刺针，然后轻轻按下活塞柱，将标本挤压至载玻片，涂片固定。操作医师可以根据标本量及性状决定挤压标本的方式。如果标本丰富且富含液体，只需轻轻将标本滴至载玻片上。如果标本量很少，或者十分黏稠，则需要用力将标本喷射至载玻片。后者可能使穿刺物溅散在载玻片而不利于拉片。

将另一张盖玻片轻轻置于标本之上，由于毛细作用，标本迅速呈均匀弥散性分布，然后平滑对拉，制成两张涂片。重复上述步骤，将制成的 2~4 张涂片迅速浸入 95% 的乙醇溶液固定，随即进行巴氏染色。

要点：拉片时，盖玻片只要轻轻覆盖在标本上，不要用力挤压玻片，以免细胞扭曲形变。同时，只有盖玻片滑动至尾端时才可将盖玻片抬起。

6. 固定

湿固定是指在涂片制备完后，趁标本新鲜而又湿润时，立即放入盛有 95% 乙醇溶液的固定缸内。及时固定主要是保持细胞的形态与存活时相似。因细胞内含有各种酵解酶用以维持其正常的新陈代谢，当细胞死亡时，细胞内的酵解酶破坏使之溶解消失。除了细胞内的酵解酶外，各种细菌和白细胞也都有破坏细胞的作用。涂片及时固定后，不但可以防止细胞的"自溶"和细菌性腐败，而且能使细胞内的物质如蛋白质、脂肪、糖等保持不变。因此湿固定基本可以避免细胞退变。风干时间越久，涂片染色质量越差，不正确的涂片技术及不恰当的转运手段都可能会影响细胞学诊断结果。如果将风干涂片在正常生理盐水浸泡 30 秒钟，然后用 95% 的乙醇溶液固定，可以溶解部分红细胞，使得背景更清晰。但是两者诊断结果并无统计学差异。

要点：固定液要及时更换，固定时间不少于 30 分钟，延长固定时间对细胞形态并无影响。因为各种原因，涂片未及时湿固定者，如果时间短于 30 分钟，可以将风干的涂片水化，最终效果将与湿固定相近。

（邬宏恂　著、译）

参 考 文 献

[1] Moon HJ, Kwak JY, Kim EK, et al.Ultrasonographic characteristics predictive of nondiagnostic results for fine-needle aspiration biopsies of thyroid nodules. Ultrasound Med Biol 2011; 37:549-555.

[2] Degirmenci B, Haktanir A, Albayrak R, et al. Sonographically guided fine-needle biopsy of thyroid nodules: the effects of nodule characteristics, sampling technique, and needle size on the adequacy of cytological material. Clin Radiol 2007; 62:798-803.

[3] Wu H, Zhang B, Zang Y, et al. Ultrasound-guided fine-needle aspiration for solid thyroid nodules larger than 10 mm: correlation between sonographic characteristics at the needle tip and nondiagnostic results. Endocrine 2014; 46:272-8.

[4] Ucler R,Kaya C, Çuhacı N, et al. thyroid nodules with 2 prior inadequate fine-needle aspiration results: Effect of increasing the diameter of the needle.Endocr Pract 2015; 21（6）: 595-603.

[5] Samir AE,Vij A,Seale MK,et al. Ultrasound-guided percutaneous thyroid nodule core biopsy: Clinical utility in patients with prior nondiagnosticfine-needle aspirate. Thyroid 2012; 22（5）:461-7.

[6] Choi SH, Baek JH, Lee JH, et al. Thyroid nodules with initially non-diagnostic, fine-needle aspiration results: Comparison of core-needle biopsy and repeated fine-needle aspiration. EurRadiol 2014; 24（11）:2819-26.

[7] Yeon JS, Baek JH, Lim HK et al. Thyroid nodules with initially nondiagnostic cytologic results: The role of core-needle biopsy. Radiology 2013; 268（1）:274-80.

[8] Choi YJ, Baek JH, Ha EJ, et al. Differences in risk of malignancy and management recommendations in sub-categories of thyroid nodules with atypia of undetermined significance or follicular lesion of undetermined significance: the role of ultrasound-guided core-needle biopsy. Thyroid 2014; 24（3）:494-501.

[9] Romitelli F, Di Stasio E, Santoro C, et al. A comparative study of fine needle aspiration and fine needle non-aspiration biopsy on suspected thyroid nodules.EndocrPathol 2009; 20:108-13.

[10] Mair S, Dunbar F, Becker PJ, et al. Fine needle cytology--is aspiration suction necessary? A study of 100 masses in various sites.Acta Cytol 1989; 33:809-13.

[11] Kamal MM, Arjune DG, Kulkarni HR. Comparative study of fine needle aspiration and fine needle capillary sampling of thyroid lesions. Acta Cytol 2002;46:30-4.

[12] Maurya AK, Mehta A, Mani NS, et al. Comparison of aspiration vs non-aspiration techniques in fine-needle cytology of thyroid lesions. J Cytol 2010;27:51-4.

[13] Mahajan P, Sharma PR. Fine-needle aspiration versus non aspiration technique of cytodiagnosis in thyroid Lesions. JK Science 2010;3:120-22.

[14] Hyeyoon C, Eunjung L, Hyunjoo L, et al. Comparison of diagnostic values of thyroid aspiration samples using liquid-based preparation and conventional smear: One-year experience in a single institution. APMIS 2013; 121:139-45

[15] Pawar P S, Gadkari R U, Swami S Y, et al. Comparative study of manual liquid-based cytology（MLBC）technique and direct smear technique（conventional）on fine-needle cytology/fine-needle aspiration cyto-logy samples（J）. Journal of Cytology/Indian Academy of Cytologists 2014; 31（2）: 83.

[16] Yassa L, Cibas ES, Benson CB, et al. Long-term assessment of a multidisciplinary approach to thyroid no-dule diagnostic evaluation. Cancer 2007; 111: 508-16.

[17] Nagarajan N, Schneider EB, Ali SZ, et al. How do liquid-based preparations of thyroid fine-needle aspiration compare with conventional smears? An Analysis of 5475 Specimens. Thyroid 2015; 25（3）: 308-13.

[18] Fischer AH, Clayton AC, Bentz JS, et al. Performance differences between conventional smears and liquid-based preparations of thyroid fine-needle aspiration samples: Analysis of 47 076 responses in the College of American Pathologists Interlaboratory Comparison Program in Non-Gynecologic Cytology. Archives of Pathology & Laboratory Medicine 2013; 137（1）: 26.

[19] Mygdakos N, Sylvia N, Anna T,et al. Liquid based preparation（LBP）cytology versus conventional cyto-logy（CS）in FNA samples from breast, thyroid, salivary glands and soft tissues. Our experience in Crete（Greece）. RGME 2009; 50（2）:245-50.

第三十一章　甲状腺细针穿刺细胞学标准、快速染色及快速现场评估

一、细针穿刺细胞学的标准染色

FNA 细胞涂片有两种固定方法：乙醇湿固定及空气干燥固定。湿固定的涂片主要采用巴氏（Papanicolaou，Pap）染色[1] 和苏木素 - 伊红（hematoxylin-eosin，HE）染色。而空气干燥涂片采用迈 – 格 – 姬染色法（MGG）、姬姆萨染色（Giemsa）[2] 或瑞氏（Wright）染色[3]。MGG 染色 1911 年由德国 Pappenheim 医生发明并报道[4]，在德国又被称为 Pappenheim 染色，这种染色方法是罗氏（Romanowsky）染色的一种，主要具有罗氏染色的效果，即因染色试剂中的亚甲基蓝、亚甲基天蓝及伊红混合形成的多色效果[5]。

Pap 法及 MGG 法染色的细胞学形态明显不同，各有优劣[6]，染色后细胞学特征见表 31-1 及表 31-2。空气干燥固定后行 MGG 染色涂片上的细胞扁平，比用乙醇湿固定的细胞大 1.5 倍。这是空气干燥固定后采用 MGG 染色涂片最明显的特征之一。风干标本适于采用 MGG 染色，而湿固定的标本适于采用 Pap 染色。Pap 染色时涂片上的细胞有时会从玻片上脱落，而 MGG 染色时则几乎不会出现这种情况。Pap 染色涂片上易于识别鳞状分化或核的特征如核沟、核内胞质包涵体；而因罗氏染色的效果，MGG 染色涂片上易于识别胞质内颗粒或细胞外物质如基底膜物质、黏液背景物质等。这两种方法可以完美互补。

细胞病理医生对染色方法的喜好取决于其细胞病理培训背景[6]。经过妇科细胞学培训的细胞病理医生倾向阅读 Pap 染色涂片，而经过血液细胞学培训的细胞病理医生更倾向阅读风干固定 MGG 染色涂片。在甲状腺 FNA 细胞病理学中强烈推荐同时使用 Pap 染色和 MGG 染色，细胞病理医生可以从中获得更多有用的信息以进行细胞学诊断。

表 31-1　Pap 染色及 MGG 染色细胞学特征的比较

	Pap 染色	MGG 染色
固定	乙醇湿固定	空气干燥固定
风干标本	风干假象	保存良好
湿标本	保存良好	肿胀假象
脱落假象	有时可见	很少见
细胞大小	类似于组织切片中的细胞	比 Pap 或 HE 染色的细胞大 1.5 倍
细胞质	难以查见胞质颗粒	易见胞质颗粒

续表

	Pap 染色	MGG 染色
细胞核	类似于组织切片中的细胞核	不同于 Pap 或 HE 染色的细胞核
核仁	总是很清晰	不总是清晰
细胞簇	易于分辨每个细胞	难以分辨每个细胞
间质成分	显示不佳	常因异染性而显示

表 31-2　Pap 染色和 MGG 染色的优点比较

	Pap 染色	MGG 染色
细胞核及胞质	鳞状分化（鳞状细胞癌）	分泌颗粒
	核沟及核内假包涵体（甲状腺乳头状癌）	神经内分泌颗粒（神经内分泌肿瘤）
		脂褐素颗粒（精囊腺、甲状腺等）
		胆色素
		吸收空泡（甲状腺功能亢进）
		胞质内结晶体（腺泡状软组织肉瘤）
细胞外物质	砂粒体	细胞外黏液（黏液癌）
		胶质（甲状腺）
		淀粉样物质（甲状腺髓样癌等）
		基底膜物质（毛细血管、腺样囊性癌等）
		黏液样基质（混合瘤、纤维腺瘤等）
		软骨基质（软骨、软骨瘤等）
		骨样基质（骨、骨肉瘤等）
		淋巴颗粒小体（淋巴细胞或淋巴瘤）
		胆固醇结晶（囊性变）

二、细针穿刺细胞学快速染色法

现场快速评估（rapid on-site evaluation，ROSE）需采用 FNA 细胞学快速染色法，空气干燥固定的细胞涂片采用快速罗氏染色，如 Diff-Quik 染色[7]。其他染色方法，如快速 Pap 染色或快速 HE 染色也可用于 ROSE[8, 9]，但是就作者的经验来看，Diff-Quik 染色是最容易且最方便的方法。进行 ROSE 的细胞病理医生应熟悉罗氏法染色的涂片。Diff-Quik 染色为基于改良瑞氏 - 姬姆萨染色的一种方法，已有商品化的快速染色试剂盒。Diff-Quik 染色试剂盒由 3 种溶液构成（固定液，含有伊红 G 的红色溶液 1，含有噻嗪染料的蓝色溶液2）。风干的涂片可在几分钟内快速染色，显示出非常漂亮的罗氏染色效应（图 31-1、图 31-2）。染色后，将多余的水分从玻片上擦掉，细胞病理医生就可以在显微镜下现场观察涂片，给予初步诊断，随后在观察湿固定常规 Pap 染色涂片后给出最终诊断。进行 ROSE 的目的不是在现场做出最终诊断，而是确定采集的标本是否满意。

　　标本的满意程度会影响 FNA 细胞学的诊断结果，采用 ROSE 可以在进行 FNA 检查时现场确定标本是否满意，从而提高标本的满意率，相应提高诊断的精确性。ROSE 已用于多种领域，如胰腺内镜下超声引导 FNA（EUS-FNA）[9]、甲状腺 FNA[11] 和肺支气管镜下超声引导经支气管 FNA[12]。ROSE 的应用使 FNA 标本的满意率达到 90% 以上。根据作者的经验，应用 ROSE 后，甲状腺标本的满意率达到 98.9%，胰腺的达到 95.0%（EUS-FNA），甲状腺 FNA 的诊断准确率提高到 92.8%，胰腺的提高到 95.6%。ROSE 的应用还降低了 FNA 重复检查率[7]。ROSE 的应用对提高 FNA 细胞学诊断结果提供了重要帮助。综上所述，应用 ROSE 的重要目的是为了评估标本的满意度，而不是在现场做出细胞学诊断，因此细胞病理医生或细胞病理技术员均可进行这项操作。

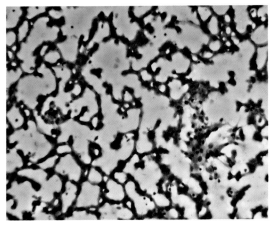

图 31-1　甲状腺良性腺瘤性结节（Diff-Quik
　　　　　染色，×200）

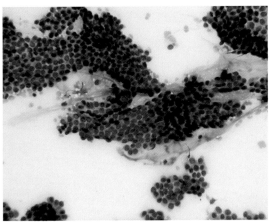

图 31-2　甲状腺乳头状癌（Diff-Quik 染色，
　　　　　×200）

（Takashi Koshikawa　著；章宜芬　译）

参 考 文 献

[1] Papanicolaou GN. A new procedure for staining vaginal smears. Science 1942; 95:438-9.

[2] Giemsa G. Eine vereinfachung und vervollkommnungmeiner methylenazur-methylenblau-eosin-färbemetho-dezur Erzielung der romanowsky-nochtschen chromatinfärbung. Centralblatt für Bakteriologie 1904; 37:308-11.

[3] Wright JH. A rapid method for the differential staining of blood films and malarial parasites. J Med Res 1902; 7（1）:138-44.

[4] Pappenheim A. 'Panchrom', eine verbesserung der panoptischen universal farbloesung fuer blutpraeparat-ejeder art nebst ausfuehruengenuebermetachromatische farbstoffe und die mrtachromatisch potenz des poly-chromen methlenblau（Unna）. Folia Haematologica 1911; 11:194-223.

[5] Romanowsky D. ZurFrage der Parasitologie und Therapie der Malaria. St. Petersburg Med Wochenschr 1891;

16:297-302,307-15.

[6] Vielh WP. The Techniques of FNA cytology//Orell SR, Sterrett GF, Walters MN-I, et al, eds. Manual and Atlas of Fine Needle Aspiration Cytology.London:Churchill Livingstone, 1999;9-27.

[7] Silverman JF, Frable WJ. The use of the Diff-Quik stain in the immediate interpretation of fine-needle aspiration biopsies. Diagn Cytopathol 1990; 6:366-9.

[8] Yang GC, Alvarez II. Ultrafast Papanicolaou stain. An alternative preparation for fine needle aspiration cytology. Acta Cytol 1995; 39（1）:55-60.

[9] Jörundsson E, Lumsden JH, Jacobs RM. Rapid staining techniques in cytopathology: A review and comparison of modified protocols for hematoxylin and eosin, Papanicolaou and Romanowsky stains. Vet Clin Pathol 1999; 28:100-8.

[10] Collins BT, Murad FM, Wang JF, et al. Rapid on-site evaluation for endoscopic ultrasound-guided fine-needle biopsy of the pancreas decreases the incidence of repeat biopsy procedures. Cancer Cytopathol 2013; 121:518-24.

[11] Witt BL, Schmidt RL. Rapid onsite evaluation improves the adequacy of fine-needle aspiration for thyroid lesions: A systematic review and meta-analysis. Thyroid 2013; 23:428-35.

[12] Alsharif M, Andrade RS, Groth SS, et al. Endobronchial ultrasound-guided transbronchial fine-needle aspiration. Anat Pathol 2008; 130:434-43.

第三十二章　意大利甲状腺细胞学报告系统

一、引言

甲状腺结节性病变术前诊断准确与否，无论对于内科医生、内分泌专科医生，还是外科医生来说都是一个非常现实和棘手的问题。在这一过程中，病理医生的重要角色在于尽可能准确诊断这些病变，以保证患者得到恰当和及时的治疗。而 FNA 细胞学则是唯一可以提供准确术前诊断、鉴别良性和恶性结节的有效方法。多项研究表明，FNA 细胞学检查的灵敏度和特异性分别为 68%~98% 和 56%~100%[1, 2]。同时，FNA 细胞学也是目前筛查需手术治疗甲状腺结节患者的最准确、最经济的方法。

为了更新 2007 年制定的 SIAPEC-IAP（意大利解剖病理学与细胞学会、国际病理学会意大利分会）系统，在 SIAPEC-IAP、意大利内分泌学会（SIE）、内分泌医师协会（AME）及意大利甲状腺学会（AIT）的大力支持下，2011~2014 年意大利甲状腺细胞学委员会制定了新的诊断报告系统[3]。该委员会由 10 位甲状腺疾病领域的专家组成（包括 5 名病理医生和 5 名内分泌医生）。2007 版的 SIAPEC-IAP 报告系统是一个五级分类体系，包括：TIR 1. 非诊断性；TIR 2. 未查见肿瘤性病变；TIR 3. 不确定的 / 滤泡增生；TIR 4. 可疑恶性肿瘤；TIR 5. 恶性肿瘤。而新版的意大利甲状腺细胞学报告系统则引入了新的分组[4]（表 32-1），分别是在原有 TIR 1 组中引入了 TIR 1C（囊性），以及将原来的 TIR 3 进一步细分为 TIR 3A（低危的不确定性病变，图 32-1）和 TIR 3B（高危的不确定性病变，图 32-2）。美国甲状腺细胞学 Bethesda 报告系统（TBRSTC）采用了六级分组法[5]，其中非诊断性组、良性组及恶性组的分类方法与意大利和英国的分类方法相似，而与上述两个国家不同的是 TBRSTC 将不确定性病变（IL）进一步分为了以下三组：①意义不明的非典型性或意义不明的滤泡性病变（AUS/FLUS）；②滤泡性肿瘤或可疑滤泡性肿瘤（FN/SFN）；③可疑恶性肿瘤（SM）[6]。英国甲状腺学会与英国皇家病理学会很快跟进了 TBRSTC 关于滤泡性肿瘤的亚分类，他们将该类病变分为：Thy 3a（非典型性）对应 TBRSTC 的 AUS/FLUS，以及 Thy 3f（滤泡性肿瘤）对应 NCI 会议的 FN/SFN[7]。这一诊断体系已经被确定用于最新的英国甲状腺细胞学报告系统[8]。值得注意的是，在英国诊断系统中，所有被归类为不确定性病变或可疑和 / 或恶性的病例均应提交多学科团队（MDT）讨论以便制定最为恰当的临床治疗策略。

表 32-1　2014 版意大利甲状腺细胞学报告系统[4]

编码	诊断分类	恶性危险度（%）	处理建议
TIR 1	非诊断性	尚未明确	至少间隔 1 个月以上再次行超声引导下的 FNA

续表

编码	诊断分类	恶性危险度（%）	处理建议
TIR 1C	非诊断性 – 囊性	低（因临床所见不同有所波动）	进行临床评估和 / 或重复 FNA
TIR 2	未见恶性 / 良性	<3	随访
TIR 3A	低度风险的不确定性病变（LRIL）	<10*	重复 FNA/ 随访
TIR 3B	高度风险的不确定性病变（HRIL）	15~30*	手术
TIR 4	可疑恶性	60~80	手术（建议行术中冰冻诊断）
TIR 5	恶性	>95	手术

* TIR 3 各亚分类的恶性危险度主要是根据临床经验进行估测，仅有少部分有已发表数据作为证据支持。

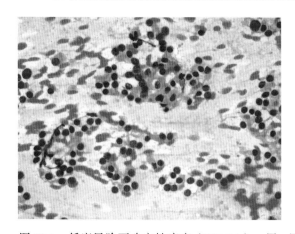

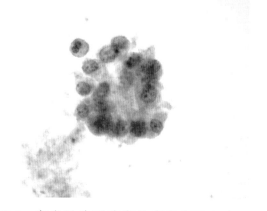

图 32-1　低度风险不确定性病变（TIR 3A）。甲状腺细胞形态一致并呈微滤泡结构散在分布（HE 染色，×400）

图 32-2　高度风险不确定性病变（TIR 3B）。滤泡上皮细胞伴轻至中度异型并呈微滤泡状结构（ThinPrep，巴氏染色，×1000）

二、2014 版意大利甲状腺细胞学报告系统

　　根据已发表的英国和 TBRSTC 的应用与实践经验，意大利甲状腺细胞学委员会于 2014 年更新其报告系统，旨在：①修订系统各组的形态学诊断标准；②引入具有创新性的诊断技术以更新临床应用；③采用多中心研究的方式验证新的报告系统。因此，2014 版意大利甲状腺细胞学报告系统不同于以往的诊断体系，同时与上面提及的英美和日本报告系统（表 32-2）相比，其特色在于诊断系统结构的不同。第一点是对滤泡细胞（嗜酸性细胞除外）核异型的解释有所不同。事实上，虽然结构的异型依然是区分低危（TIR 3A）和高危病变（TIR 3B）的依据，但是细胞核明显异型则提示病变为可疑恶性组（TIR 3B 或 TIR 4），而该类患者往往需要立即外科会诊 [9, 10]。根据这一原则，意大利甲状腺细胞学委员会将中低危组（TIR 3A）的恶性危险度将降至 5%~10%，而英美

报告系统中相似分组恶性危险度为 5%~15%。新版的意大利报告系统同时建议，对于重复穿刺出现非诊断性结果的病例进行粗针活检（core needle biopsy，CNB）技术。CNB 在韩国和意大利被广泛应用于临床，该技术通过 20~22 枚弹簧推动的针头获取纤细的活检标本制作组织学切片。采用 CNB 获取的标本可行免疫组化染色，例如对不确定性病变进行 galectin-3、HBME-1 及 CK 19 免疫染色[11, 12]。同样，对 LBC 标本可采用免疫细胞化学法染色，但仅限于个别有经验的医疗机构[13, 14]。

表 32-2　各国影响力较广的甲状腺细胞学报告系统概要

英国诊断分类	意大利诊断分类	美国诊断分类	日本诊断分类
Thy 1/Thy 1c: 细胞学无法诊断，标本不满意，符合囊肿	TIR 1: 非诊断性 TIR 1C: 囊性	Ⅰ. 非诊断性	取材不足（非诊断性）
Thy 2/Thy 2c: 非肿瘤性病变	TIR 2: 非恶性 / 良性	Ⅱ. 良性	正常或良性
Thy 3a: 可能为肿瘤性病变——不典型性 / 非诊断性	TIR 3A: 低度风险的不确定性病变（LRIL）	Ⅲ. 意义不明的异型性（AUS）或意义不明的滤泡性病变（FLUS）	A. 性质不确定的滤泡性肿瘤 A1. 倾向良性 A2. 交界性 A3. 倾向恶性
Thy 3f: 可能为肿瘤性病变——提示滤泡性肿瘤	TIR 3B: 高度风险的不确定性病变（HRIL）	Ⅳ. 滤泡性肿瘤或可疑为滤泡性肿瘤	B. 其他（伴有不典型性的非滤泡性病变）
Thy 4: 可疑恶性	TIR 4: 可疑恶性	Ⅴ. 可疑恶性	可疑恶性
Thy 5: 可诊断恶性	TIR 5: 恶性	Ⅵ. 恶性	恶性

三、不确定性病变

在甲状腺 FNA 诊断中，不确定性病变始终存在争议。多项研究表明这一类病变可占所有甲状腺细胞学病例的 20%，即所谓的"灰区"，该类病变同时包括良性和恶性病变[15, 16]。组织学特点不典型的滤泡型 PTC 在细胞学中不能明确诊断为恶性。这就导致相当一部分患者接受了不必要的手术治疗，从而造成了甲状腺肿瘤发病率增加及医疗资源的浪费。对于甲状腺滤泡生长模式的肿瘤，诊断癌的基础为包膜或血管浸润。因此，以上现象反映出 FNA 对于这一类肿瘤的诊断存在局限性，并因之导致诊断准确性降低。

一国际甲状腺癌研究小组根据全球、特别是来自日本的研究，提出了一种新的甲状腺肿瘤，即"具有乳头状核特点的非浸润性甲状腺滤泡性肿瘤（NIFTP）"[17, 18]。2017 年新版 WHO 甲状腺肿瘤分类界定为交界性肿瘤（详见附录二），为 FNA 细胞学假阳性诊断的最重要原因。在组织学诊断实践中引入 NIFTP 这一概念，将会降低 FNA 细胞学报告系统（可能除外日本诊断系统）[19]各诊断类别的恶性危险度，第二版 TBRSTC 进行了修订，在细胞学诊断中引入了 NIFTP 的概念（详见附录一）[20]。

对于细胞学诊断为不确定性病变的甲状腺结节,如果把手术切除作为治疗的第一选择,那么会有多达 70% 的患者接受不必要的诊断性手术治疗。根据 TBRSTC,AUS/FLUS 的恶性危险度为 5%~15%,FN/SFN 及 HCN 的恶性危险度则增加至 15%~30%[22]。

为了减少患者接受不必要的手术治疗,2014 版意大利甲状腺细胞学报告系统在综合结构和细胞学两方面的异型性基础上,引入了 TIR 3A 和 TIR 3B 两个亚群。TIR 3A 亚群(低度风险的不确定性病变 -LRIL),与 TBRSTC 中的 AUS/FLUS 组及英国 BTA 报告系统中的 Thy 3a 组相仿。这一组的特征是在缺乏甲状腺胶质的背景下,细胞数量明显增多并伴有较多微滤泡结构(微滤泡结构不超过全部细胞量的 60%);滤泡上皮细胞的细胞核可呈现轻度的异型性;虽然可见较多的微滤泡结构,但是其比例不足以诊断滤泡性肿瘤;与一些非肿瘤性病变一样,有时也可见到细胞变性。

在缺乏甲状腺胶质的背景下,出现稀疏的细胞并多数排列成微滤泡结构,同时伴有嗜酸性特征(嗜酸性细胞)也可以被归入 TIR 3A。同时,TIR 3A 组还包括一些由于人工制片因素或血液污染,造成细胞学和组织结构变化无法准确地归为良性或恶性的病变。据估计,TIR 3A 的恶性危险度最高约为 10%。

TIR 3B 相当于美国 TBRSTC 中的 FN/SFN 及英国 BTA 报告系统中的 Thy 3f。TIR 3B 甲状腺结节的恶性危险度为 15%~30%。特征为滤泡细胞丰富,多数排列成微滤泡 / 小梁状结构(占所有细胞的 60% 以上),伴有局灶的细胞异型性(多数为中度,极少数为重度),提示为"滤泡性肿瘤"(FN)。对那些几乎全部由嗜酸性细胞(许特莱细胞 - 嗜酸细胞肿瘤,图 32-3 和图 32-4)组成的标本,可不考虑其细胞或结构异型性直接归入 TIR 3B 亚群。另一方面,当某些细胞学标本提示 PTC 细胞核特征,不能除外恶性可能,但其异型性极小或仅为局灶而不能直接归入 TIR 4(可疑 PTC)时,也可被归入 TIR 3B。

基于上述因素,我们应对 TIR 3 的各个亚群采取不同的临床处置策略。对于 TIR 3A 亚群,建议进行临床和超声检查随访,同时在 6 个月内重复进行 FNA;而对于 TIR 3B 应选择手术治疗。但究竟是采用手术治疗还是保守治疗,都必须由细胞病理学医生与临床医生根据细胞学和临床资料进行良好的沟通后决定。

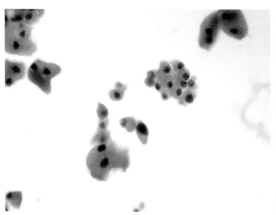 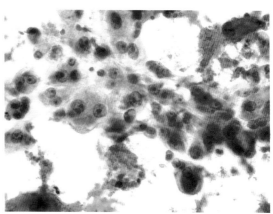

图 32-3　高度风险的不确定性病变(TIR 3B),嗜酸细胞型(ThinPrep,巴氏染色,×1000)　图 32-4　高度风险的不确定性病变(TIR 3B),嗜酸细胞型(巴氏染色,×500)

四、结论

2014 版意大利甲状腺细胞学报告系统的更新旨在为意大利细胞病理学医生提供日常诊断甲状腺结节性病变的有利工具。另一方面，对形态学诊断标准进行有效评估、辅以分子检测方法对疑难病例（通常为不确定性病变）进行确诊，将成为未来甲状腺细胞学技术发展的目标。细胞病理学医生须牢记以下要点：形态学始终是确定临床治疗策略（手术或内科治疗）的最重要标准，同时也是检验分子技术的基础[23, 24]。最后，NIFTP 这一概念的提出将影响未来甲状腺细胞学的诊断实践。当甲状腺滤泡细胞缺乏明显的异型性时，应采用"低度风险的不确定性病变"，而不是"可疑"诊断，以避免不必要的手术。

致谢：感谢下列人员对意大利甲状腺细胞学委员会的支持，以及对 2011~2014 年意大利甲状腺细胞学报告系统更新的卓越贡献：Fulvio Basolo, Anna Crescenzi, Andrea Frasoldati, Francesco Nardi, Fabio Orlandi, Lucio Palombini, Enrico Papini, Alfredo Pontecorvi, Paolo Vitti and Michele Zini。

（Guido Fadda　著；李亚琼　译）

参 考 文 献

[1] Gharib H.Changing trends in thyroid practice: Understanding nodular thyroid disease. Endocr Pract 2004;10:31-9.

[2] Yassa L, Cibas ES, Benson CB, et al.Long-term assessment of a multidisciplinary approach to thyroid nodule diagnostic evaluation. Cancer 2007; 111: 508-16.

[3] Fadda G, Basolo F, Bondi A, et al. Cytologicalclassification of thyroidnodules. Proposal of the SIAPEC-IAP Italian Consensus Working Group.Pathologica 2010; 102（5）:405-8.

[4] Nardi F, Basolo F, Crescenzi A, et al. Italian consensus for the classification and reporting of thyroid cytology. J Endocrinol Invest 2014;37（6）:593-9.

[5] Baloch ZW, LiVolsi VA, Asa SL, et al. Diagnostic terminology and morphologic criteria for cytologic diagnosis of thyroid lesions: A synopsis of the National Cancer Institute Thyroid Fine-Needle Aspiration State of the Science Conference.Diagn Cytopathol 2008;36:425-37.

[6] Cibas ED, Ali S.The Bethesda The Bethesda system for reporting thyroid cytopathology. Am J Clin Pathol 2009;32:658-65.

[7] Lobo C, McQueen A, Beale T, et al.The UK Royal College of Pathologists Thyroid Fine-Needle Aspiration Diagnostic Classification is a robust tool for the clinical management of abnormal thyroid nodules. Acta Cytol 2011;55:499-506.

[8] Poller DN, Baloch ZW, Fadda G, et al. Thyroid FNA: New classifications and new interpretations.Cancer Cytopathol 2016;124（7）:457-66.

[9] Vanderlaan PA, Marqusee E, Krane JF.Usefulness of diagnostic qualifiers for thyroid. Fine-needle aspirations with atypia of undetermined significance. Am J Clin Pathol 2011,136:572-77.

[10] Castro MR, Espiritu RP, Bahn RS, et al. Predictors of malignancy in patients with cytologically suspicious thyroid nodules.Thyroid 2011;21:1191-8.

[11] Na DG, Kim JH, Sung JY,et al. Core-needle biopsy is more useful than repeat fine-needle aspiration in thyroid nodules read as nondiagnostic or atypia of undetermined significance by the Bethesda system for

reporting thyroid cytopathology. Thyroid 2012;22:468-75.

[12] Nasrollah N, Trimboli P, Guidobaldi L,et al. Thin core biopsy should help to discriminate thyroid nodules cytologically classified as indeterminate. A new sampling technique. Endocrine 2013; 43: 659-65.

[13] Fadda G, Rossi ED.Liquid-based cytology in fine-needle aspiration biopsies of the thyroid gland. Acta Cytol 2011; 55（5）: 389-400.

[14] Fadda G, Rossi ED, Raffaelli M,et al. Follicular thyroid neoplasms can be classified as low and high risk according to HBME-1 and Galectine 3 expression on liquid based fine needle cytology. Eur J Endocrinol 2011; 165; 447-53.

[15] Renshaw AA.Should 'atypical follicular cells' in thyroid fine-needle aspirates be subclassified? Cancer Cytopathol 2010, 118: 186-9.

[16] Faquin WC, Baloch ZW. Fine-needle aspiration of follicular patterned lesions of the thyroid: Diagnosis, management, and follow-up according to National Cancer Institute（NCI）recommendations. Diagnostic Cytopathology 2010;38:731-9.

[17] Nikiforov YE, Seethala RR, Tallini G,et al. Nomenclature revision for encapsulated follicular variant of papillary thyroid carcinoma: A paradigm shift to reduce overtreatment of indolent tumors.JAMA Oncol 2016 Apr 14（online）.

[18] Kakudo K, Bai Y, Liu Z, et al.Encapsulated papillary thyroid carcinoma, follicular variant: A misnomer. Pathol Intern 2012; 62: 155-60.

[19] Kakudo K, Kameyama K, Miyauchi A,et al.Introducing the reporting system for thyroid fine-needle aspiration cytology according to the new guidelines of the Japan Thyroid Association. Endocr J 2014; 61: 539-52.

[20] Baloch ZW, Seethala RR, Faquin WC, et al.Noninvasive follicular thyroid neoplasm with papillary-like nuclear features（NIFTP）: A changing paradigm in thyroid surgical pathology and implications for thyroid cytopathology.Cancer Cytopathol 2016（online）.

[21] Lloyd R, Osamura R, Kloppel G,et al. WHO Classification of Tumours:Pathology and Genetics of Tumours of Endocrine Organs. 4th ed. Lyon: IARC, 2017.

[22] Straccia P, Rossi ED, Bizzarro T,et al. A meta-analytic review of the Bethesda system for reporting thyroid cytopathology: Has the rate of malignancy in indeterminate lesions been underestimated?Cancer Cytopathol 2015;123（12）:713-22.

[23] Nikiforov YE.Molecular diagnostics of thyroid tumors. Arch Pathol Lab Med 2011; 15: 569-773.

[24] Alexander EK, Kennedy GC, Baloch ZW et al. Preoperative diagnosis of thyroid nodules with indeterminate cytology.N Engl J Med 2012; 367: 705-15.

第三十三章　低危甲状腺癌个体化治疗

一、概述

甲状腺结节很常见，因其恶性可能性而被广为关注 [1,2]。大多数临床指南中已有对甲状腺结节患者的危险度分层 [3-6]，但如何进行分层及如何为低危甲状腺癌选择最佳手术方式依然有争议 [7-15]。不同病理医生组织病理诊断的差异 [16-18] 和甲状腺交界性肿瘤的提出 [19-25]，都导致了文献中诊断报告和结论更为复杂。本章回顾了目前关于细胞学良性结节、组织学诊断的甲状腺交界性肿瘤和低危甲状腺癌预后的文献。将帮助读者了解这些病变的生物学行为、有助于选择最适合患者的临床处理，以减少过度诊断和过度治疗 [12,13,15,26]。

二、甲状腺结节患者的处理不同

甲状腺结节常见，但其中恶性结节相对少见，而甲状腺癌很少导致死亡。有效治疗的低危甲状腺癌患者随访 20 年，仅有不到 1% 死于甲状腺癌本身 [13,27-29]。这些数据和不可避免的外科并发症（超过 10% 的手术患者会有甲状旁腺功能减退或声带功能障碍，100% 的甲状腺全切除患者需要终身甲状腺激素替代治疗，放射治疗患者经常会有唾液腺功能障碍和继发性恶性肿瘤）[13,30,31]，为甲状腺结节患者的危险分层和临床保守处理提供了依据 [1,2,5,6,13,15,27,32,34]。甲状腺 FNA 细胞学和其他临床检测（如分子检测、超声检查、血清 TG 水平检测和结节大小）有重要参考价值 [3-6, 35-39]。甲状腺结节手术危险分层是日本常规做法，只有当患者临床高危且细胞学不确定时才会建议手术 [5,10,40,41]。这种措施减少了临床良性表现结节患者的手术数量，避免了对预后良好甲状腺肿瘤的过度侵袭性检查 [28,29,42-48]。但是，TBSRTC 改变了上述策略，因滤泡性肿瘤只能通过组织学检查明确良恶性，因而对所有高危风险不定结节（滤泡性肿瘤，FN）制定了明确的诊断流程 [49,50]。理论上，诊断性甲状腺切除术（通常是腺叶切除术）是临床上不确定甲状腺结节避免漏诊的唯一方法，以避免患者采取法律行为，因此成为西方国家处理甲状腺结节的常规 [3,4,6,49,50]。2010 AACE/ AME/ ETA 指南认为，细胞学良性结节突然增大时，提示良性肿瘤转化为低危甲状腺癌而推荐诊断性手术 [4]。但在亚洲国家 [35,42]，推荐对临床不确定性结节常规采取进一步临床检查 [5, 40, 41,43]。由此可见，东西方对甲状腺不确定性结节处理原则不同而导致手术切除率不同，使得不同甲状腺细胞诊断系统的比较异常困难。

三、低危甲状腺乳头状癌患者的治疗措施不同

日本大多数低危 PTC 患者的通常治疗是腺叶切除[5,10]，少数低危 PTC（T1, N0, M0, ex0,<1cm）患者仅积极随访而非手术干预[5,32-34]。西方国家大多数患者采用甲状腺全切及术后放射性碘（radioactive iodine，RAI）治疗[3,4,6-15]。因此，低危 PTC 的最佳手术方式仍存在争议[5-15]。

四、低危甲状腺癌的新疗法

梅奥诊所的 Hay 等对西方低危甲状腺癌的常规处理方案提出质疑[8,13]，认为小而局限的 PTC 患者 20 年生存率可达 99%。尽管外科手术仍被作为低危甲状腺癌的基本治疗方法，但在手术范围（腺叶切除还是甲状腺全切）上意见并不一致[5-15]。Brito 等总结[3-6,11,13,30]，局部微创治疗（乙醇消融和激光消融）和积极随诊将成为一部分低危 PTC 更为个体化的治疗方法[13]。在 Hodak 等对甲状腺交界性肿瘤的评论中指出，无症状 PTMC 发病率增加或过度诊断，越来越多的研究证实低危癌并不能从 RAI 治疗中获益，对 PTMC 应随访而非手术治疗，以避免对患者造成不必要的伤害[15]。甲状腺全切术应用于具有高危特征的患者，如甲状腺外扩散、临床淋巴结转移和/或远处转移，并辅以 RAI 治疗。甲状腺全切术与腺叶切除术相比患者甲状旁腺功能减退、喉返神经损伤的风险更高，患者需终身甲状腺激素替代治疗[6,9,10,13,15]。

五、良性甲状腺结节的转归

为了评估假阴性细胞学的风险及良性结节进展为恶性的可能性，建议对细胞学良性甲状腺结节随访，即每 6~18 个月行定期超声检查，未指定随访结束时间[3-6]。

Kuma 等复查了 134 例 FNA 诊断为良性的结节[51]。其中 86 例为单个结节，14 例为多发结节，34 例在首次检查时为囊性结节，仅 1 例（0.9%）术后病理诊断为恶性，多数患者在随访 9~11 年时结节变小或消失。并提出，FNA 证实为良性的结节相当长时间内均为良性，无需临床干预[51]。因而甲状腺良性肿瘤罕见进展为甲状腺癌。该研究组最近对 542 例 FNA 诊断为良性的手术病例进行了回顾性研究，证实结节增大本身并非恶性危险因素，手术标本查出 18 例甲状腺恶性肿瘤（6 例 PTC、11 例 FTC、1 例恶性淋巴瘤），假阴性率为 3.3%[41]。

Lee 等把 646 例 FNA 良性结节分成 2 个组，226 例短期随访（平均 13 个月），140 例长期随访（平均 57 个月）。在 44 例外科手术后的患者中发现 2 例甲状腺癌（假阴性率为 4.5%，0/13 例短期随访的患者，2/31 例长期随访患者，P>0.99），提出长期随访病例中恶性检出率与短期随访者一致，应取消对 FNA 细胞学良性结节进行长期随访[52]。

Ajmal 等回顾性研究了 263 例 FNA 良性的结节（48 例行立即甲状腺切除术，215 例每年进行超声随访），在立即甲状腺切除组发现了 2 例 PTC（假阴性率为 4.2%）。超声随访的病例中有 81 例接受手术治疗，其中 70 例（86.4%）为良性，7 例（8.6%）为PTC，3 例（4%）为 FTC，1 例（1.2%）为恶性淋巴瘤[53]。其中良性甲状腺结节随访 3 年余增大 5mm 以上，但结节增大和增大速度快并非恶性变指标。

Medici 等随访了 1254 例 FNA 良性结节的患者，平均随访时间为 1.4 年[18,19]，发现随访时间间隔越长，结节生长越快，重复 FNA 也越多，恶性比例或死亡率与随访时间无关。尽管最近专家提议 1~2 年复查一次，但指出因死亡率和危害性并无不同，可以延长至 3 年复查一次[54]。

以上研究结果表明细胞学证实良性结节患者发展为甲状腺癌或其他恶性肿瘤的危险性很低（假阴性率为 1%~10%）。而且并无因假阴性诊断导致癌症死亡的报道[41,51-55]。

最终因压迫症状或甲状腺癌行甲状腺切除术者多数发生在首次 FNA 后 3 年以上，因此部分研究者提出可以延长随访期[53]。但其他研究者并不赞成，因为这一方面增加了医疗费用，另一方面恶性检出率并未增加[54]。这可能是因为东西方医疗保险系统和文化背景不同。日本慢性病患者多跟其主治医生终身随访，如无其他检查随诊费仅自费 10 美元（占总费用的 30%）。

六、不确定甲状腺结节患者的观察随访或诊断性手术

诊断性手术对良性结节患者来讲有害无益，FNA 诊断良性的结节中，罕见致死性病变。因而在东方医疗系统中，诊断性手术通常用于不确定性甲状腺结节患者[35,40,42,43]。西方国家诊断性手术的滤泡性肿瘤（FN）中，70% 证实为良性[6,49,50,56,57]。Nakamura 等分析了隈病院 2011 ~ 2012 年见 409 例 FN 手术病例，认为当 FN 结节增大时恶性危险性增高。在 82 例随访中结节增大的患者中有 23 例 FT-UMP（28%）和 15 例（18.3%）恶性肿瘤，而 327 例未随访而立即手术的 FN 患者中有 44 例（13.5%）FT-UMP 和 54 例（16.5%）恶性肿瘤[41]。

2015 年 ATA 指南对甲状腺 FN 结节的临床处理进行了修订，提倡结合临床和超声特点进行保守处理而取代直接手术，并提出可辅以分子检测方法进行恶性风险评估[6]。

2017 版 WHO 甲状腺肿瘤分类中引入了交界性肿瘤的概念（详见附录二）[21-25,58-62]，因而 2017 年新版 TBSRTC 系统根据甲状腺肿瘤最新分类，对细胞学各个诊断类别的恶性危险度做了重新评估（详见附录一）。

七、甲状腺交界性肿瘤的预后

2000 年，Williams 提出两个诊断术语（FT-UMP 和 WDT-UMP），用来描述细胞核特点和 / 或浸润不明确的滤泡性病变，但并未包括预后信息[20]。已有文献报道无淋巴结或远处转移、肿瘤复发或肿瘤相关死亡[44-48,63]。Kakudo 等在 2012 年提出以交界

性肿瘤为特征的新的甲状腺肿瘤分类，其中 FT-UMP、WDT-UMP、仅伴有包膜浸润的 FTC、PMTC、非浸润性包裹性 PTC 都归入交界性肿瘤类中，因为交界性（前驱）肿瘤是多步骤癌症发生理论中的重要步骤。此外，不同诊断者对惰性肿瘤的诊断存在显著差异[21-24]。2016 年 Nikiforov 提出了 NIFTP 的概念，2017 年新版 WHO 甲状腺肿瘤分类将之归类为交界性肿瘤，具有极低度恶性潜能，临床仅需随访或单纯手术切除（详见第一章和附录二）[25]。

八、东西方争议的原因

笔者认为对不确定甲状腺结节患者和低危甲状腺癌临床处理不同背后有文化因素。其中某些因素已得以解决，但东西方之间仍会有一些不可调和的差异。以下两个来自日本的病例将解释文化因素对于临床决策的影响。这种临床处理、结论和患者的应对可能会发生在其他亚洲国家，但不会发生在西方国家。

病例 1　一年轻女性去日本隈病院就诊，主诉在其他医院用抗甲状腺药物进行了抗甲状腺功能亢进治疗。在低剂量放射性碘（RAI）荧光造影检查后发现怀孕，其他医院医生建议她人工流产。患者首次怀孕，不想流产。那么抗甲亢药物和 RAI 造影会对孩子造成哪些异常以及发生异常的可能性有多大？

Kuma 医生给患者和胎儿进行检查后建议她继续妊娠。患者对这一建议非常满意。笔者询问 Kuma 医生对自己的建议有多大把握。他说，"现在没人知道她的孩子是否有异常，她不过是需要有人支持她保留胎儿的选择"。经几年随访，患者孩子健康。Kuma 医生作为一个基督徒，他因挽救了一条生命而感谢上帝。在日本，许多医生会建议患者实施人工流产，这是避免孩子因临床治疗发生异常的唯一办法；对不确定结节患者应用诊断性手术以避免很罕见的恶性肿瘤，与本例医生建议人工流产以避免罕见的放射性先天畸形类似。甲状腺癌作为惰性肿瘤，延期手术不会对患者造成伤害[32-34,64]，选择外科手术不应操之过急，仅应用于临床随访发现高危因素时。因为即使手术证实结节为良性，已无法弥补已切除的甲状腺叶，患者会发生甲状腺功能减退而需终身甲状腺激素替代治疗[65-68]。

病例 2　一年轻女性因甲状腺结节就诊。FNA 细胞学检查可疑为恶性肿瘤中的 PTC（图 33-1）。根据日本甲状腺协会临床指南，建议患者手术。患者熟知多数甲状腺癌为惰性而选择临床随访。但随访中临床医生 3 次建议其手术治疗，患者最终选择了手术治疗。术后病理诊断为腺瘤性甲状腺肿。患者因之向法院提起诉讼，要求医院和细胞病理医生赔偿。这是日本首例采用"甲状腺"、"FNA 细胞学"和"假阳性"或"假阴性"或"漏诊恶性"可以检索到的诉讼病例。笔者被邀请提供书面会诊意见。尽管术前已经向患者解释过该诊断提示少许良性可能，但患者不满于不必要的临床预警和手术治疗，更为重要的是不满于颈前的手术瘢痕。一部分日本人相信身体发肤受之于上帝 / 佛 / 神 / 自然，不得毁损。正因为这一信条，日本迄今为止并无因甲状腺 FNA 细胞学漏诊恶性肿瘤的诉讼，而漏诊的甲状腺恶性肿瘤通常可以在临床出现恶性肿瘤指征时再通过手术纠正，低

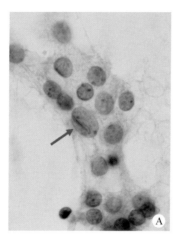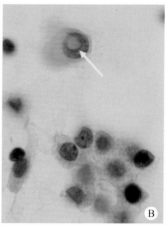

图 33-1　A. 示核增大、小而明显的核仁。注意大核内纵向核沟（蓝色箭头）和粉尘状染色质。B. 显示低倍镜下的滤泡团和高倍镜下的孤立性大细胞。可见单个核内假包涵体（黄色箭头）（传统涂片，巴氏染色，×1000）

危甲状腺癌患者并未因延期手术而造成更大伤害，这与其他器官肿瘤多为致死性、应避免推迟手术明显不同 [32-34,64]。

九、不确定结节患者临床管理的标准化

2015 年修订的美国甲状腺协会（ATA）指南提出了甲状腺结节管理的最新建议 [6]。着重强调了低危和高危甲状腺癌的概念，以及通过分子检测、临床 - 放射危险分层和 MDT 讨论对甲状腺肿瘤采取保守治疗的重要性，甲状腺 FNA 细胞学结合其他临床检查在筛选患者行立即手术、积极监测取代手术、定期随访或无需进一步随访中起重要作用。因此，世界多地针对不确定结节患者的临床管理已经标准化，这将架起东西方临床实践的桥梁，进一步促进医疗标准化。

（Kennichi Kakudo　著；李香菊　译）

参 考 文 献

[1] Haber RS.Thyroid nodules and the detection of thyroid cancer. Mt Sinai J Med 1996; 63:10-5.

[2] St Luis JD, Leight GS, Tyler DS. Follicular neoplasms: the role for observation, fine-needle aspiration biopsy, thyroid suppression, and surgery. Semin SurgOncol 1999; 16:5-11.

[3] Cooper DS, Doherty GM, Haigen BR,et al. Revised American Thyroid Association management guidelines for patients with thyroid nodules and differentiated thyroid cancer. Thyroid 2009; 19:1167-214.

[4] Gharib H, Papini E, Paschke R, et al. American Association of Clinical Endocrinologists, Associazione Medici Endocrinologi, and European Thyroid Association medical guidelines for clinical practice for diagnosis and management of thyroid nodules: executive summary of recommendations. Endocr Pract 2010; 16:468-75.

[5] Guidelines Task Force of the Japanese Thyroid Association. Treatments and follow-up of thyroid nodules. In: Guidelines for Clinical Practice for the Management of Thyroid Nodules in Japan [in Japanese], Nankodo, Tokyo, Japan. 2013；p139-72.

[6] Haugen BR, Alexander EK, Bible KC, et al. American Thyroid Association management guidelines for adult patients with thyroid nodules and differentiated thyroid cancer. Thyroid 2015; 26:1-134.

[7] Shah JP, Loree TR, Dharker D,et al. Lobectomy versus total thyroidectomy for differentiated carcinoma of the thyroid: A matched-pair analysis. Am J Surg 1993; 166:331-35.

[8] Hay I, Hutchison ME, Gonzalez-Losada T, et al. Papillary thyroid microcarcinoma: A study of 900 cases observed in a 60-year period. Surgery 2008; 144:980-7.

[9] Matsuzu K, Sugino K, Masudo K, et al. Thyroid lobectomy for papillary thyroid cancer: Long-term follow-up study of 1088 cases. World J Surg 2014: 38:68-79.

[10] Takami H, Ito Y, Okamoto T, et al. Revisiting the guidelines by the Japanese Society of Thyroid Surgeons and Japan Association of Endocrine Surgeons: A gradual move towards consensus between Japanese and Western practice in the management of thyroid carcinoma. World J Surg 2014; 38:2002-10.

[11] Adam MA, Pura J, Gu L,et al. Extent of surgery for papillary thyroid cancer is not associated with survival: An analysis of 61775 patients. Ann Surg 2014; 260:601-7.

[12] Wang TS, Goffredo P, Sosa JA,et al. Papillary thyroid microcarcinoma: An over-treated malignancy? World J Surg 2014; 38:2297-303.

[13] Brito JP, Hay ID, Morris JC. Low risk papillary thyroid cancer. BMJ 2014; 348: g3045:1-10.

[14] Macedo FI and Mitta VK. Total thyroidectomy versus lobectomy as initial operation for small unilateral papillary thyroid carcinoma: A meta-analysis. Surg Oncol 2015; 24:117-22.

[15] Hodak S, Tuttle RM, Mayatal G,et al. Changing the cancer diagnosis: The case of follicular variant of papillary thyroid cancer – prinum non nocere and NIFTP. Thyroid 2016; 26:869-71.

[16] Kakudo K, Katoh R, Sakamoto A,et al.Thyroid gland: International case conference. Endocrine Pathol 2002; 13:131-4.

[17] Hirokawa M, Carney JA, Goellner JR,et al.Observer variation of encapsulated follicular lesions of the thyroid gland. Am J Surg Pathol 2002; 26:1508-14.

[18] Cipriani NA, Nagar S, Kaplan SP,et al. Follicular thyroid carcinoma: How have histologic diagnosis changed in the last half-century and what are the prognostic implications? Thyroid 2015; 25:1209-16.

[19] Carney JA, Ryan J, GoellnerJR. Hyalinizing trabecular adenoma of the thyroid gland. Am J Surg Pathol 1987; 11:583-91.

[20] Williams ED. Guest editorial: Two proposals regarding the terminology of thyroid tumors. Int J Surg Pathol 2000; 8: 181-3.

[21] Kakudo K, Bai Y, Katayama S,et al. Classification of follicular cell tumors of the thyroid gland: Analysis involving Japanese patients from one institute. Pathol Int 2009; 59:359-67.

[22] Liu Z, Zhou G, Nakamura M,et al.Encapsulated follicular thyroid tumor with equivocal nuclear changes, so-called well-differentiated tumor of uncertain malignant potential: a morphological, immunohistochemical, and molecular appraisal. Cancer Sci 2011; 102:288-94.

[23] Kakudo K, Bai Y, Liu Z, et al. Classification of thyroid follicular cell tumors: With special reference to borderline lesions. Endocr J 2012; 59:1-12.

[24] Kakudo K, Bai Y, Liu Z, et al. Encapsulated papillary thyroid carcinoma, follicular variant: A misnormer. Pathol Int 2012; 62:155-60.

[25] Nikiforov YE, Seethala RR, Tallini G,et al.Nomenclature revision for encapsulated follicular variant of papillary thyroid carcinoma: A paradigm shift to reduce overtreatment of indolent tumors. JAMA Oncol 2016 Apr 14. doi: 10.1001/jamaoncol.2016.0386. [Epub ahead of print]

[26] Esserman LJ, Thompson IM, Reid P,et al. Addressing overdiagnosis and overtreatment in cancer: A prescription for change. Lancet Oncol 2014; 15:e234-42.

[27] Hay ID, Hutchinson ME, Gonzalez-Losada T ,et al. Papillary thyroid microcarcinoma: A study of 900 cases observed in a 60-year period. Surgery 2008; 144:980-7.

[28] Ito Y, Hirokawa M, Uruno T,et al. Biological behavior and prognosis of encapsulated papillary carcinoma of the thyroid: experience of a Japanese hospital for thyroid care. World J Surg 2008; 32:1789-94.

[29] Geffredo P, Cheung K, Roman SA, et al. Can minimally invasive follicular thyroid cancer be approached as a benign lesion? Ann SurgOncol 2013; 20:767-72.

[30] Iyer NG, Morris LG, Tuttle RM,et al. Rising incidence of second cancers in patients with low-risk（T1N0）thyroid cancer who receive radioactive iodine therapy. Cancer 2011; 117:4439-46.

[31] Hay ID. Selective use of radioactive iodine in the postoperative management of patients with papillary and follicular thyroid carcinoma. J Surg Oncol 2006; 94:692-700.

[32] Ito Y, Uruno T, Nakano K, et al. An observation trial without surgical treatment in patients with papillary microcarcinoma of the thyroid. Thyroid 2003; 13:381-7.

[33] Ito Y, Miyauchi A, Inoue H,et al. An observational trial for papillary thyroid microcarcinoma in Japanese patients. World J Surg 2010; 34:28-35.

[34] Sugitani I, Tada K, Yamada K,et al. Three distinctly different kinds of papillary thyroid microcarcinoma should be recognized: our treatment strategies and outcomes. World J Surg 2010; 34:1222-31.

[35] Yoo WS, Choi HS, Cho SW ,et al. The role of ultrasound findings in the management of thyroid nodules with atypia or follicular lesions of undetermined significance. Clin Endocrinol（Oxf）2014; 80:735-42.

[36] Nikiforov YE, Carty SE, Chiosea ST,et al. Highly accurate diagnosis of cancer in thyroid nodules with follicular neoplasm/suspicious for a follicular neoplasm cytology by ThyroSequ v2 next-generation sequencing assay. Cancer 2014; 120:3627-34.

[37] Hyeon J, Ahn S, Shin JH, et al. The prediction of malignant risk in the category 'atypia of undetermined significance/follicular lesion of undetermined significance' of the Bethesda System for Reporting Thyroid Cytopathology using subcategorization and BRAF mutation results. Cancer Cytopathol 2014; 122:368-76.

[38] Ferris RL, Baloch Z, Bernet V, et al. American Thyroid Association statement on surgical application of molecular profiling for thyroid nodules: Current impact on perioperative decision making. Thyroid 2015; 25:760-8.

[39] Nikiforov YE, Carty SE, Chiosea ST,et al. Impact of multi-gene ThyroSequ next-generation sequencing assay on cancer diagnosis in thyroid nodules with atypia of undetermined significance/follicular lesion of undetermined significance cytology. Thyroid 2015; 25:1217-23.

[40] Kakudo K, Kameyama K, Miyauchi A, et al. Introducing the reporting system for thyroid fine-needle aspiration cytology according to the new guidelines of the Japan Thyroid Association. Endocr J 2014; 61:539-52.

[41] Nakamura H, Hirokawa M, Ota H,et al. Is an increase in thyroid nodule volume a risk factor for malignancy? Thyroid 2015; 25:804-11.

[42] Zhu Yun, Dai J, Lin X, et al. Fine needle aspiration of thyroid nodules: Experience in a Chinese population. J Basic & Clin Medicine 2015; 4:65-9.

[43] Sugino K, Kameyama K, Ito K. Characteristics and outcome of thyroid cancer patients with indeterminate cytology. J Basic Clin Med 2015; 4:92-8.

[44] VanHeerden JA, Hay ID, Goellner JR,et al.Follicular thyroid carcinoma with capsular invasion alone: A nonthreatening malignancy. Surgery1992; 112:1130-8.

[45] Liu J, Singh B, Tallini G,et al.Follicular variant of papillary carcinoma. A clinicopathologic study of a problematic entity. Cancer 2006; 107:1255-64.

[46] Bai Y, Kakudo K, Li Y, et al. Subclassification of non-solid type papillary carcinoma, identification of high-risk group in common type. Cancer Sci 2008; 99:1908-15.

[47] Piana S, Frasoldati A, Di Felice E,et al. Encapsulated well-differentiated follicular-patterned thyroid carcinomas do not play a significant role in the fatality rates from thyroid carcinoma. Am J Surg Pathol 2010; 34:868-72.

[48] Liu Z, Zhou G, Nakamura M,et al.Encapsulated follicular thyroid tumor with equivocal nuclear changes, so-called well-differentiated tumor of uncertain malignant potential: A morphological, immunohistochemical, and molecular appraisal. Cancer Sci. 2011; 102:288-94.

[49] Cibas ES, Ali SZ, NCI Thyroid FNA State of the Science Conference. The Bethesda system for reporting thyroid cytopathology. Am J Clin Pathol 2009; 132:658-65.

[50] Ali SZ,Cibas ES. The Bethesda System for Reporting Thyroid Cytopathology. Definitions, Criteria and Explanatory Notes. New York:Springer, 2010:1-166.

[51] Kuma K, Matsuzuka F, Yokozawa T, et al. Fate of untreated benign thyroid nodules: Results of long-term follow-up. World J Surg 1994; 18:495-8.

[52] Lee A, Skelton TS, Zheng F, et al. The biopsy proven benign thyroid nodule: Is long-term follow-up necessary? J Am Coll Surg 2013; 217:81-9.

[53] Ajmal S, Rapoport S, Batlle HR, et al. The natural history of the benign thyroid nodule: What is the appropriate follow-up strategy? J Am Coll Surg 2015; 220:982-92.

[54] Medici M, Liu X, Kwong N,et al. Long- versus short-interval follow-up of cytologically benign thyroid nodules: a prospective cohort study. BMC Med 2016; Jan 27;14:11. doi: 10.1186/s12916-016-0554-1.

[55] Nou E, Kwong N, Alexander LK,et al. Determination of the optimal time interval for repeat evaluation after benign thyroid nodule aspiration. J Clin Endocrinol Metab 2014; 99:510-6.

[56] Ohori NP, Schoedel KE. Variability in the atypia of undetermined significance/follicular lesion of undetermined significance diagnosis in the Bethesda system for reporting thyroid cytopathology: Sources and recommendation. Acta Cytol 2011; 55:492-8.

[57] Bongiovanni M, Crippa S, Baloch Z, et al. Comparison of 5-tired and 6-tired diagnostic systems for the reporting of thyroid cytopathology: A multi-institutional study. Cancer Cytopathol 2012; 120:117-25.

[58] Rago T, Scutari M, Latrofa F, et al. The large majority of 1520 patients with indeterminate thyroid nodule at cytology have a favorable outcome, and a clinical risk score has a high negative predictive value for a more cumbersome cancer disease. J Clin Endocrinol Metab 2014: 99:3700-7.

[59] Trimboli P, Bongiovanni M, Rossi F, et al. Differentiated thyroid cancer patients with a previous indeterminate （Thy 3） cytology have a better prognosis than those with suspicious or malignant FNAC reports. Endocrine 2015; 49:191-5.

[60] Strickland KC, Howitt BE, Marquesee E, et al. The impact of non-invasive follicular variant of papillary thyroid carcinoma on rates of malignancy for fine-needle aspiration diagnostic categories. Thyroid 2015; 25:987-92.

[61] Faquin WC, Wong LQ, Afrogheh AH, et al. Impact of reclassifying noninvasive follicular variant of papillary thyroid carcinoma on the risk of malignancy in the Bethesda system for reporting thyroid cytopathology. Cancer Cytopathol 2015; Oct 12. doi: 10.1002/cncy.21631. [Epub ahead of print]

[62] Maletta F, Massa F, Torregrossa L, et al. Cytological features of "noninvasive follicular thyroid neoplasm with papillary-like nuclear features" and their correlation with tumor histology. Hum Pathol 2016; doi: 10.1016/j.humpath.2016.03.014. [Epub ahead of print]

[63] Sobrinho-Simoes M, Eloy C, Magalhaes J ,et al. Follicular thyroid carcinoma. Mod Pathol 2011; Suppliment 2:A10-18.

[64] Amit M, Rudnick Y, Binenbaum Y ,et al. Defining the outcome of patients with delayed diagnosis of

differentiated thyroid cancer. Larygoscope 2014; 124:2837-40.

[65] Stoll SJ, Pitt SC, Liu J, et al. Thyroid hormone replacement after thyroid lobectomy. Surgery 2009; 146:554-8.

[66] Farkas EA, King TA, Bolton JS, et al. A comparison of total thyroidectomy and lobectomy in the treatment of dormant thyroid nodules. Am Surg 2002; 68:678-82.

[67] Park HK, Kim DW, Ha TK, et al. Factors associated with postoperative hypothyroidism after lobectomy in papillary thyroid microcarcinoma patients. Endocr Res 2015; 40:49-53.

[68] Grossman A, Weiss A, Koren-Maraq N ,et al. Subclinical thyroid disease and mortality in the elderly: A retrospective cohort study. Am J Med 2016; 129:423-30.

第三十四章　仅见囊液

一、病例介绍

患者女性，56岁。超声检查显示甲状腺左叶一囊性结节，大小为59mm×23mm× 27mm，边界清晰、形态不规则。囊性结节内含有一实性区域。超声检查提示结节性甲状腺肿伴有囊性变或囊性PTC。分别抽取该结节的囊性区和实性区做细胞学检查，其诊断分别为"仅见囊液"和"无法诊断"。14个月后，二次超声检查显示原有结节体积增大（图34-1），第二次FNA细胞学检查诊断为可疑囊性甲状腺乳头状癌，行甲状腺全切术及中央区淋巴结清扫。

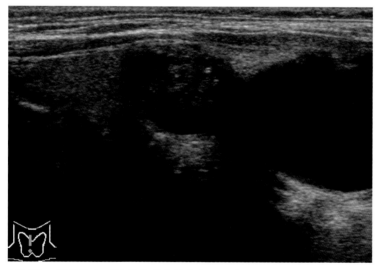

图34-1　B超图像：甲状腺中可见葫芦形囊性病变，边缘粗糙不整。在囊性病变中可见实性区

二、细胞学所见

首次细胞学检查从囊性区抽取细胞，在蛋白性的背景中可见大量的泡沫样组织细胞及变性的红细胞，未查见滤泡上皮细胞（图34-2）。第二次细胞学检查分别从囊性区和实性区取材，其细胞学表现相似，但在含有泡沫样组织细胞的蛋白性背景中，可见散在异型细胞巢（图34-3）。表现为三维立体式结构或片状结构。异型细胞胞核轻度拉长并可见核沟，未见核内包涵体。细胞学报告为可疑PTC。

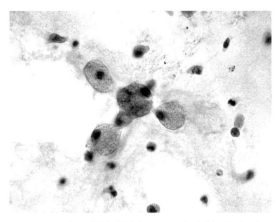

图 34-2 在蛋白样背景中，可见泡沫样组织细胞（巴氏染色，×40）

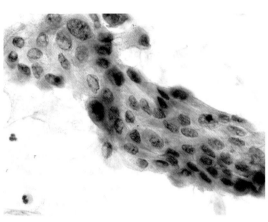

图 34-3 可见成簇异型细胞，其细胞核不规则并有核沟出现（巴氏染色，×40）

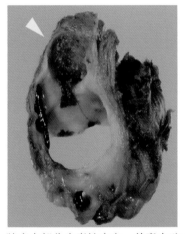

图 34-4 肿瘤大部分为囊性病变，其囊内壁表面可见乳头状结构（箭头）

三、组织病理学所见

肿瘤切面大小为 46mm × 25mm，由多房囊性区和实性区组成（图 34-4），以囊性区为主。囊壁内表面可见细小乳头状突起。实性区呈灰白色并侵犯周围甲状腺组织。镜下观察，为经典型 PTC（图 34-5），同时囊腔内含有泡沫样组织细胞、变性的红细胞及蛋白样物质（图 34-6）。在清扫的淋巴结中未查见转移性病变。

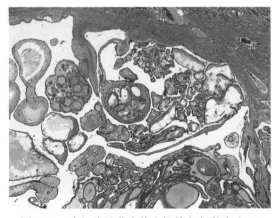

图 34-5 癌细胞呈乳头状生长并突向囊腔（HE染色，×2）

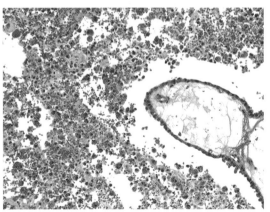

图 34-6 囊腔内可见泡沫样组织细胞、变性的红细胞及蛋白样物质（HE染色，×10）

四、讨论

　　TBSRTC 为目前国内普遍采用的甲状腺 FNA 细胞学诊断系统，美国甲状腺学会 2017 年对该诊断系统进行了更新（详见附录一）[1,2]。TBSRTC 推荐的诊断类别分为以下六组：非诊断性（ND）、良性、意义不明的异型性、滤泡性肿瘤、可疑恶性和恶性。2007 版 TBSRTC 中，满意的 FNA 标本需至少包含 6 组良性表现且适宜观察的甲状腺滤泡上皮细胞，每组至少由 10 个细胞构成，其余标本定为 ND/UNS。新版中修订了细胞数量的规定，以下几种情况均可认定为满意的 FNA 标本：①富于胶质的少细胞标本；②可以得出特定诊断的标本；③存在明显细胞异型性的标本（详见附录一）。在"仅见囊液"的情况下，第二版 TBSRTC 推荐，需结合超声影像特点分析其是良性病变还是 ND/UNS。

　　目前，关于如何解释仅含有囊液成分，包括仅见巨噬细胞的 FNA 标本仍然存在争议。过去，仅见囊液的标本通常被报告为良性。2007 年 TBSRTC 提出，由于在那些仅见囊液的标本中不能除外囊性 PTC 的可能性，因此这些病例应归入"非诊断性（ND）"这一组。随后很多实验室采纳了这一报告系统。结果显示，在那些被归为 ND 的标本中有一半以上为 CFO 标本，而 ND 标本占所有抽吸标本的 18%~42%[5-8]。在除外 CFO 的情况下，通常认为 ND 标本的比例应小于甲状腺 FNA 标本的 10%[2]。因为 CFO 和 ND 被划分在同一类，使得统计 CFO 和其他 ND 的发生率纷繁复杂。

　　2007 年第一版 TBSRTC 推荐首次穿刺结果为 ND 的甲状腺结节应重新取材。然而，对于取自囊性结节和实性结节的 CFO，所采用的随诊策略是不同的。当超声检查显示结节是单纯性单房囊肿时，即使被报告为 ND，仍可被认为临床取材充分。因此，CFO 结节的重取率应低于其他的 ND，建议将这两种临床处理方式不同的细胞学结果区分开来。

　　因为 ND 病例多数为良性并且很少接受手术切除，所以很难准确预测其恶性率。有研究报道其恶性率从 0 到 35% 不等[9]。根据 MacDonald 和 Yazdi 的报道，CFO 和其他 ND 结节的恶性率分别为 0 和 4.2%[5]。Renshaw 报道两组在恶性率上并无差异（每组均为 3.9%）[7]。Garcia-Pascual 等报道 CFO 结节的恶性率（14.3%）高于其他 ND 结节（6.7%），但是缺乏统计学意义[8]。根据笔者的经验，大约有 2.0% 的 CFO 结节和 5.6% 的其他 ND 结节为恶性，并且有统计学差异。CFO 和其他 ND 的恶性比例与 TBSRTC 良性组相似，稍高于良性组（0~3%），因此笔者认为对 CFO 的临床处理应与 TBSRTC 良性组一致。

　　综上所述，由于 CFO 结节和其他 ND 结节在临床处理和恶性率上有所不同，应被分别归类，提议将 CFO 作为一种新的诊断分类，并与其他 ND 区分开来。在临床处理方面，提议只对那些超声学检查结果令人担心的 CFO 病例，例如可疑囊性 PTC 的病例，进行重新抽吸穿刺。在日本，2015 年的日本甲状腺外科学会已正式确立"囊液"这一分类（详见第二章）[11]。

（Nami Takada　著；李亚琼　刘志艳　译）

参 考 文 献

[1] Ali SZ, Cibas ES. The Bethesda System for Reporting Thyroid Cytology, Definitions, Criteria and Explanatory Notes. New York：Springer, 2010.

[2] Cibas ES, Ali SZ. The Bethesda system for reporting thyroid cytopathology. Am J ClinPathol 2009;132:658-65

[3] Yang J, Schnadig V, Logrono R, et al. Fine-needle aspiration of thyroid nodules: a study of 4703 patients with histologic and clinical correlations. Cancer 2007;111:306-15.

[4] Baloch ZW, Cibas ES, Clark DP, et al. The National Cancer Institute Thyroid fine needle aspiration state of the science conference: A summation. Cyto Journal 2008;5:6.

[5] MacDonald L, Yazdi HM. Nondiagnostic fine needle aspiration biopsy of the thyroid gland: A diagnostic dilemma. Acta Cytol. 1996;40:423-8.

[6] Yeoh GP, Chan KW. The diagnostic value of fine-needle aspiration cytology in the assessment of thyroid nodules: A retrospective 5-year analysis. Hong Kong Med J. 1999;5:140-4.

[7] Renshaw AA. Accuracy of thyroid fine-needle aspiration using receiver operator characteristic curves. Am J Clin Pathol 2001;116:477-82.

[8] Jo VY, Stelow EB, Dustin SM, et al. Malignancy risk for fine-needle aspiration of thyroid lesions according to the Bethesda System for Reporting Thyroid Cytopathology. Am J Clin Pathol 2010;134:450-6.

[9] Arul P, Akshatha C, Masilamani S. A study of malignancy rates in different diagnostic categories of the Bethesda system for reporting thyroid cytopathology: An institutional experience. Biomed J 2015;38:517-22.

[10] García-Pascual L, Barahona MJ, Balsells M, et al. Complex thyroid nodules with nondiagnostic fine needle aspiration cytology: Histopathologic outcomes and comparison of the cytologic variants （cystic vs. acellular）. Endocrine 2011;39:33-40.

[11] Japanese Society of Surgery. General Rules for the Description of Thyroid Cancer. Kanehara, Tokyo, 2015.

第三十五章 颈部甲状舌管囊肿与其他异位甲状腺组织

一、病例介绍

患者女性，49岁，颈部中线无症状性包块缓慢生长3年。患者主诉自一年前末次就诊后包块轻度增大。无其他病史及手术史，否认甲状腺疾病家族史及头颈部接触射线史。体检发现舌骨水平有一2cm×2cm包块，随吞咽及伸舌活动。无相关颈部淋巴结肿大。其他体检无明显改变[①]。

二、超声所见

颌下舌骨水平有一1.7cm×1.9cm×2.3cm边界清楚的低回声结节（图35-1）。彩色多普勒显示无血管增多。病变与甲状旁腺组织不相关。在甲状腺左叶下极有一包块，2.2cm×1.1cm×1.6cm大小，边界清楚，高低回声混合，边缘低回声，内部有微小钙化，富含血流。临床资料及上颈部超声提示为甲状舌管囊肿。

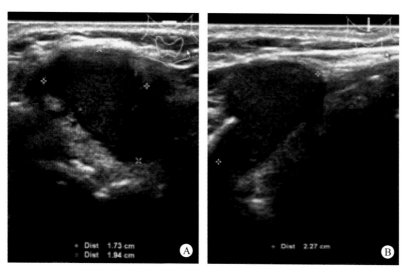

图35-1 超声检查显示颈部前中上方的低回声病变

---

①病例由泰国朱拉隆功大学医学院病理教研室Pichet Sampatanukul教授提供。

三、细胞学所见

　　超声引导下对囊性病变进行细针抽吸，抽出 3ml 水样轻度浑浊液。抽出物经离心、沉淀并进一步制作细胞块。涂片巴氏染色显示细胞量很少，明显炎症性背景中混有少量鳞状上皮碎屑（图 35-2）。鳞状细胞形态良性，罕见无核细胞（图 35-3）。无柱状或滤泡上皮细胞。大量含铁血黄素吞噬细胞呈小簇状分布。大多数视野中可见大量多晶型物质及散在分布的淋巴细胞。

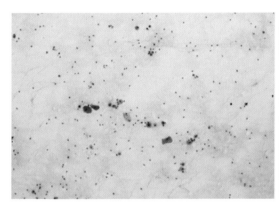
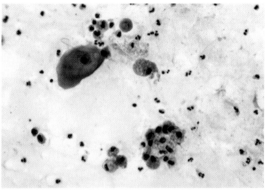

图 35-2　低倍视野显示具有稀疏细胞的抽出物，含有炎症细胞及不常见的鳞状上皮（细胞块，巴氏染色，×10）

图 35-3　良性鳞状上皮，位于由组织细胞、淋巴细胞及散在的晶体构成的炎性背景中（细胞块，巴氏染色，×40）

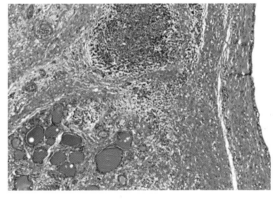

图 35-4　衬附立方上皮的囊肿含有甲状腺滤泡，伴淋巴组织浸润（HE 染色，×10）

四、组织学所见

　　手术标本为甲状舌管局灶囊性扩张（囊 2cm×2cm 大小，内壁光滑），含有部分舌骨。显微镜下，囊壁衬附非角化鳞状上皮，部分为扁平或立方上皮（图 35-4）。下方为纤维性间质伴淋巴细胞浸润，罕见淋巴滤泡结构。衬附上皮下方浅层可见少许甲状腺滤泡，滤泡上皮细胞呈现良性形态。

五、甲状舌管囊肿

　　甲状舌管囊肿是甲状舌管（thyroglossal ducts，TGD）的持续性囊性扩张导致的颈部中线发育异常。TGD 囊肿是最常见的先天性颈部包块，是甲状腺最常见的发育异常。主要组织学成分为衬附上皮的管状结构及异位甲状腺组织。尸检连续切片发现 7% 的儿童和成人中有隐匿性 TGD 残余。TSH 刺激后的显像扫描发现超过 40% 的甲状腺切除患者中有 TGD 残余[1-3]。

与甲状腺类似，FNA 在颈部包块的诊断中扮演重要角色。多数 TGD 囊肿位于舌骨和甲状软骨之间，仅有个别病例被报道位于甲状腺内。胚胎发育中 TGD 和甲状腺密切相关，使得区别 TGD 与其他病变成为可能。

多数 TGD 囊肿患者无症状，在颈前部中线有一缓慢增大的无痛性包块（1~4cm），随吞咽和伸舌向上移动。多达 30% 的病例表现为感染性囊肿，可能会进一步发展为排泄性窦道。尽管是先天性异常，TGD 囊肿患者显示双峰年龄分布（小于 10 岁及 50 多岁），多达 25% 的病例在 50 岁以后出现[4]。诊断基于典型的临床表现及影像学支持并通过术后组织病理确诊。超声是术前检查的最佳选择，目的在于评估囊肿的位置、回声、质地（无回声或假实性回声）、与舌骨及甲状腺的关系[5]。TGD 囊肿患者常规推荐完全手术切除并去除部分舌骨（Sistrunk 术）。因此，FNA 检测对 TGD 囊肿的术前诊断价值不大。组织病理学诊断是确诊 TGD 囊肿的最后一步（图 35-5）。

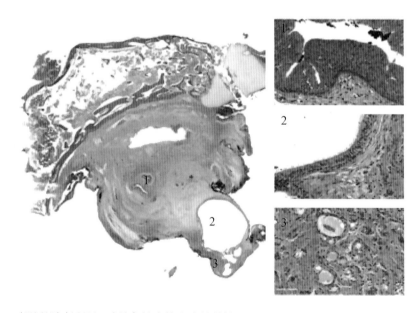

图 35-5　TGD 囊肿的诊断所见。舌骨旁的小管和囊性结构，包埋于纤维组织中，衬附不同的上皮（HE 染色，全貌）。右侧插图：复层鳞状上皮（上）、纤毛上皮（中）及甲状腺滤泡（下）。数字对应用全貌显微照片中的相应区域（HE 染色，×40）

显微镜下，囊性或管状结构被覆上皮，上皮类型随部位变化而不同，在一个囊肿中也可以看到几种上皮混合[6]。假复层纤毛柱状上皮通常出现于来自下颈部的标本中，可能是由于距离上呼吸道近。非角化鳞状上皮常见于上颈部（邻近舌和盲孔），可以来源于炎性背景中的化生。复层柱状上皮常见于舌骨水平。囊肿常可缺乏衬附上皮，至少为局灶性，反映了炎症对上皮造成的损伤。囊壁为纤维性伴有灶性肉芽组织。继发性炎症常见，特别是在窦道中，表现为重度淋巴细胞浸润（罕见形成淋巴滤泡）。如继发感染将混合中性粒细胞。

异位甲状腺滤泡可见于 30%~70% 的病例，连续切片比例会更高（常规每例 3 个组织块）。囊壁上皮下或者深层可见不规则甲状腺滤泡团，平均大小为 5mm（图 35-6）。有研究报道相比舌骨上方，异位甲状腺残余更常见于舌骨下方[2]。甲状腺上皮通常正常，个别病例为增生性或肿瘤性。甲状腺组织通常掩埋于炎症中[7]。但缺乏甲状腺滤泡并不能除外 TGD 囊肿的诊断。偶尔，囊肿壁中可见皮肤附件结构、胆固醇性肉芽肿及黏液涎腺型腺体。有报道后者常位于舌及舌骨上位置[8]。

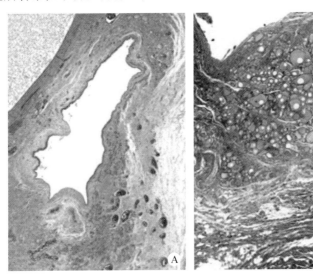

图 35-6　囊壁内的异位甲状腺组织。不规则的小滤泡位于囊肿上皮下方（A）；排列有致的正常滤泡"结节"深埋于囊壁内（B）（HE 染色，×4）

组织学诊断 TGD 的最佳证据是衬附呼吸道或鳞状上皮及甲状腺滤泡，后者由于炎症或纤维化很难被发现；在这种情况下，诊断发育性囊肿伴注解（倾向于 TGD 囊肿或鳃裂囊肿等）是一个选择。

术前 FNA 不建议作为常规检测方法，因为它仅有中度敏感性，多数为假阴性[4,9]。最近报道的大宗 TGD 囊肿手术中，有术前 FNA 的仅占 13%~21%[4,9,10]。Thompson 等的研究，根据甲状腺 FNA 的 TBSRTC 系统，TGD 囊肿术前 FNA 高达 85% 诊断为"标本不满意"[4]。TGD 囊肿的 FNA 检测适用于评估可疑性囊肿，如实性固定性病变或超声学显示实性成分的病变。这些发现可能会增加恶性的可能性（详见第七章）。已知少于 1% 的TGD 可能会发展为癌，通常是 PTC。强烈推荐 UG-FNA，特别是对儿童。囊液制备细胞块或 LBC，同抽液后残余包块的穿刺结合可以提高 FNA 阳性结果。

TGD 囊肿的 FNA 涂片细胞少，明显炎细胞背景，上皮细胞数量少，图像类似于鳃裂囊肿。最常见的细胞群是巨噬细胞，包括泡沫细胞或含铁血黄素的吞噬细胞、成熟淋巴细胞及中性粒细胞。后者在感染性囊肿中尤为丰富（详见第二十四章）。可见鳞状或纤毛上皮，有报道见于一半以下的病例（详见第三十七章病例 8）。良性滤泡上皮罕见于 2%~10% 的抽出物中，最可能是因为深埋于囊肿壁中。胶样或黏液样背景常见，分布从浓厚、片段状到稀薄、水样，可混有胆固醇晶体。

由于甲状舌骨异常跨越盲孔到甲状腺，TGD 囊肿有多种疾病需要鉴别诊断。多数病例根据颈部中线的可移动无痛性包块的典型临床表现很容易诊断。但不典型临床表现、超声、对抽出物或切除标本的不同判定使得鉴别诊断成为挑战。我们将可能的鉴别诊断分成实性和囊性两大类（表 35-1）。对诊断医生来说，最困难的是当囊壁中缺乏异位的甲状腺组织时，要考虑到多种囊性病变的可能，尤其是儿童患者（图 35-7）。

表 35-1　TGD 囊肿的鉴别诊断

疾病	表现
实性病变	
舌部甲状腺	通过临床和放射学发现决定，正位甲状腺通常缺失
锥叶甲状腺	组织学为被纤细包膜包裹的大的甲状腺实质片段
淋巴结反应性增生	淋巴结的显微镜下表现，没有上皮
鳞状细胞癌	不典型细胞
脂肪瘤	脂肪组织
囊性病变	
皮样囊肿	上颈部；充满皮脂样物，衬附角化上皮，壁内含有皮肤附属器；抽吸物富含无核的鳞状细胞。
表皮囊肿（表皮包含囊肿）	位置浅表；组织学类似于皮样囊肿，但没有皮肤附属器
鳃裂囊肿	位于侧部，壁内含有淋巴滤泡；抽吸物更富含细胞，具有大量鳞状上皮
不典型淋巴结转移性囊性 PTC	典型的 PTC；淋巴结结构，含有淋巴样间质和被膜下窦；缺少 TGD 上皮和甲状腺实质
胶质结节囊性变	背景为良性甲状腺组织
罕见发育性囊肿	
淋巴管瘤	淋巴管道，缺失上皮衬附
淋巴上皮囊肿	壁内含有具有生发中心的淋巴组织
胸腺囊肿（胸骨上）	含有哈氏小体或其他胸腺组织
颈部支气管源性囊肿	囊壁内含有平滑肌、黏液浆液性腺体，常常含有软骨组织
颈部中线裂	线性裂从舌骨延伸到锁骨上切迹，通常出生时就存在
畸胎瘤	手术标本存在三个胚层
罕见非发育性囊肿	
舌下囊肿（上颈部）	颌下起源；黏液池被纤维组织包绕，缺少上皮衬附
喉囊肿	与喉关系密切；临床表现和放射学特点

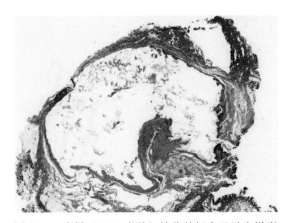

图 35-7　当做"TGD 囊肿"接收的标本显示皮样囊肿的典型组织学特征，衬附角化的上皮，壁内含有大汗腺（星号）（HE 染色，全貌）

对手术标本进行准确阅片一般最终会发现异位甲状腺残余的存在，根据定义，这是确诊 TGD 囊肿的形态学特点。Sistrunk 术范围相对广泛，易影响颈部皮肤美观，因而不提倡用于其他颈部囊肿，如常见的皮样或表皮囊肿。因此，手术医师更关注 Sistrunk 术后除 TGD 囊肿外其他囊肿的病理诊断。对切片进行仔细检查、重切蜡块、使用描述性术语（例如"符合 TGD 囊肿"或"倾向于 TGD 囊肿"）有助于诊断缺乏甲状腺组织的某些病例。需要指出的是，甲状腺残余常位于舌骨附近，因而舌骨是需要送检的手术标本的必要部分。骨组织的处理需要额外时间，基于 TGD 囊肿软组织标本的镜下初步诊断在处理完脱钙标本后有时会被纠正。

TGD 囊肿最常见的部位被描述为锁骨上、纵隔及甲状腺内。其中甲状腺内 TGD 囊肿约占 1.5%[4]。这些病变无论组织学还是细胞学诊断都存在一定的难度。甲状腺内 TGD 囊肿的组织结构类似于另外一个甲状腺内的罕见病变，即淋巴上皮样或鳃裂样囊肿。多数作者将甲状腺淋巴上皮囊肿的起源同实性细胞巢关联，认为实性细胞巢在慢性甲状腺炎的背景中进行了鳞状化生及囊性变。虽然也具有 TGD 囊肿的一般特征，例如鳞状上皮衬附和慢性炎症，淋巴上皮囊肿位于甲状腺侧叶，缺乏呼吸道上皮，并且囊壁内常见含有生发中心的淋巴滤泡。甲状腺内 TGD 囊肿的涂片，由于不寻常上皮（鳞状上皮或纤毛）的存在，可能会同原发性甲状腺癌混淆，但上皮细胞均缺乏异型性。

六、甲状舌管癌

TGD 囊肿最严重的后果是上皮的肿瘤性转化。TGD 囊肿中约 1% 发生癌变（在大型诊断中心多达 5%~7%）。但童年 TGD 囊肿的常规切除可能导致低估其癌变风险[11]。TGD 癌的起源有两种理论，即原发和转移，但因缺少分子研究，其准确的发病机制尚未明了。绝大多数病例为经典型 PTC（90%），但滤泡型及高细胞型也有报道[12]。与早期报道相反，淋巴结转移率较高，在颈部清扫的病例中高达 70%[13]。TGD 癌罕见为起源于囊肿衬附的鳞状细胞癌（5%）及甲状腺滤泡腺癌（2%~3%）。特殊病例或少见癌（间变性癌、黏液表皮样癌或腺鳞癌）及混合性癌也有报道。迄今为止已报道 250 多例 TGD 癌[14]。

患者的平均年龄在 40 岁左右。TGD 囊肿患者术前癌的诊断不常见。多数 TGD 癌无症状，在常规组织学诊断中被发现。临床上，良性囊肿和恶性没有明确区别。有的病例由于以前存在的囊肿突然生长或颈部淋巴结肿大被怀疑为癌。常规检查类似于 TGD 囊肿，必须包含颈部超声，补充以 CT、MRI 和 FNA 检查。可疑超声表现包括钙化、复杂性囊肿伴内部低回声和实性富含血管的疣状赘生物。多数 TGD 癌最初通过 Sistrunk 术处理。进一步处理可能包括甲状腺全切、颈部淋巴结清扫及放射性碘治疗。

组织病理学显示典型的甲状腺癌，主要是 PTC，与具有上皮衬附的 TGD 囊肿相关联。对舌骨及邻近软组织的浸润常见。诊断标准包括标本中甲状舌骨残余的组织病理证据，并有临床或组织学上正常甲状腺的证据（除外原发甲状腺癌的转移）。最近研究发现，30%~60% 的 TGD 癌患者切除甲状腺时，在正位甲状腺内有伴发癌，主要是 PTMC[15]。

TGD 囊肿的 FNA 检查有助于证实临床推论，对于成人来说最有效。FNA 所见从非特异性囊性病变到特征性乳头状或鳞状细胞癌[16]。但与良性 TGD 囊肿病例类似，FNA 敏感性相对较低。有的作者建议将术中冰冻切片作为一个更有效的诊断方法[17]。

一线鉴别诊断需要考虑 TGD 癌是否为原发甲状腺癌的转移，不管是隐匿性的还是明显的，均需要通过影像学和 FNA 除外诊断。除了与临床相关（手术范围），还可能会对 TGD 癌阐述发病机制有所助益。TGD 相关性癌也需要同原发性甲状腺锥叶癌或不典型囊性（喉前）淋巴结转移鉴别，两者均在相似的解剖学位置。该鉴别诊断对肿瘤分期和治疗非常重要。锥叶原发癌表现为甲状腺癌位于正常甲状腺背景中，缺少 TGD 上皮（呼吸道或鳞状上皮）及淋巴结结构（图 35-8）。锥叶孤立性癌非常罕见，多数"锥叶癌"从甲状腺叶内任何位置的肿瘤播散而来，可通过超声明确诊断。不典型囊性淋巴结转移的鉴别点在于淋巴结结构，包括淋巴样间质和被膜下窦，缺乏 TGD 上皮和甲状腺实质，且在甲状腺切除标本可见隐匿性癌或明显癌。最近推荐使用新术语"上颈部 PTC"，用以概括鉴别困难的 TGD 囊性癌、锥叶癌和不典型囊性淋巴结转移[14]。

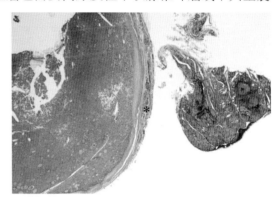

图 35-8　甲状软骨上方切除的结节，被疑为从 TGD 残余发展而来的滤泡腺癌（包膜浸润在其他区域可以看到）。包膜周围的边缘有充分发育的甲状腺组织（星号），另外一块具有桥本甲状腺炎的特征，支持锥叶甲状腺滤泡腺癌的诊断（HE 染色，×2）

七、下颈部异位甲状腺包涵体

一例锥叶起源的甲状腺癌（见图 35-8）提示，在罕见部位偶然发现正常或异常甲状腺组织为诊断的一大挑战。当组织关系在手术标本中不明显时，FNA 诊断尤为困难。众所周知的"颈侧异常甲状腺"即是其中之一。颈侧异常甲状腺是独立位于正常甲状腺组织外某特定部位（更严格地说，位于颈静脉同侧）的正常或病理性甲状腺组织。具有欺骗性的是，这个集合性术语并不准确，实际上包括良性和恶性各种情况。因此，建议至少在病理实践中应避免使用如此过时的术语。

所谓"颈侧异常甲状腺"的病变都可以分为良性和恶性。恶性病变中以 PTC 淋巴结转移占绝大多数。另外要考虑到甲状腺癌的软组织种植和鳃裂伴发甲状腺癌的可能。良性组包括甲状腺寄生结节及手术或外伤后错位的甲状腺组织。与中线位置相比，颈侧的异位甲状腺组织非常罕见。总之，颈侧异常甲状腺组织绝大多数是转移癌或良性寄生结节。

多数头颈部和甲状腺病理书中，对诊断 PTC 淋巴结转移的典型表现和陷阱均有具体的描述。而更需要强调的是颈部淋巴结内的异位甲状腺组织。良性甲状腺包含物是在非甲状腺疾病的颈部淋巴结清扫（例如头颈部癌）时，在淋巴结内偶然发现的微小甲状腺组织片段。曾经有几十年，所有淋巴结内的甲状腺组织均被认为是转移癌，但现在普遍认为其中存在良性包含物的可能性[18]。头颈部癌患者颈部清扫的淋巴结内良性甲状腺组织的发生率为 0.6%~1.5%[19,20]。对颈部淋巴结进行仔细检查，在多达 5% 的非选择性尸检病例中可发现良性甲状腺包含物[21]。

良性甲状腺包含物累及内侧下颈部淋巴结，而颈部大血管（颈动脉或颈静脉）外侧发现任何甲状腺组织均需要考虑转移性肿瘤而不是良性异位[22]。但也有个别外侧（上至第 2 组）淋巴结内良性包含物的报道[18]。据报道，迁移过程中的胚胎性甲状腺发生迷离，导致其包埋入淋巴结内，最终分化成甲状腺滤泡并保持静止（异位）。另一种理论考虑破裂甲状腺组织的微小碎片漂入前哨淋巴结（"良性转移"），类似于子宫内膜异位发生的机制。良性淋巴结内甲状腺组织并无特殊，类似的颈部淋巴结内良性甲状旁腺、涎腺组织和痣细胞也有报道。只有在做过广泛检查，包括影像甚至手术，除外原发性甲状腺癌后才可诊断良性淋巴结内甲状腺包含物。如仅形态学提示、但影像学不支持肿瘤，则无需进一步处理，推荐结合临床并随诊。

包含物 0.1~2.3 mm 大小，可含有多达 100 个（平均 30 个）正常甲状腺滤泡，通常排列成楔形，基底邻近淋巴结被膜，尖端朝向皮质[18]。良性包含物应该位于淋巴结被膜内或边缘窦内（被膜下），并且在不超过 2 个颈部淋巴结内。颈部淋巴结的 FNA 检查获得微小良性甲状腺包含物的可能性非常小，只有一例报道[23]。换言之，颈部淋巴结穿刺中甲状腺滤泡的出现需要考虑为转移性甲状腺癌或除外技术失误，例如正位或异位甲状腺结节而非淋巴结被取材。颈部淋巴结内良性和恶性甲状腺包含物鉴别诊断的关键点列于表 35-2。

表 35-2　颈部淋巴结内甲状腺包含物的鉴别诊断

	良性包含物	转移癌
原发肿瘤	无证据	甲状腺癌（主要是乳头状），通常为潜在性和同侧 甲状腺外原发极其罕见
颈部淋巴结位置	仅在颈静脉内侧（基本上是中线）	任何部位，主要为下部 所有颈静脉／颈动脉外侧甲状腺包含物不管外观是否良性，需要考虑转移性
程度	单灶性的几个滤泡，位于淋巴结被膜内或边缘窦（被膜下） 一个，罕见两个淋巴结	从淋巴结几个滤泡到全部（和囊性）替代 通常多个淋巴结受累
显微镜下	正常表现的甲状腺滤泡 没有 PTC 的特征	PTC 的特征： 细胞（核增大、透亮等；高的嗜酸性细胞） 结构（乳头形成） 其他（砂粒体、间质反应）

续表

	良性包含物	转移癌
辅助检测	免疫组化：TTF-1 阳性，Tg 阳性，CK1 阴性，Galectin-3 阴性，HBME1 阴性	免疫组化：CK19 阳性，Galectin-3 阳性，HBME-1 阳性（甲状腺癌的免疫表型）
	分子：无异常	分子：BRAF 阳性，或 RET/PTC 阳性，或 RAS 阳性
	克隆性分析：多克隆	克隆性分析：单克隆

　　寄生结节是另一罕见状况，被认为是大量颈侧异常性良性甲状腺病变。它是解剖学上同甲状腺主体分离的外周甲状腺肿结节[8]。这种病变也被认为是隔离甲状腺肿或副甲状腺结节。自发脱离的甲状腺组织可以发生于结节性甲状腺肿、桥本甲状腺炎，而 Graves 病较少见。部分甲状腺结节可被颈部肌肉的机械作用分离，并种植于颈侧部。

　　寄生结节可位于颈侧部从颌下到纵隔区域，包括锁骨后区域、胸锁乳突肌和胸骨舌骨肌[24]。但是，大多数结节位于甲状腺外邻近甲状腺处（< 1 cm）。寄生结节临床上与肿大的颈部淋巴结相似，通常需手术切除以除外转移。因此，必须通过组织病理学除外转移癌后才可诊断。寄生结节的诊断需要满足以下标准：与甲状腺组织在同一个筋膜面，并与甲状腺主体组织学形态相似，缺乏淋巴结结构。大体上，结节 0.5~6.5 cm 大小，与甲状腺分离，80% 以上病例为单个结节。组织学为良性甲状腺组织，可充满胶质或为增生结节，有时可伴有桥本甲状腺炎，而主体甲状腺具有相同的形态学特点。极少有描述大致正常良性滤泡细胞的细胞学报告[25]。

　　寄生结节需要同 PTC 的淋巴结转移鉴别。诊断的关键在于癌的细胞学和结构特征。主体甲状腺有原发肿瘤有助于诊断转移性病变，但原发癌可以是隐匿性癌。当寄生结节伴桥本甲状腺炎形似淋巴结时会出现诊断困难。此时仔细查找淋巴结结构有助于诊断，例如网织染色可显示被膜下窦。甲状腺癌标志物（CK19、Galectin-3、HBME-1）的免疫组化和分子检测（BRAF 和 RAS 突变）等辅助手段可能有助于疑难病例的诊断。

　　本章的核心部分为 TGD 相关性病变，异位甲状腺是其中的一种情况。这一术语涵盖了任何正常解剖位置外出现甲状腺组织的发育异常。异位甲状腺可位于舌基底和正常甲状腺位置之间沿内侧原基下降的任何位置。临床最常见和最重要的类型是舌部甲状腺和 TGD 囊肿内的甲状腺残余。罕见部位主要分布于颈部区域，包括中线（喉和气管）和非中线结构（咽喉间隙、涎腺和腮裂囊肿）。需要特别注意的是良性甲状腺滤泡常可发现于甲状腺周围软组织和肌肉内。这些显微镜下包含物紧邻甲状腺（常常在峡部附近），通常静止、无害[26]。另一种颈部区域异位甲状腺滤泡的合理解释是，由于先前手术或外伤导致的甲状腺组织的异位或种植性结节[27]。种植性结节通常为多个，位置表浅，例如皮下。镜下发现缝线和滑石粉晶体伴有反应性纤维化可能会为鉴别其他异位甲状腺包含物提供线索。

八、要点

　　甲状腺胚胎发生发展的路径决定了异位甲状腺残余可在颈部广泛区域内出现。病理医生需要关注的最常见的实体是 TGD 囊肿。诊断这种颈部中线的发育性异常需要查见衬附上皮和甲状腺滤泡。罕见情况下，TGD 囊肿壁内的上皮可能恶变为 PTC。尽管 TGD 的 FNA 形态特点已非常明确，但细胞学检查敏感性低而存在争议。颈部各种显微镜下偶然发现的甲状腺包含物，对于转移性甲状腺癌的鉴别诊断非常重要，此时仔细查找原发甲状腺肿瘤为中心法则。

（Andrey Bychkov　著；白艳花　译）

参 考 文 献

[1] Ellis PD, van Nostrand AW. The applied anatomy of thyroglossal tract remnants. Laryngoscope 1977; 87:765-70.

[2] Sprinzl GM, Koebke J, Wimmers-Klick J, et al. Morphology of the human thyroglossal tract: A histologic and macroscopic study in infants and children. Ann Otol Rhinol Laryngol 2000; 109:1135-9.

[3] Lee M, Lee YK, Jeon TJ, et al. Frequent visualization of thyroglossal duct remnant on post-ablation 131I-SPECT/CT and its clinical implications. Clin Radiol 2015; 70:638-43.

[4] Thompson LD, Herrera HB, Lau SK. A clinicopathologic series of 685 thyroglossal duct remnant cysts. Head Neck Pathol 2016.

[5] Zander DA, Smoker WR. Imaging of ectopic thyroid tissue and thyroglossal duct cysts. Radiographics 2014; 34:37-50.

[6] Ali AA, Al-Jandan B, Suresh CS, et al. The relationship between the location of thyroglossal duct cysts and the epithelial lining. Head Neck Pathol 2013; 7:50-3.

[7] Chandra RK, Maddalozzo J, Kovarik P. Histological characterization of the thyroglossal tract: Implications for surgical management. Laryngoscope 2001; 111:1002-5.

[8] Assi A, Sironi M, Di Bella C, et al. Parasitic nodule of the right carotid triangle. Arch Otolaryngol Head Neck Surg 1996; 122:1409-11.

[9] Shahin A, Burroughs FH, Kirby JP, et al. Thyroglossal duct cyst: A cytopathologic study of 26 cases. Diagn Cytopathol 2005; 33:365-9.

[10] Wei S, LiVolsi VA, Baloch ZW. Pathology of thyroglossal duct: An institutional experience. Endocr Pathol 2015; 26:75-9.

[11] Foley DS, Fallat ME. Thyroglossal duct and other congenital midline cervical anomalies. Semin Pediatr Surg 2006; 15:70-5.

[12] Klubo-Gwiezdzinska J, Manes RP, Chia SH, et al. Ectopic cervical thyroid carcinoma: Review of the literature with illustrative case series. J Clin Endocrinol Metab 2011; 96:2684-91.

[13] Choi YM, Kim TY, Song DE, et al. Papillary thyroid carcinoma arising from a thyroglossal duct cyst: A single institution experience. Endocr J 2013; 60:665-70.

[14] Zizic M, Faquin W, Stephen AE, et al. Upper neck papillary thyroid cancer（UPTC）: A new proposed term for the composite of thyroglossal duct cyst-associated papillary thyroid cancer, pyramidal lobe papillary thyroid cancer, and Delphian node papillary thyroid cancer metastasis. Laryngoscope 2015.

[15] Pellegriti G, Lumera G, Malandrino P, et al. Thyroid cancer in thyroglossal duct cysts requires a specific approach due to its unpredictable extension. J Clin Endocrinol Metab 2013; 98:458-65.

[16] Bardales RH, Suhrland MJ, Korourian S, et al. Cytologic findings in thyroglossal duct carcinoma. Am J Clin Pathol 1996; 106:615-9.

[17] Danilovic DL, Marui S, Lima EU, et al. Papillary carcinoma in thyroglossal duct cyst: Role of fine needle aspiration and frozen section biopsy to guide surgical approach. Endocrine 2014; 46:160-3.

[18] Triantafyllou A, Williams MD, Angelos P, et al. Incidental findings of thyroid tissue in cervical lymph nodes: Old controversy not yet resolved? Eur Arch Otorhinolaryngol 2015.

[19] Gerard-Marchant R, Caillou B. Thyroid inclusions in cervical lymph nodes. Clin Endocrinol Metab 1981; 10:337-49.

[20] Leon X, Sancho FJ, Garcia J, et al. Incidence and significance of clinically unsuspected thyroid tissue in lymph nodes found during neck dissection in head and neck carcinoma patients. Laryngoscope 2005; 115:470-4.

[21] Meyer JS, Steinberg LS. Microscopically benign thyroid follicles in cervical lymph nodes. Serial section study of lymph node inclusions and entire thyroid gland in 5 cases. Cancer 1969; 24:302-11.

[22] Wenig BM. Atlas of Head and Neck Pathology. 3rd ed. New York: Elsevier, 2015: 1600.

[23] Lee YJ, Kim DW, Park HK, et al. Benign intranodal thyroid tissue mimicking nodal metastasis in a patient with papillary thyroid carcinoma: A case report. Head Neck 2015; 37:E106-8.

[24] Rodriguez J, Rosai J. Parasitic nodules of the thyroid. A metastasis simulator. A study of 76 cases. Lab Invest 2006; 86:96A.

[25] Nasrallah MP, Pramick MR, Baloch ZW. Images in endocrine pathology: Parasitic nodule of thyroid in neck of patient with family history of papillary thyroid carcinoma. Endocr Pathol 2015; 26:273-5.

[26] Komorowski RA, Hanson GA. Occult thyroid pathology in the young adult: An autopsy study of 138 patients without clinical thyroid disease. Hum Pathol 1988; 19:689-96.

[27] Harach HR, Cabrera JA, Williams ED. Thyroid implants after surgery and blunt trauma. Ann Diagn Pathol 2004; 8:61-8.

第三十六章　甲状腺细针穿刺细胞学诊断线索

一、涂片背景

1. 水样胶质

胶质存在于甲状腺滤泡腔内，主要成分为甲状腺球蛋白。胶质在 FNA 细胞学的诊断中起着重要作用。一般来说，活跃的滤泡腔中的胶质稀薄、淡染，而静止的滤泡或肿瘤病变中的胶质更黏稠。大体上，胶质为主的穿刺物很像黏稠的蜂蜜，在后期处理过程中，胶质很可能从载玻片上脱落[1]。

镜下，水样胶质稀薄、缺乏细胞、均质。Giemsa 染色可能会出现裂隙或不均质，呈现出各种几何图案、彩色玻璃外观、蜘蛛网状外观或鸡丝图案。

巴氏染色，胶质嗜酸性，胶质较厚时可出现裂隙（图 36-1）。背景中大量稀薄胶质一般提示良性病变，值得注意的是，液基染色时水样胶质往往会丢失[2,3]。

2. 致密胶质

致密胶质通常是一种均质、半透明的不规则或圆形物质。巴氏染色通常表现为蓝色、绿色、粉色或橙色（见图 24-8）；而 Giemsa 染色或 Diff-Quik 染色通常表现为深紫色（见图 20-3、图 20-4）。致密胶质的大小和形状反映了滤泡的大小。大片状、小片状和团状的胶质分别代表大滤泡、微滤泡（图 36-2）及梁状生长方式。偶尔，尤其是在老年患者或慢

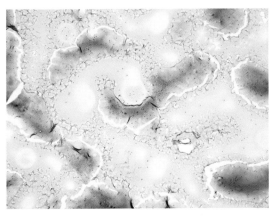

图 36-1　结节性甲状腺肿的水样胶质（巴氏染色，×4）

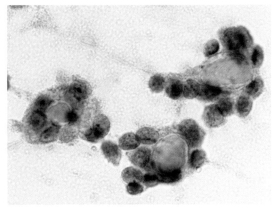

图 36-2　滤泡性肿瘤的致密胶质（巴氏染色，×100）

性消耗性疾病的患者中，致密胶质往往呈颗粒状。在液基染色中，致密胶质呈现为小液滴、军刀或羽毛状（见图 19-6B 和图 27-4）。

3. 黏稠胶质

致密深染的胶质条带又称"黏稠胶质"，在 PTC 中较特异[4]。黏稠胶质也叫泡泡糖样胶质、黏稠状胶质、黏性胶质、口香糖胶质等。巴氏染色呈粉色或蓝绿色（图 36-3）。在 25% 的 PTC 中可出现黏稠胶质。黏稠胶质并非涂片造成的人为假象，而是与胶质浓缩和乳头状结构有关。

4. 淀粉样物质

淀粉样物质是 MTC 的特征性表现，来源于降钙素的产物或其本身[6]。常规染色中，超过 80% 的 MTC 中会出现淀粉样物质[7]，但在细胞学上，仅 40%~80% 会出现。淀粉样物质也可见于其他甲状腺病变，包括 MALT 淋巴瘤伴浆细胞分化[9] 和淀粉样变甲状腺肿。巴氏染色中，淀粉样物质呈浅绿色、凝絮状或密集且缺乏细胞（图 36-4）。偶尔，淀粉样物质类似于致密胶质，特殊染色有助于鉴别诊断。刚果红染色呈砖红色，在偏振光显微镜下呈现出典型的苹果绿双折射。

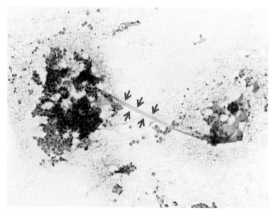

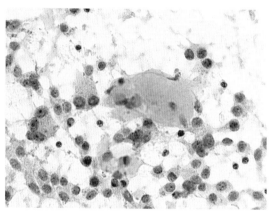

图 36-3　甲状腺乳头状癌中的黏稠胶质（箭头处）（巴氏染色，×10）

图 36-4　甲状腺髓样癌中的淀粉样物质（巴氏染色，×40）

5. 炎细胞

淋巴细胞通常出现在慢性炎症性疾病中，如桥本甲状腺炎。而肿瘤性疾病，如 PTC，背景中经常出现淋巴细胞，但滤泡性肿瘤除外。背景中出现较多浆细胞提示 IgG4 相关性甲状腺炎或 MALT 淋巴瘤伴浆细胞分化。中性粒细胞是急性化脓性甲状腺炎的标志，但在未分化癌中，中性粒细胞数量甚至会超过癌细胞数量，因此大量脓肿的背景时，不要忽略了未分化癌（详见第三十七章病例 2）。与淋巴细胞和上皮样细胞相关的多核巨细胞提示亚急性甲状腺炎（详见第十一章）。超过一半的 PTC 会出现伴有奇异性核的多核巨细胞（图 36-5A，详见图 4-5 和图 4-8）。多核巨细胞胞质致密但不污秽，核类似于 PTC 细

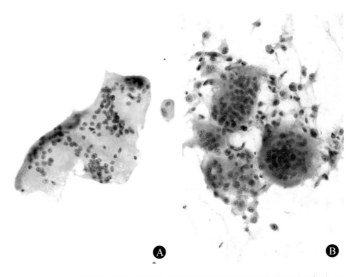

图 36-5   A. 甲状腺乳头状癌中的伴有奇异型核的多核巨细胞（巴氏染色，×40）； B. 未分化癌中的破骨细胞型多核巨细胞（巴氏染色，×20）

胞核，但起源于组织细胞（见图 11-2、图 11-3）。破骨细胞型多核巨细胞与未分化癌相关（图 36-5B）。

6. 砂粒体

砂粒体是一种同心圆状钙化。HE 染色呈紫蓝色，但巴氏染色呈淡紫色、棕黄色或嗜双色性（图 36-6，详见图 7-9D）。砂粒体可具有折光性，直径为 5~100μm。可以被肿瘤细胞包绕，也可孤立存在。 虽然砂粒体对 PTC 并不十分特异，在 FNA 细胞学中，仅不到 25% 的 PTC 会出现砂粒体[10]，但一旦出现砂粒体，高度提示 PTC。砂粒体的形成原因尚不明确，有些研究认为是乳头顶端的细胞营养不良性钙化[11, 12]，单个肿瘤细胞坏死[13]，或胞质内物质沉积所致[14]。透明变梁状肿瘤及嗜酸细胞肿瘤也可出现砂粒体样结构，后者是由浓缩的胶质形成。

7. 淋巴小体

淋巴小体（LGB）是淋巴细胞的胞质碎片（图 36-7），Giemsa 染色中呈圆形、苍白色、嗜碱性，直径为 2~7μm。淋巴细胞及大量 LGB 的出现提示恶性淋巴瘤。

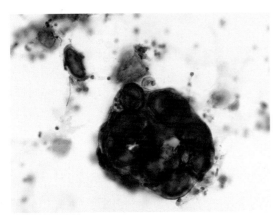

图 36-6   甲状腺乳头状癌中的砂粒体（巴氏染色，×20）

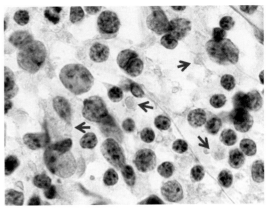

图 36-7   弥漫大 B 细胞淋巴瘤中的 LGB 小体（箭头处）（巴氏染色，×100）

8. 坏死背景

未分化癌背景中常出现坏死，当背景中只有坏死时，应考虑到未分化癌的可能。嗜酸细胞肿瘤和乳头状癌也可出现肿瘤性坏死（图 36-8，详见第二十五章）。

二、细胞排列方式

1. 微滤泡

有报道提出"微滤泡"必须是拥挤的、单层排列且少于 15 个滤泡细胞组成的圆圈或至少是三分之二的圆圈（图 36-9）[15]，微滤泡中心可出现少量胶质。该结构通常代表肿瘤性疾病，拥挤的、呈合胞体样排列的三维立体结构的微滤泡在滤泡性肿瘤相对特异[1]。较多微滤泡聚集在一起应与一个大的实性巢团中的多个微滤泡鉴别，后者常对应于甲状腺低分化癌（即岛状癌）的筛状结构（详见图 20-11）。

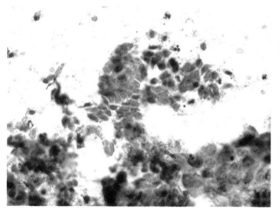 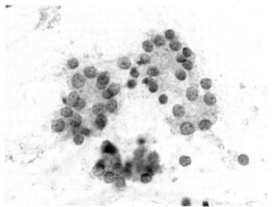

图 36-8　甲状腺乳头状癌梗死所致的坏死性物质　图 36-9　滤泡性肿瘤中的微滤泡结构（巴氏染色，
（巴氏染色，×40）　　　　　　　　　　　　　　　　×40）

2. 乳头状结构

具有纤维血管轴心的分支乳头状结构是 PTC 的特异性结构（图 36-10）。一个细胞巢中出现衬附梭形细胞的导管样或条索样结构提示这是一个非分支乳头状结构。腺瘤性结节性甲状腺肿也可出现乳头状结构（详见图 4-6）。

3. 皱褶的（弯曲的）单层片状结构

较多肿瘤细胞排列成单层片状结构非常常见，是 PTC 伴乳头状生长的特征。这种成片的肿瘤细胞往往出现皱褶或弯曲（图 36-11）。细胞核通常呈线性排列，折叠的部分呈栅栏状排列。

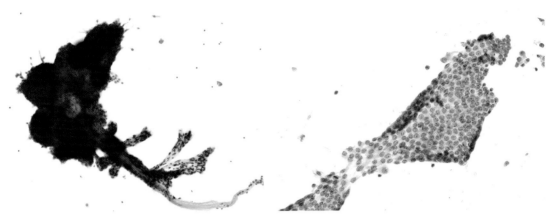

图 36-10　甲状腺乳头状癌中的乳头状结构（巴氏　图 36-11　甲状腺乳头状癌中的单层片状结构（巴
　　　　　染色，液基细胞学，×20）　　　　　　　　　　　氏染色，×20）

4. 帽子结构

由上皮细胞组成的三维圆顶状结构被称为帽子（图 36-12），该结构代表没有间质成分的乳头，提示乳头状癌。

5. 细胞旋涡

细胞旋涡通常指呈同心圆状排列的肿瘤细胞（图 36-13），肿瘤细胞呈单层排列，不含胶质。最周边的细胞核呈卵圆形，垂直于旋涡的半径。细胞旋涡为诊断PTC的特异性结构，且低倍镜下容易发现。

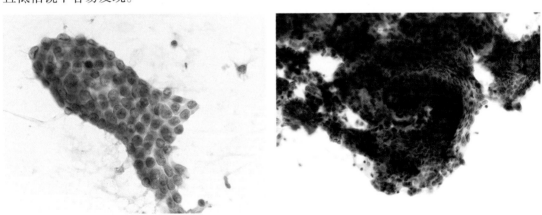

图 36-12　甲状腺乳头状癌中的帽子结构（巴氏染　图 36-13　甲状腺乳头状癌中的细胞旋涡状结构（巴
　　　　　色，×40）　　　　　　　　　　　　　　　　　氏染色，×20）

6. 鞋钉样特点

鞋钉样（hobnail）特点是指细胞突出于肿瘤细胞巢，且细胞核在顶端。PTC 的鞋钉型（HPTC）是一种侵袭性亚型，要求至少 30% 的肿瘤细胞具有鞋钉样特点，为 2017 年版

WHO 甲状腺肿瘤分类和 2017 年新版 TBSRTC 新增 PTC 亚型（详见附录一和附录二）。该类型肿瘤细胞常单个出现，表现为泪滴状的细胞核或逐渐变细的胞质，即所谓的"彗星样"细胞（图 36-14），也可排列成微乳头状结构。鞋钉样特点在液基制片中比常规制片更常见，也可见于囊性 PTC 和弥漫硬化型 PTC。

7. 细胞球

细胞球（ball-like cell cluster）是完全由上皮样细胞包裹的基底膜样物质，外观呈球状，也是一种乳头状结构，在胸膜积液和腹水中常见。在甲状腺 FNA 细胞标本中，该结构可出现在囊性型 PTC 和弥漫硬化型 PTC 中，分别漂浮在前者的囊腔和后者扩张的淋巴管中。有时因基底膜样物质高度水肿，这种细胞簇可呈空泡样（图 36-15）。弥漫硬化型中的基质常含有淋巴细胞和砂粒体。

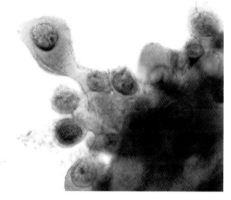

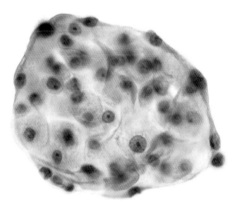

图 36-14　甲状腺乳头状癌中具有鞋钉样特点的细胞（巴氏染色，×100）

图 36-15　甲状腺乳头状癌中的细胞球（巴氏染色，×40）

三、细胞形状

1. 高细胞

高细胞是指胞质高度 2~3 倍于宽度。具有高细胞特点的 PTC 包括筛状型、高细胞型和柱状细胞型（详见第八至十章）及转移性结肠腺癌，后三者临床上具有侵袭性，但筛状型预后相对较好。在常规细胞制片中，高细胞不易识别。双轨状排列、细胞质呈彗星尾状向细胞巢周围拉长提示高细胞（图 36-16）。在液基制片中，高细胞更容易识别。

2. 梭形细胞

梭形细胞可出现在多种甲状腺疾病中，鉴别诊断包括 MTC（图 36-17）、孤立性纤维性肿瘤、伴胸腺样分化的梭形细胞肿瘤、未分化癌及肉瘤。前三者肿瘤细胞相对一致，后两者细胞异型性很大。少见情况下，结节性甲状腺肿、FTT 和 PTC 也可出现梭形细胞。高细胞型 PTC 细胞弥散排列时也可类似梭形细胞肿瘤，虽然甲状腺的神经鞘瘤罕见，但也需要鉴别诊断。

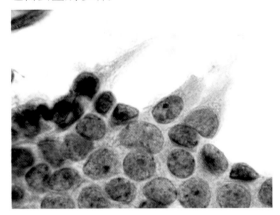

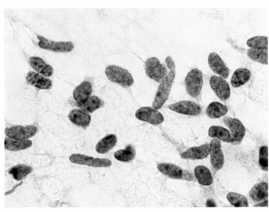

图 36-16　筛状型乳头状癌中的高细胞（巴氏染色，　　图 36-17　甲状腺髓样癌梭形细胞（巴氏染色，
　　　　　　　　　×100）　　　　　　　　　　　　　　　　　　×100）

3. 彗星尾状胞质拉长

甲状腺髓样癌细胞胞质呈明显拉长的彗星尾状，由于细胞质淡染，细胞边界不清，故这种彗星尾状胞质在巴氏染色中比较模糊。免疫组化 CT 和 CEA 染色能突出显示这种拉长的胞质（图 36-18）。高细胞型和筛状型 PTC 也可出现胞质拉长。

四、细胞质

1. 嗜酸细胞

嗜酸细胞呈多角形，胞质丰富、嗜酸，细颗粒状，界限清楚，电镜下含有丰富的线粒体。嗜酸细胞可出现于全身各种器官的疾病，包括肾脏、唾液腺、甲状旁腺及甲状腺等疾病。嗜酸细胞可见于多种甲状腺疾病，如桥本甲状腺炎（详见第十三章）、结节性甲状腺肿、Warthin 瘤样型 PTC、HTT 和 MTC（详见第十五章）。其中桥本甲状腺炎和 Warthin 瘤样型 PTC 背景中富含淋巴细胞。

2. 肥皂泡样胞质内空泡

肥皂泡样胞质内空泡（SIV），是 PTC 的一个特征，胞质内空泡小而一致，界限清楚，由细胞质条索分隔而成，类似于肥皂泡（图 36-19）。可见于约 50% 的 PTC，但罕见于其他甲状腺疾病[18]。组织学上，肥皂泡样胞质内空泡仅出现在 PTC 中具有鞋钉样特点的细胞或者囊腔中漂浮的癌细胞[19]。

3. 胞质内空泡

胞质内空泡（ICL）是一种被细胞膜包绕的界限清楚的胞质内球形结构（Hector 孔），

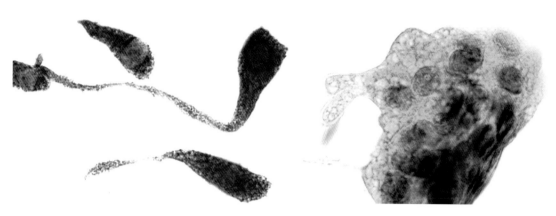

图 36-18　甲状腺髓样癌中癌细胞胞质呈彗星尾状拉长　图 36-19　甲状腺乳头状癌中的肥皂泡样胞质内
　　　　　（降钙素染色，液基制片，×100）　　　　　　　　　　空泡（巴氏染色，×100）

直径在 5~10μm，有时含有浓缩的分泌物（洋红色小体）。该结构在腺癌中可出现，特别是乳腺癌。总之，该结构提示腺癌。然而，在甲状腺中并不总是提示恶性肿瘤。ICL 在甲状腺良恶性病变中均可出现，包括非肿瘤性嗜酸细胞性疾病、嗜酸细胞腺瘤 / 癌（图 36-20）及髓样癌[20]，因此，应该警惕 ICL 亦可出现在非恶性肿瘤中。

4. 黄色小体

黄色小体是透明变状肿瘤高度特异性的指标。通常呈圆形、不规则或形成空泡，直径可达 5μm，周边为透明空晕（图 36-21）。具有轻度折光性，HE 染色呈黄色，巴氏染色呈蓝绿色（详见图 12-9 和图 12-12）。有文献指出黄色小体可能是一种增大的溶酶体[1]。

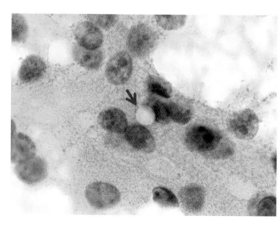

图 36-20　甲状腺嗜酸细胞肿瘤中的胞质内囊腔
　　　　　（箭头处）（巴氏染色，×100）

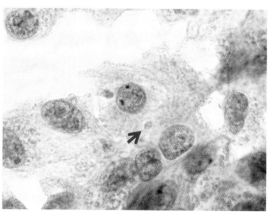

图 36-21　透明变状肿瘤中的黄色小体（巴氏染色，
　　　　　×100）

5. 空泡旁颗粒

空泡旁颗粒是一种微小的脂褐素颗粒或含铁血黄素颗粒，存在于小的、界限清楚的空泡旁（图 36-22），主要见于结节性甲状腺肿退变的情况下[1]，在 Giemsa 染色时尤为明显。由于这种空泡旁颗粒尚未在滤泡性肿瘤和乳头状癌中出现，因此是一种非肿瘤性疾病的标志。

6. 异染颗粒

异染是指最终颜色与原染料颜色不同（详见第三十一章）。神经内分泌肿瘤的细胞质颗粒即是异染颗粒，Giemsa 染色呈紫红色，这在 MTC 中非常典型（图 36-23）[21]。这在鉴别髓样癌和嗜酸细胞肿瘤中具有重要作用，后者胞质呈颗粒状，但无异染颗粒。

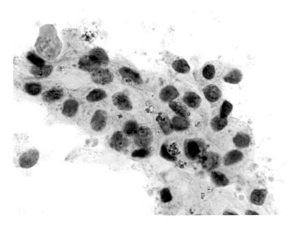

图 36-22　结节性甲状腺肿的空泡旁颗粒（巴氏染色，×100）　　　图 36-23　甲状腺髓样癌中的异染颗粒（Giemsa 染色，×100）

7. 穿入现象

穿入现象是指一个细胞的胞质中含有另一个完整的细胞。穿入现象不同于细胞吞噬，后者是指细胞被巨噬细胞的溶酶体所溶解。穿入现象是一个细胞向另一个细胞的主动入侵，机制尚不明确。我们经常在正常的骨髓或骨髓增殖性疾病中遇到胞质内含有中性粒细胞的巨核细胞。在 Rosai-Dorfman 病中，组织细胞胞质内可见数量不等、形态完整的淋巴细胞，即穿入现象，是本病的特征性改变。在甲状腺未分化癌肿瘤细胞质中也可见到中性粒细胞（图 36-24）[22]。Rosai-Dorfman 病可累及甲状腺。

五、细胞核

1. 毛玻璃核

PTC 的染色质苍白、细颗粒状，镜下表现为粉尘状、毛玻璃状（图 36-25）。异染色质很少，并被推向核的边缘（染色质边集），就像著名喜剧人物孤儿安妮空洞的眼睛一样，因此，毛玻璃核也称为"孤儿安妮的眼睛"。毛玻璃核对 PTC 高度特异，但一些 PTC 染色质也可粗糙、深染[23]。在液基制片中，毛玻璃核不明显[17]。

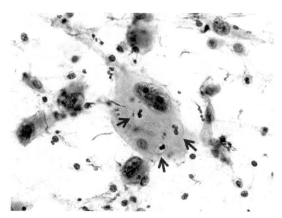

图 36-24　甲状腺未分化癌的穿入现象，胞质内出现完整的中性粒细胞（箭头）（巴氏染色，×100）

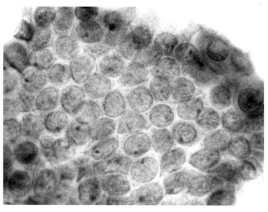

图 36-25　甲状腺乳头状癌典型的毛玻璃核（巴氏染色，×100）

2. 核内假包涵体

核内假包涵体（NCI）是细胞核中被核膜包绕的细胞质成分[24, 25]，由胞质侵入核膜所致，故称为假包涵体。NCI 呈圆形、界限清楚，与胞质着色相同（图 36-26），最重要的是要与染色质边集鉴别。镜下仔细寻找会发现超过 90% 的 PTC 具有核内假包涵体[26,27]。核内假包涵体并非 PTC 的特异性指标，也可出现在甲状腺其他疾病中，如透明变梁状肿瘤、髓样癌、未分化癌和转移性肾细胞癌，甚至正常甲状腺组织中。透明变梁状肿瘤中的核内假包涵体较乳头状癌更多，但核内多个假包涵体（"肥皂泡样"）强烈提示 PTC。

3. 核沟

核沟是细胞核内与长轴平行的皱褶（图 36-27），通常出现在 PTC 中，但在约 25% 的 PTC 中不明显[28]，甚至高达 10% 的 PTC 缺乏核沟[29]。核沟对 PTC 而言并不十分特异，也可出现在其他良性或恶性病变中[30]，但明显的核沟或一个核内出现 2 条以上核沟高度提示 PTC。

4. 核重叠、拥挤

核重叠、拥挤是 PTC 细胞核的一个特点，它反映了极高的核质比，是由增大的细胞核随机排列而成，组织学上这种结构称之为"蛋篮样"结构。细胞学上，核重叠表现为两个细胞核接触的地方核膜增厚（图 36-28）[31]。液基制片中，由于细胞核和细胞质的收缩，核重叠很少出现[17]。

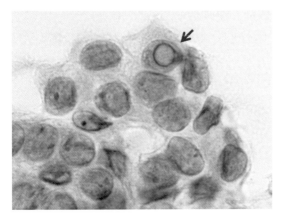

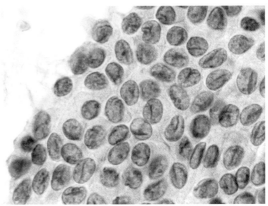

图 36-26　甲状腺乳头状癌的核内假包涵体（箭头处）（巴氏染色，×100）

图 36-27　甲状腺乳头状癌细胞核核沟（巴氏染色，×100）

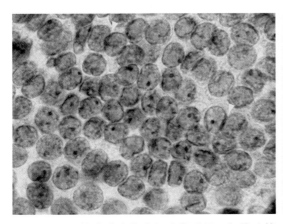

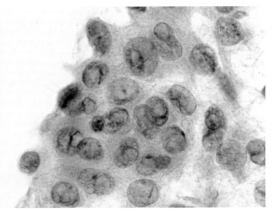

图 36-28　甲状腺乳头状癌细胞核重叠、拥挤（箭头处）（巴氏染色，×100）

图 36-29　甲状腺乳头状癌的分叶状细胞核（巴氏染色，×100）

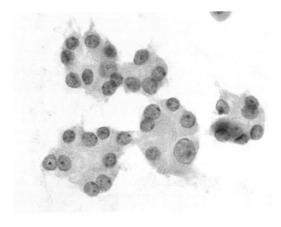

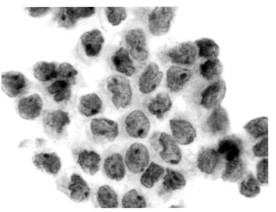

图 36-30　甲状腺滤泡性肿瘤嗜酸细胞型的双核细胞（巴氏染色，×100）

图 36-31　甲状腺乳头状癌扭曲的核（巴氏染色，液基制片，×100）

5. 分叶状细胞核

PTC 的细胞核通常会出现收缩，当有多个收缩时称为分叶状细胞核（图 36-29），与 T 细胞淋巴瘤中的扭曲核相似，可出现在甲状腺低分化癌中。

6. 双核细胞

双核细胞可出现在肿瘤性疾病中，在甲状腺细胞学中，嗜酸细胞肿瘤（图 36-30）和髓样癌常出现双核细胞（详见第十五章）[32]。

7. 扭曲核

扭曲核是指超过一半的核膜呈锯齿状不规则型，在液基细胞学标本中，是 PTC 的一个特征（图 36-31），可在近 40% 的病例中观察到，但在常规制片中很难发现[17]。扭曲核很少出现在结节性甲状腺肿中，几乎不出现在滤泡性肿瘤中。

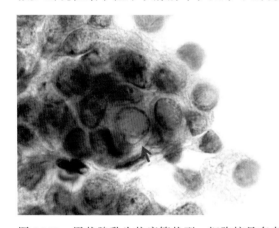

图 36-32　甲状腺乳头状癌筛状型，细胞核具有奇异性核透明（巴氏染色，×100）

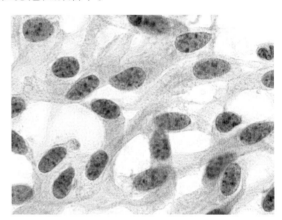

图 36-33　甲状腺髓样癌典型的胡椒盐样染色质（巴氏染色，×100）

8. 奇异性核透明

奇异性核透明（PNC）是指细胞核内的一个透亮区，占据了大部分细胞核（图 36-32），可能是由于生物素样物质蓄积所致。PNC 在筛状型 PTC 中常见，该结构在其他甲状腺疾病中尚未报道（详见第九章）。在细胞学上，高达 63% 的筛状型 PTC 会出现 PNC[33]。PNC 类似于核内假包涵体，但后者有核膜包绕，界限清楚，染色同细胞质一致，而 PNC 是核内透亮区，染色不同于胞质[33]，另外，PNC 的边界不清。

9. 胡椒盐样染色质

胡椒盐样染色质是指染色质呈粗颗粒状，是神经内分泌肿瘤的特点之一，如 MTC（图 36-33，详见第十五、十六章）[1]、甲状旁腺肿瘤（详见图 18-12）、嗜铬细胞瘤、垂体腺瘤和其他神经内分泌肿瘤 / 癌。嗜酸细胞肿瘤的细胞核可能也有类似的粗颗粒状染色质，同样，具有胡椒盐样染色质的甲状旁腺腺瘤也可出现在甲状腺内。

（Aki Ito　Ayana Suzuki　著，刘志艳　译）

参 考 文 献

[1] DeMay RM. Thyroid: The Art and Science of Cytopathology. 2nd ed. Volume 2, Superficial Aspiration Cytology.Chicago: ASCP Press, 2012; p860-924.

[2] Afify AM, Liu J, Al-Khafaji BM. Cytologic artifacts and pitfalls of thyroid fine-needle aspiration using ThinPrep: A comparative retrospective review. Cancer 2001;93:179-86.

[3] Fadda G, Rossi ED, Raffaelli M, et al. Fine-Needle aspiration biopsy of thyroid lesions processed by thin-layer cytology: One-year institutional experience with histologic correlation. Thyroid 2006;16:975-81.

[4] Löwhagen T, Granberg PO, Lundell G, et al. Aspiration biopsy cytology（ABC）in nodules of the thyroid gland suspected to be malignant. Surg Clin North Am 1979;9:3-18.

[5] Basu D, Jayaram G.A logistic model for thyroid lesions. Diagn Cytopathol 1992;8:23-7.

[6] Khurana R, Agarwal A, Bajpai VK, et al. Unraveling the amyloid associated with human medullary thyroid carcinoma. Endocrinology 2004;145:5465-70.

[7] Albores-Saavedra J, LiVolsi VA, Williams ED. Medullary carcinoma. Semin Diagn Pathol 1985;2:137-46.

[8] Bose S, Kapila K, Verma K. Medullary carcinoma of the thyroid: A cytological, immunocytochemical and ultrastructural study. Diagn Cytopathol 1992;8:28-32.

[9] Nobuoka Y, Hirokawa M, Kuma S, et al. Cytological findings and differential diagnoses of primary thyroid MALT lymphoma with striking plasma cell differentiation and amyloid deposition. Diagn Cytopathol 2014;42:73-7.

[10] Das DK, Mallik MK, Haji BE,et al. Psammoma body and its precursors in papillary thyroid carcinoma: A study by fine-needle aspiration cytology. Diagn Cytopathol 2004;31:380-6.

[11] Johannessen JV, Sobrinho-Simões M. The origin and significance of thyroid psammoma bodies. Lab Invest 1980;43:287-96.

[12] Klinck GH, WinshipT. Psammomabodies and thyroid cancer. Cancer 1959;12:656-62.

[13] Rosai J. Papillary carcinoma. Monogr Pathol 1993;35:138-65.

[14] Das DK, Sheikh ZA, George SS, et al. Papillary thyroid carcinoma: Evidence for intracytoplasmic formation of precursor substance for calcification and its release from well-preserved neoplastic cells. Diagn Cytopathol 2008;36:809-12.

[15] Ali SZ, Cibas ES. The Bethesda System for Reporting Thyroid Cytopathology: Definitions, Criteria and Explanatory Notes. New York: Springer, 2010; p15.

[16] Szporn AH, Yuan S, Wu M, et al. Cellular swirls in fine needle aspirates of papillary thyroid carcinoma: A new diagnostic criterion. Mod Pathol 2006;19: 1470-3.

[17] Suzuki A, Hirokawa M, Higuchi M, et al. Cytological characteristics of papillary thyroid carcinoma on LBC specimens, compared with conventional specimens. Diagn Cytopathol 2015;43:108-13.

[18] Miller TR, Bottles K, Holly E, et al. A stepwise logistic regression analysis of papillary carcinoma of the thyroid. Acta Cytol 1986;30:285-93.

[19] Hirokawa M, Kanahara T, Habara T, et al. Dilated rough endoplasmic reticulum corresponding to septate cytoplasmic vacuoles in papillary thyroid carcinoma. Diagn Cytopathol 2000;23:351-3.

[20] Suzuki A, Hirokawa M, Takada N, et al. Thyroid follicular adenoma with numerous intracytoplasmic lumina mimicking yellow bodies: A case report. Cytopathol 2016 [Epub ahead of print].

[21] Kini SR. Color Atlas of Differential Diagnosis in Exfoliative and Aspiration Cytopathology. Philadelphia: Lippincott Williams & Wilkins, 1999; p271.

[22] Kini SR. Color Atlas of Differential Diagnosis in Exfoliative and Aspiration Cytopathology. Philadelphia: Lippincott Williams & Wilkins, 1999: 251.

[23] Albores-Saavedra J, Wu J. The many faces and mimics of papillary thyroid carcinoma. Endocr Pathol 2006;17:1-18.

[24] Kaneko C, Shamoto M, Niimi H, et al. Studies on intranuclear inclusions and nuclear grooves in papillary thyroid cancer by light, scanning electron and transmission electron microscopy. Acta Cytol 1996;40:417-22.

[25] Serra S, Asa SL. Controversies in thyroid pathology: The diagnosis of follicular neoplasms. Endocr Pathol 2008;19:156-65.

[26] Christ ML, Haja J. Intranuclear cytoplasmic inclusions（invaginations）in thyroid aspirations. Frequency and specificity. Acta Cytol 1979;23:327-31.

[27] Das DK. Intranuclear cytoplasmic inclusions in fine-needle aspiration smears of papillary thyroid carcinoma: A study of its morphological forms, association with nuclear grooves, and mode of formation. Diagn Cytopathol 2005;32:264-8.

[28] Harach HR, Soto MS, Zusman SB, et al. Parenchymatous thyroid nodules: A histocytological study of 31 cases from a goitrous area. J Clin Pathol 1992;45:25-9.

[29] Bhambhani S, Kashyap V, Das DK. Nuclear grooves: Valuable diagnostic feature in May-Grünwald-Giemsa-stained fine needle aspirates of papillary carcinoma of the thyroid. Acta Cytol 1990;34:809-12.

[30] Carney JA, Ryan J, Goellner JR. Hyalinizing trabecular adenoma of the thyroid gland. Am J Surg Pathol 1987;11:583-91.

[31] Hirokawa M, Odawara Y, Kanahara T. Cytologlcal findings corresponding to overlapping nuclei seen in histological sections. J JPN Soc Clin Cytol 1998;37:10-2 [in Japanese].

[32] Kini SR. Color Atlas of Differential Diagnosis in Exfoliative and Aspiration Cytopathology. Philadelphia: Lippincott Williams & Wilkins, 1999: 280.

[33] Hirokawa M, Maekawa M, Kuma S, et al. Cribriform-morular variant of papillary thyroid carcinoma—cytological and immunocytochemical findings of 18 cases. Diagn Cytopathol 2010;38:890-6.

第三十七章　病例学习和小测验

（多项选择和鉴别诊断）

一、病例题目

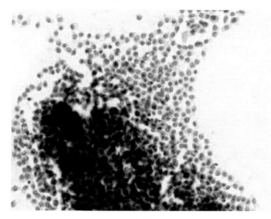

图 37-1

病例 1　患者女性，57 岁，甲状腺左叶查见一直径 1.5cm 结节。FNA 细胞学涂片如图 37-1 和图 37-2 所示。诊断为（　）。

（1）不确定类型，低度风险（AUS/FLUS）

（2）不确定类型，高度风险（HTT）

（3）可疑低分化癌

（4）可疑髓样癌

（5）恶性（PTC，嗜酸细胞型）

（6）恶性（转移癌）

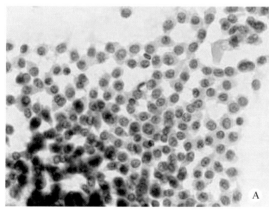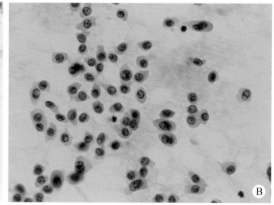

图 37-2

病例 2　患者男性，78 岁，颈部包块，生长迅速。FNA 细胞学涂片如图 37-3 和图 37-4 所示。诊断为（　）。

（1）标本不充分（囊液）

（2）良性，脓肿（急性感染性甲状腺炎）

（3）良性，甲状腺增生性结节伴坏死和退行性变（梗死）

（4）不确定类型，低度风险　（AUS，Thy 3a 或 TIR 3A）

（5）可疑恶性淋巴瘤

（6）恶性，囊性甲状腺乳头状癌

（7）恶性，未分化癌

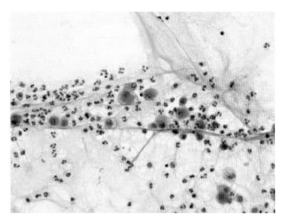

图 37-3

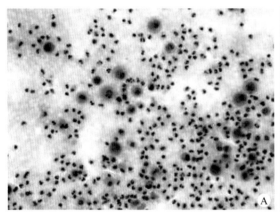
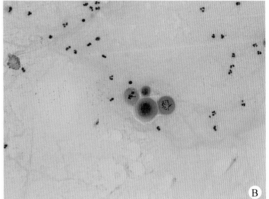

图 37-4

病例 3　患者女性，41 岁，甲状腺左叶发现一 2.5cm×1.5cm 的结节。FNA 细胞学涂片如图 37-5 和图 37-6 所示。诊断为（　）。

（1）良性，腺瘤性结节

（2）不确定类型，低度风险　（AUS/FLUS, Thy 3a 或 TIR 3A）

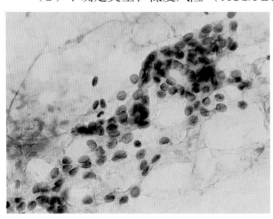
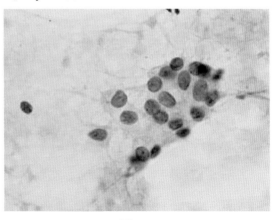

图 37-5　　　　　　　　　　　　　　图 37-6

（3）不确定类型，高度风险（FN, Thy 3f, TIR 3B）

（4）可疑甲状腺乳头状癌，滤泡型

（5）恶性，甲状腺乳头状癌，经典型

病例4　患者女性，78岁，甲状腺包块。FNA细胞学涂片如图37-7和图37-8所示。诊断为（　）。

（1）不确定类型，低度风险（FLUS）

（2）不确定类型，高度风险（FN）

（3）可疑低分化癌

（4）恶性，PTC

（5）恶性，转移癌

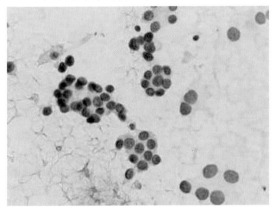 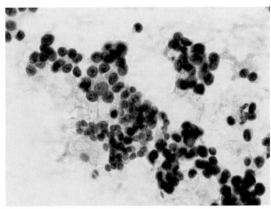

图37-7　　　　　　　　　　　　　　　　图37-8

病例5　患者女性，31岁，甲状腺左叶见一囊性包块，FNA细胞学涂片如图37-9和图37-10所示。诊断为（　）。

（1）标本不充分（送检为囊液）（Thy 1c 或 TIR 1C）

（2）良性，囊性腺瘤性结节（Thy 2c）

（3）不确定类型，低度风险（AUS, Thy 3a 或 TIR 3A）

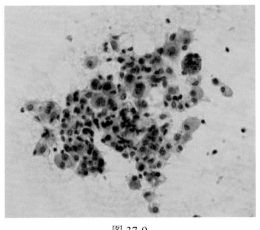 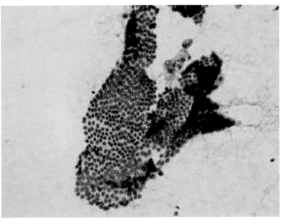

图37-9　　　　　　　　　　　　　　　　图37-10

（4）可疑囊性 PTC

（5）恶性，囊性 PTC

病例6 患者女性，20 岁，因甲状腺肿大就诊于日本山下病院。超声显示甲状腺右叶低回声结节，甲状腺弥漫性肿大伴砂粒体样钙化（图 37-11）。FNA 细胞学涂片，如图 37-12 所示。诊断为（ ）。

（1）良性：桥本甲状腺炎

（2）不确定型：桥本甲状腺炎，不除外 PTC

（3）不确定类型，高度风险（滤泡性肿瘤）

（4）可疑 PTC

（5）可疑恶性淋巴瘤

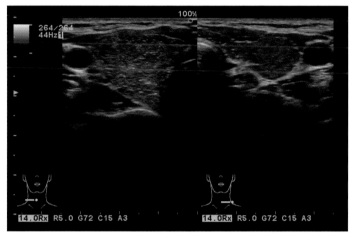

图 37-11

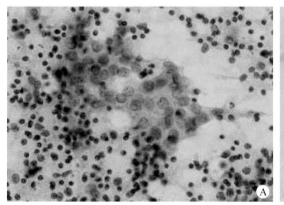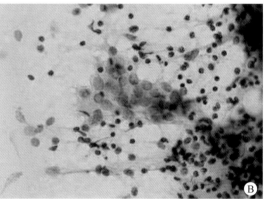

图 37-12

病例7 患者女性，55 岁，颈动脉超声检查时发现一直径 8mm 的甲状腺结节，遂行 FNA，细胞学涂片如图 37-13 和图 37-14 所示。诊断为（ ）。

（1）良性：桥本甲状腺炎。

（2）不确定类型，低度风险（AUS，Thy 3a 或 TIR 3A）。

（3）不确定类型，高度风险（滤泡性肿瘤）。

（4）可疑 PTC。

（5）可疑髓样癌。

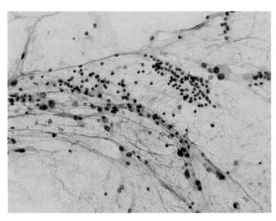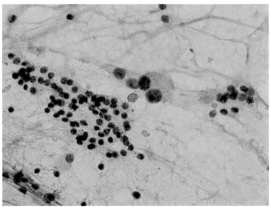

图 37-13　　　　　　　　　　　　　　图 37-14

病例 8　患者男性，46 岁，发现甲状腺左叶结节。FNA 细胞学涂片如图 37-15 和图 37-16 所示。诊断为（　）。

（1）良性，慢性甲状腺炎。

（2）良性，颈侧囊肿。

（3）良性，食管憩室。

（4）良性，梨状窝瘘。

（5）恶性，未分化癌。

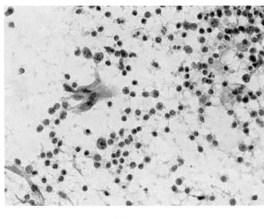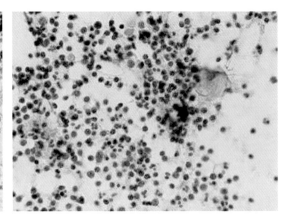

图 37-15　　　　　　　　　　　　　　图 37-16

病例 9　患者男性，66 岁，颈部包块。FNA 细胞学涂片如图 37-17 和图 37-18 所示。诊断为（　）。

（1）不确定类型，高度风险（伴奇异型细胞核的滤泡性肿瘤）。

（2）可疑恶性肿瘤（未分化癌）。

（3）恶性，髓样癌。

（4）恶性，低分化癌。

（5）恶性，甲状旁腺癌。

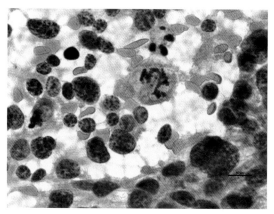

图 37-17

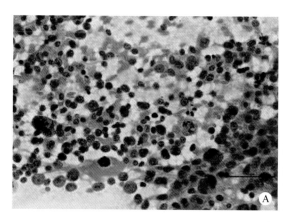

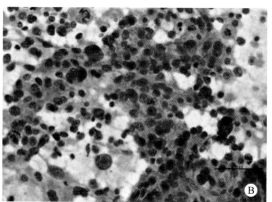

图 37-18

病例 10 患者女性，61 岁，自述颈部包块。超声检查发现多个甲状腺结节，最大者 2.2 cm×1.6 cm×1.2 cm，位于峡部。FNA 细胞学涂片如图 37-19、图 37-20 所示。诊断为（ ）。

（1）可疑 PTC/PTC。

（2）可疑嗜酸细胞肿瘤 / 嗜酸细胞肿瘤。

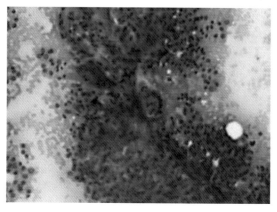

图 37-19

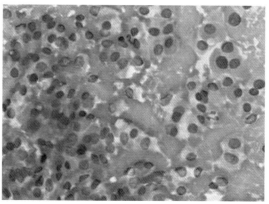

图 37-20

（3）性质不能确定的嗜酸细胞病变。

（4）淋巴细胞性甲状腺炎（桥本甲状腺炎）。

（5）转移癌。

二、诊断和解释

病例 1（图 37-21）　诊断：（3）可疑低分化癌和（5）恶性（PTC，嗜酸细胞型）。

本例为一个包裹性浸润性肿瘤，肿瘤主要呈实性 / 小梁状生长，肿瘤周边可见少量乳头状结构（图 37-21A）。核分裂象增加（图 37-21B 蓝色箭头所示）。因而答案（5）也可以。如图 37-21B 所示，少数细胞具有 PTC 细胞核特点，黄色箭头示核内假包涵体。这些细胞核特点与神经内分泌癌不同（后者呈胡椒盐状）。

详见第十五章（髓样癌），第二十章（滤泡性肿瘤），第二十一章（低分化癌）和第二十二章（转移癌）。

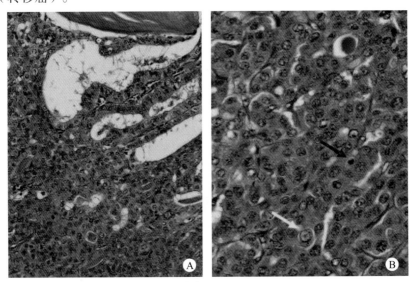

图 37-21

病例 2（图 37-22）　诊断：恶性，未分化癌。

由于该颈部肿瘤已侵犯至周围组织，包绕气管和肌肉组织，因此仅对该肿瘤进行了穿刺活检，如图 37-22 所示。患者在第 30 次住院治疗时死亡，但家属拒绝尸检。在显微镜下可见肿瘤呈浸润性生长，伴中性粒细胞浸润，可见异型性大细胞。肿瘤不具有上皮性排列方式，如滤泡样结构或者乳头状结构。异型胞质宽阔、染色较深，呈组织细胞样或杆状。细胞角蛋白（CK）阳性说明其为上皮起源。肿瘤 Ki-67 增殖指数较高（30%~50%）、肿瘤细胞 P53 阳性。

详见第七章（囊性乳头状癌），第十一章（亚急性甲状腺炎），第十五章和第十六章（髓样癌），第二十一章（低分化癌），第二十四章（感染性甲状腺炎）和第二十五章（肿瘤坏死）。

病例 3（图 37-23） 诊断：具有甲状腺乳头状癌细胞核特征的非浸润性滤泡性肿瘤（NIFTP，同义词包括非浸润性滤泡型甲状腺乳头状癌）[1-3]。

答案（2）不确定类型，低度风险（AUS/FLUS）是最合适的细胞学诊断。

该病例为一甲状腺包裹性结节，在细胞学及组织学上均有滤泡结构（见图 37-5、图 37-6 和图 37-23）。在结节中未查见浸润性生长或乳头状生长。细胞核增大、淡染、毛玻璃样，核膜不规则，这些在细胞学中均提示 PTC 细胞核特点（见图 37-5 和图 37-6）。在清扫的淋巴结中未查见转移。

详见第十一章和第十三章以便对非肿瘤性病变中的甲状腺乳头状癌细胞核特征做出评估。详见第六章（癌前病变），第三至五章（乳头状肿瘤最新进展）。

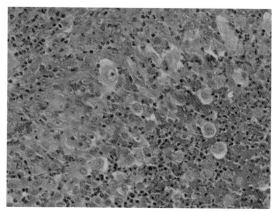

图 37-22

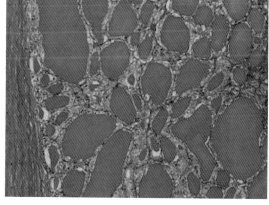

图 37-23

病例 4（图 37-24） 诊断：答案（2）不确定类型，高度风险（FN）和答案（3）可疑低分化癌均可以接受。

组织学诊断：低分化癌（伴有血管广泛浸润和岛屿状生长的低分化癌）。

在图 37-7 和图 37-8 中可见滤泡结构。高倍镜观察，可见其细胞核深染，核仁明显。图 37-8 中可见细胞核增大，相互重叠，三维滤泡上皮团中可见显著核仁。未查见核沟和核内假包涵体，可除外 PTC。在图 37-7 中可以见到含有胶质的微滤泡结构，因此可以排除转移癌或者 ITC/ITET/CASTLE。尽管在组织学中可以见到核分裂象，但是在细胞学标本中并未发现核分裂象（详见第二十一章），涂片背景中未查见胶质、坏死或者炎细胞浸润。

肿瘤占据了整个甲状腺左叶。组织学中肿瘤细胞形成滤泡结构排列成岛屿状（图 37-24）。可见坏死、退行性变及明显的血管浸润。

详见第四、八及十章（甲状腺乳头状癌的侵袭性型），第十六章（髓样癌），第二十章（弥漫浸润性滤泡腺癌），第二十一章（低分化癌）和第二十二章（转移癌）。

病例 5（图 37-25） 诊断：恶性，囊性 PTC。

答案（4）可疑囊性 PTC 也可以接受。

组织学中，囊性结节伴有部分实性结构，且在镜下可以确诊为 PTC 伴有囊性变。详见第七章（囊肿、囊性乳头状癌）。在图 37-9 中可以见到散在的异型细胞，在图 37-10 中可以见到合体细胞及呈片状的细胞巢，这些均提示 PTC（详见第四、七章）。如果穿刺时能够取到囊性病变中的实性区，那么可以在囊液中见到这些乳头状癌的散在细胞。据 Renshaw 报道，有些囊性乳头状癌的肿瘤细胞可以呈组织细胞样或者具有丰富的空泡样的细胞质[4]。

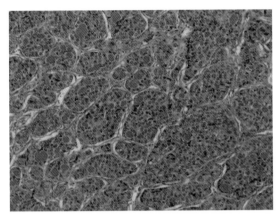

图 37-24

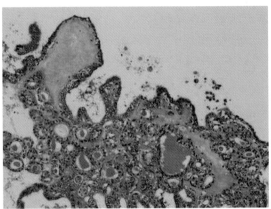

图 37-25

病例 6（图 37-26）　诊断：PTC，弥漫硬化型。

答案（4）可疑 PTC 和答案（2）不确定：桥本甲状腺炎，不除外 PTC 均可以接受。在图 37-12 中，淋巴细胞背景上可以见到中等数量的滤泡上皮细胞团。

由于其细胞核特点，因此鉴别诊断包括 PTC 和桥本甲状腺炎（详见第三、五和十三章）。在图 37-12 中可见细胞核轻度增大，核膜不规则，少量核沟和毛玻璃核，这些均提示 PTC，但是并不足以诊断。因此在本例中可疑 PTC 是最佳答案。结合超声所示甲状腺弥漫性砂粒体样钙化和其年龄，应考虑 PTC，弥漫硬化型。根据淋巴细胞的形态，第二个鉴别诊断是桥本甲状腺炎和淋巴瘤（结外边缘区 B 细胞淋巴瘤，详见第十四章）。仔细观察这些淋巴细胞，在小淋巴细胞背景上可见少数大的不成熟的淋巴细胞，因此桥本甲状腺炎的可能性较淋巴瘤大（见图 37-12）。第三个需要鉴别的是是否存在增生性滤泡结构。尽管从图 37-12 中可以见到细胞轻度增多和细胞核重叠，但是细胞核的形态仍然不足以诊断滤泡性肿瘤（详见第十九和二十章）。

此患者接受了甲状腺全切术，大体观察见甲状腺组织弥漫纤维化，未见明显肿瘤。显微镜下可见整个甲状腺慢性炎细胞浸润和纤维化，其内弥漫分布大量砂粒体、浸润性生长的乳头结构及鳞状上皮化生（图 37-26）。

病例 7　诊断：髓样癌。

答案（5）可疑髓样癌是最合适的诊断。答案（2）不确定类型，低度风险（AUS，Thy 3a 或 TIR 3A）也可以接受。

在图 37-13 和图 37-14 中，可以看到两种细胞成分：孤立散在的大细胞和小圆细胞核的正常滤泡上皮簇。由于细针穿刺只是病变的一小部分，因此见到周围正常滤泡上皮细胞是正常现象。在图 37-14 中，可以见到孤立的大细胞，细胞质丰富，核仁较大，细胞核具有"胡椒盐"样的特点，这是与 PTC 或者未分化癌不同之处（详见第十五和十六章）。涂片背景中未见甲状腺胶质、淀粉样变性、坏死和囊性变。

大体标本可见肿瘤无包膜，呈实性浸润性生长（图 37-27）。肿瘤细胞具有宽阔的嗜酸性细胞质，细胞核呈圆形或卵圆形，染色质粗糙。免疫组化显示降钙素阳性，提示其 C 细胞来源。患者无副肿瘤综合征和家族史。

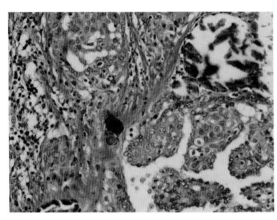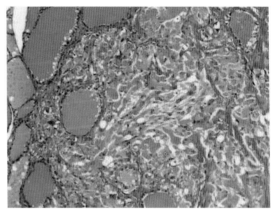

图 37-26　　　　　　　　　　　　　　图 37-27

病例 8　诊断：良性，梨状窝瘘。

超声发现甲状腺左叶背侧有一低回声、不均质病变。细胞学可见大量淋巴细胞和中性粒细胞。可见散在纤毛柱状上皮、鳞状上皮细胞和细菌（见图 37-15 和图 37-16）。

鳞状上皮细胞、细菌和中性粒细胞提示可能为食管憩室或者梨状窝瘘。由于食管憩室中一般无淋巴细胞和纤毛柱状上皮细胞，因此后者应为最合适的诊断。根据病变部位，呼吸道纤毛柱状上皮细胞污染的可能性较低。慢性甲状腺炎往往无中性粒细胞，因此可被排除（详见第十三章）。颈椎旁囊肿壁主要由鳞状上皮细胞和淋巴细胞构成，但是后者往往无法通过细针穿刺获得。在间变性癌中可见中性粒细胞、淋巴细胞和鳞状上皮细胞，但是该例中未见异型肿瘤细胞。

梨状窝瘘是一种先天性瘘管，起源于梨状窝的尖部，可穿透环甲肌，终止于或贴附于甲状腺左叶背外侧[5]。咽食管强化造影发现瘘管而最终确诊。该病往往伴有甲状腺的急性化脓性炎（详见第二十四章）[5]。因此，一旦发现甲状腺左上叶伴有急性炎性渗出物，PSF 需要考虑。显微镜下，瘘管的内表面衬覆鳞状上皮细胞（图 37-28）或者纤毛柱状上皮细胞。瘘管周边可见淋巴细胞浸润或纤维化。本病通常采用手术切除，但最近也推荐采用消融术[6]。

病例 9　诊断：恶性，甲状旁腺癌。

如图 37-17 和图 37-18 所示，肿瘤细胞无论在合体片状结构中还是分散排列，均呈显著多形性，从中等大小到巨细胞。细胞核呈多边形，染色质呈粗颗粒状，可含多个或小或

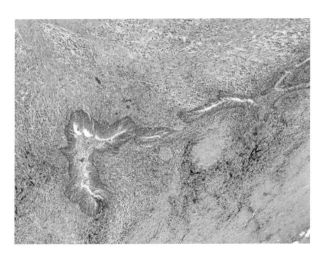

图 37-28

大的核仁，可见到核分裂象。由于核分裂象较多，细胞核异型性明显，首先考虑未分化癌。然而，涂片背景干净，缺乏坏死或炎细胞浸润（详见第二十五章）。这种粗颗粒状至胡椒盐样染色质，分散排列的方式及少量巨细胞提示可能为 C 细胞来源的癌。但本例涂片中未查见核内包涵体或淀粉样变性，而髓样癌核分裂象少见或缺如（详见第十五、十六章）。巨细胞和高核分裂象指数在低分化癌中也比较少见（详见第二十一章）。因甲状旁腺癌发病率非常低，往往并非第一考虑。我们对甲状旁腺癌经验有限，但甲状旁腺癌多缺乏明确的细胞学特征（详见第十八章）。随后，对患者行超声检查、血清降钙素及甲状旁腺激素检测。实验室检查结果表明，患者伴有骨质疏松、高钙血症和甲状旁腺功能亢进。术后标本显示肿瘤细胞巢被纤维结缔组织分隔，细胞质透明或者嗜酸性。周边可见包膜浸润（图37-29）。该病例提示，因甲状旁腺和甲状腺病变形态上多有重叠，其确诊要结合确切的临床依据。

详见第十五章和第十六章（髓样癌），第十八章（甲状旁腺肿瘤），第二十一章（低分化癌）和第二十五章（甲状腺细胞学的坏死背景）。

病例 10 诊断：增生性结节伴嗜酸性变。

Diff-Quik 染色可见涂片细胞丰富，几乎全部为嗜酸性细胞。细胞多呈乳头状排列。在细胞巢间可见棱形细胞，提示为穿行血管（见图 37-19）。此外，在图 37-20 中还可见单个或小细胞巢。巴氏染色显示这些细胞胞质含有丰富的颗粒，细胞核呈圆形、卵圆形或细长，核膜光滑，染色质细腻至粗颗粒状，核仁明显，偶见核沟。尽管结合 Diff-Quik 染色的现场评估初步考虑为可疑 PTC（见图 37-19 和图 37-20），但对整个标本进行仔细检查后未发现典型 PTC 特征，如合胞体样结构、细胞核明显增大、核形态不规则、毛玻璃核及核内假包涵体。偶见的核沟可以见于任何良性病变，因此不具备诊断意义。值得指出的是，任何一项诊断 PTC 的特征单独存在时，不能诊断为 PTC。总之，可以接受细胞学诊断为"可疑嗜酸细胞肿瘤或嗜酸细胞肿瘤"或者"意义不明的嗜酸细胞病变"。手术切除标本中最终诊断为甲状腺肿伴嗜酸细胞变（图 37-30）。本病例显示了 FNA 在病变诊断中的重要性。详见第三章 PTC 诊断陷阱。

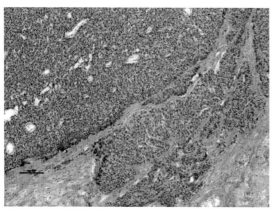 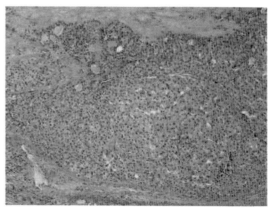

图 37-29   图 37-30

（Kennichi Kakudo　Masahiko Ura　Keiko Inomata　Ayana Suzuki　朱云　刘志艳

任玉波　荆欣　Shinya Satoh　著；张晓芳　译）

参 考 文 献

[1] Nikiforov YE, Seethala RR, Tallini G, et al. Nomenclature revision for encapsulated follicular variant of papillary thyroid carcinoma: A paradigm shift to reduce overtreatment of indolent tumors. JAMA Oncol 2016; Apr 14. doi: 10.1001/jamaoncol.2016.0386. [Epub ahead of print].

[2] Liu Z, Zhou G, Nakamura M, et al. Encapsulated follicular thyroid tumor with equivocal nuclear changes, so-called well-differentiated tumor of uncertain malignant potential: A morphological, immunohistochemical, and molecular appraisal. Cancer Sci 2011; 102:288-94.

[3] Ganly I, Wang L, Tuttle RM, et al. Invasion rather than nuclear features correlates with outcome in encapsulated follicular tumors: Further evidence for reclassification of encapsulated papillary thyroid carcinoma follicular variant. Hum Pathol 2015; 46:657-64.

[4] Renshaw AA. 'Histiocytoid' cells in fine-needle aspirations of papillary carcinoma of the thyroid: Frequency and significance of an under-recognized cytologic pattern. Cancer Cytopathol 2002; 96:240-3.

[5] Takai S, Miyauchi A, Matsuzuka F, et al. Internal fistula as a route of infection in acute suppurative thyroiditis. Lancet 1979; 1（8119）:751-2.

[6] Miyauchi A, Inoue H, Tomoda C, et al. Evaluation of chemocauterization treatment for obliteration of pyriformis sinus fistula as a route of infection causing acute suppurative thyroiditis. Thyroid 2009; 19:789-93.

附录一 2017年新版甲状腺细针穿刺细胞病理学 Bethesda 报告系统

甲状腺细针穿刺（fine needle aspiration，FNA）细胞学检查是术前评估甲状腺结节良恶性、有效减少诊断性手术的重要方法，被各国甲状腺指南推荐作为甲状腺肿瘤术前诊断的重要依据，可有效提高甲状腺手术恶性肿瘤比例至50%[1-3]。笔者单位实施FNA细胞学诊断后，手术病例中恶性肿瘤比例由2013年的54.8%提升至2016年的74.0%，有效节约了医疗资源[4]。目前全球共存在4个不同的诊断系统，英国、意大利、美国和日本诊断系统（详见第二章、第三十二章）[5]。其中美国旧版甲状腺细胞病理学Bethesda报告系统（The Bethesda System for Reporting Thyroid Cytopathology，TBSRTC），在2007年由美国国立癌症研究所组织编写，并于2009年正式发表。因编委会在美国Bethesda召开故而得名[1]。

2017年新版WHO甲状腺肿瘤分类发生了较大变化（详见附录二）[6]。甲状腺交界性肿瘤，尤其是具有乳头样核特征的非浸润性甲状腺滤泡性肿瘤（non-invasive follicular thyroid neoplasm with papillary-like nuclear features，NIFTP）的提出[7]，将极少数具有典型甲状腺乳头状癌（papillary thyroid carcinoma, PTC）细胞核特征的非浸润性滤泡型PTC重新定义为交界性肿瘤，对甲状腺FNA细胞学诊断提出较大挑战[6]。2017年12月新版TBSRTC结合新版WHO及分子病理学进展进行重新修订，评估NIFTP概念提出对TBSRTC系统的影响，界定各分类诊断标准，更新各分类恶性风险（risk of malignancy，ROM），并对少数具有特征性细胞学特点的肿瘤进行了详细描述[8]，具体如下。

一、新版 TBSRTC 分类及恶性风险

与旧版相比，新版TBSRTC在报告格式上无较大变化，均分为六大类（附表1-1）[8,9]。根据2007年之后的一些大样本分析或Meta分析，新版对不同组标本的ROM进行了重新评估。与旧版相比，不满意的标本、AUS/FLUS、FN/SFN的ROM均有所提高（附表1-1）。NIFTP的组织学诊断重点关注非浸润、滤泡生长模式和细胞核评分系统，因其细胞学具有不同程度PTC细胞核特点，因此，其细胞学诊断多落在不确定诊断类别，少数落在恶性类别中（详见第六章）[10-12]。新版TBSRTC针对NIFTP概念的提出，分别对NIFTP诊断为癌（NIFTP=癌）和不诊断为癌（NIFTP≠癌）时，各诊断分类的恶性风险做了分别评估（详见附表1-1）。从附表1-1可以看出，NIFTP概念提出后对TBSRTC诊断系统各分类ROM的影响主要在AUS/FLUS、FN/SFN、SM和恶性组，而对ND/UNS和良性组并无影响。

AUS/FLUS和FN/SFN作为最具有争议的中间型病变，近十年中出现较多相关研究（详见第五章）[5]。美国已有报道AUS/FLUS的ROM在16%~37.8%[10,11]；我国两个单中心数据

则分别为 45.5% 和 71.4%[13,14]。但是，准确评估该类结节的恶性风险仍具有挑战性[15]，一方面不同中心穿刺、超声影像技术等不确定性因素存在一定的影响，且并非所有 AUS/FLUS 结节患者均选择手术治疗，未手术标本中存在恶性肿瘤可能。另一方面，不同细胞病理医生对于 TBSRTC 的理解和应用不同，对于同一标本的诊断也存在很大分歧，可重复性差[16]。

二、新版 TBSRTC 临床处理规范

新版 TBSRTC 对于 ND/UNS 和良性结节的处理无明显修订。对于 AUS/FLUS、FN/SFN 结节的临床处理[16]，提倡结合分子检测的发展和 NIFTP 的确诊需求，增加了分子标志物检测和甲状腺腺叶切除（需结合影像学，无明确浸润者不推荐直接行手术治疗）两条选择；并且强调要结合所有临床、影像、细胞病理和分子检测等资料，充分和患者沟通，做出个体化评估和选择后续处理方案（见附表 1-1）。在对于 Bethesda Ⅴ 和 Ⅵ 类结节临床处理上，旧版的"甲状腺全切"均修订为"甲状腺近全切（near-total thyroidectomy）"或腺叶切除，手术方式更趋于保守，处理原则与日本甲状腺结节处理原则更加贴近[17]。

规范进一步指出，NIFTP 为一"外科（需手术确诊）疾病"，因此细胞学中 NIFTP 的鉴别诊断对总体手术量影响不大[8]。但笔者需要指出的是，美国对细胞学 NIFTP 类病变的处理，与日本甲状腺学会推荐的指南大不相同[18]。后者对于此类交界性病变，多采取结合分子检测、临床、超声特点进行密切随访，以决定是否手术的保守处理方法[17]。同时，亚洲地区病理医生掌握 PTC 细胞核标准严格，笔者实践中 NIFTP 比例仅占甲状腺肿瘤的 0.3%，新版 TBSRTC 的恶性风险是否适用于我国，有待进一步研究（详见第一章）[3,7,15,19]。推荐临床医生谨慎处理此类病变，提倡结合临床及分子检测密切随访。

附表 1-1　两版 TBSRTC 中各类别细胞学结果的恶性风险度和临床处理意见对比

Bethesda 分类		恶性风险（%）		临床处理规范 [a]	
	2007 版	2017 版		2007 版	2017 版
		NIFTP ≠ 癌	NIFTP= 癌		
Ⅰ　ND/UNS	1~4	5~10	5~10	超声引导下再次 FNA	超声引导下再次 FNA
Ⅱ　良性	<1~3	0~3	0~3	临床和超声随访	临床和超声随访
Ⅲ　AUS/FLUS	5~15	6~18	10~30	再次 FNA	再次 FNA、分子标记物检测或甲状腺腺叶切除
Ⅳ　FN/SFN	20~30	10~40	25~40	甲状腺腺叶切除	甲状腺腺叶切除或分子标记物检测
Ⅴ　SM	60~75	45~60	50~75	甲状腺全切或腺叶切除	甲状腺近全切或腺叶切除 [b, c]
Ⅵ　恶性	97~99	94~96	97~99	甲状腺全切	甲状腺近全切或腺叶切除 [c]

a. 临床处理规范需结合其他检查（如临床表现、超声特点等）。

b. 有研究推荐使用分子检测辅助评估甲状腺手术类型（腺叶切除 vs. 全切）。

c. 如果细胞学诊断为"可疑转移癌"或"恶性（转移癌）"，本规范不适用。

注：ND/UNS. nondiagnostic/unsatisfactory，标本无法诊断 / 标本不满意；AUS/FLUS. atypia of undetermined significance/follicular lesion of undetermined significance，意义不明确的细胞非典型病变 / 意义不明确的滤泡性病变；FN/SFN. follicular neoplasm/suspicious for a follicular neoplasia，滤泡性肿瘤 / 可疑滤泡性肿瘤；SM. suspicious for malignancy，可疑恶性肿瘤。

三、新版 TBSRTC 诊断标准

1. ND/UNS 及良性

2007 版 TBSRTC 中，满意的 FNA 标本需至少包含 6 组良性表现且适宜观察的甲状腺滤泡上皮细胞，每组至少由 10 个细胞构成，其余标本定为 ND/UNS。新版中修订了细胞数量的规定，以下几种情况均可认定为满意的 FNA 标本：①富含胶质的少细胞标本（提示病变多以巨滤泡为主，几乎均为良性）；②可以得出特定诊断的标本（如淋巴细胞性甲状腺炎）；③存在明显细胞异型性的标本（附图 1-1）[16]。仅有囊性成分的 FNA 标本（附图 1-2），需结合超声影像特点分析其是良性病变还是 ND/UNS（详见第七章、第三十四章）。如超声结果提示为良性病变，建议诊断为良性，这与旧版直接归类为 ND/UNS 不同。而超声结果不确定者，建议诊断为 ND/UNS。

新版对于良性病变几乎无修订，该分类假阴性率低于 3%。

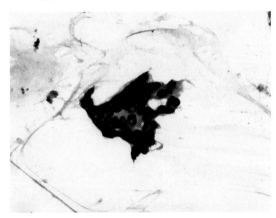 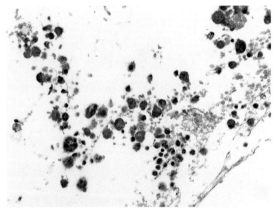

附图 1-1　细胞数量少，但具有明显异型性。诊断：恶性，甲状腺乳头状癌　　附图 1-2　仅有囊液成分和极少数甲状腺滤泡上皮细胞，超声提示良性病变，诊断为良性

2. AUS/FLUS 和 FN/SFN

AUS/FLUS 和 FN/SFN 分类为不确定类型结节，分别对应低危和高危两种情况（详见第五章）[20]。AUS 的病变范围相对 FLUS 要广，FLUS 仅用于意义不明的滤泡性病变，而 AUS 可用于除此之外的非滤泡性病变，如淋巴、C 细胞、甲状旁腺等。新版 TBSRTC 同样强调细胞学诊断中应尽量避免使用 Bethesda Ⅲ 分类，应将其总体比例控制在 7%~10% 以内。并提倡在 AUS/FLUS 的诊断报告中增加异型性描述性语言，包括细胞异型性、结构异型性、细胞和结构异型性、嗜酸细胞型 AUS/FLUS 及"异型性，非特指型"五大类[16]。

对于 FN/SFN 的诊断标准，旧版 TBSRTC 指出"具有 PTC 细胞核特征的样本不属于本类别"（详见第二十章）。鉴于 NIFTP 概念的提出，新版 TBSRTC 修订诊断标准为：具有轻度细胞核改变（包括核大小、核膜不规则度和 / 或核透明），缺乏真性乳头和核内包涵体的病变，注明"不除外 FVPTC（follicular variant PTC）或 NIFTP 可能"[16]。对于少数 FN/SFN，如细胞特点提示 FVPTC 或 NIFTP 可能（大量微滤泡，轻度或局灶细胞核改变），应备注：尽管结构特点提示滤泡性肿瘤，部分细胞特点提示浸润性 FVPTC 或新近提出的惰性病变 NIFTP 之可能，细胞学不能鉴别此类病变。

3. 可疑恶性

同样，如 SM 具有 FVPTC 或 NIFTP 可能，提倡备注：细胞形态学特点提示 FVPTC 或新近提出的惰性病变 NIFTP 之可能。

4. 恶性

Bethesda Ⅵ（恶性）的主要更新在于 3 个方面：①根据 NIFTP 概念对细胞学诊断 PTC 标准的修订；②根据 2017 年新版 WHO 甲状腺肿瘤分类新增了几个 PTC 亚分型；③在转移性肿瘤和淋巴瘤章节中，新增了其他罕见甲状腺肿瘤。NIFTP 概念提出后，TBSRTC 系统中的 PTC 诊断限用于具有经典型 PTC 细胞学特征的病例（真乳头、砂粒体、核内假包涵体）（附图 1-3，详见第三章）[21]。NIFTP ≠ 癌时，Bethesda Ⅵ 中的 PTC ROM 可达 94%~96%（见附表 1-1）。

其中大多数为经典型 PTC，但仍有少数亚型具有不同的分子生物学特点。新版指出对各亚型细胞学特点的掌握有助于避免误诊，但并不强调在 FNA 标本中必须区分 PTC 各亚型。旧版 TBSRTC 系统中，PTC 亚型包括：滤泡型、巨滤泡型、囊性型（详见第七章）、嗜酸细胞型、Warthin 样型、高细胞型（附图 1-4，详见第八章）和柱状细胞型（详见第十章）。在新版 TBSRTC 系统中，FVPTC 修改为"FVPTC 和 NIFTP"，即原来的极少数非浸润性 FVPTC，重新归类为交界性肿瘤（NIFTP，详见第六章）。根据 2017 版 WHO 甲状腺肿瘤分类，更新了实性型、弥漫硬化型、筛状桑葚型（附图 1-5，详见第九章）和鞋钉型（hobnail variant，附图 1-6）四个亚型。

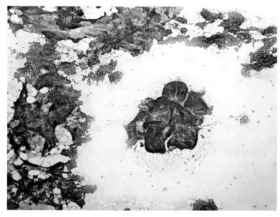

附图 1-3 恶性: 经典型甲状腺乳头状癌, 真性乳头, 乳头状癌细胞核特点

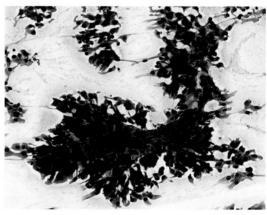

附图 1-4 恶性：甲状腺乳头状癌，高细胞型。细胞高度是宽度的 3 倍以上（注：新版 WHO 中已更新为 2 ~ 3 倍，但新版 TBSRTC 系统中未更新）

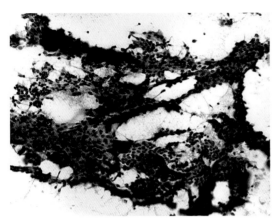 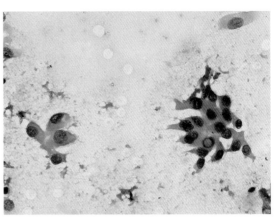

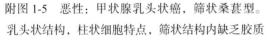

附图 1-5　恶性：甲状腺乳头状癌，筛状桑葚型。乳头状结构，柱状细胞特点，筛状结构内缺乏胶质

附图 1-6　恶性：甲状腺乳头状癌，鞋钉型。细胞异型性大，黏附性差，可见典型核内假包涵体。同样的形态也可见于囊性型和 Warthin 瘤样型，需结合背景（泡沫细胞或淋巴细胞）进行鉴别诊断

　　尚有两点值得注意：一是新版 WHO 组织学分类中巨滤泡型已并入 FVPTC，但在新版 TBSRTC 诊断系统中仍为独立分类。二是新版 WHO 组织学分类中，透明变梁状肿瘤重新界定为交界性病变（详见第二十二章）。旧版 TBSRTC 将其放在 PTC 亚型中，而新版 TBSRTC 将其作为"PTC 相关性肿瘤"进行描述，定义为起源于甲状腺滤泡上皮细胞，以梁状生长、小梁间玻璃样物质和 PTC 细胞核特点为特征的罕见肿瘤（详见第十二章），仍放在细胞学诊断恶性组内。但 2017 版 WHO 界定其为甲状腺交界性肿瘤，具有极低度恶性潜能，在细胞诊断实践中应避免过度诊断为 PTC，并在诊断中备注"透明变梁状肿瘤在新版 WHO 甲状腺肿瘤分类中定义为交界性肿瘤"。

　　其他罕见甲状腺肿瘤包括副节瘤、朗汉斯组织细胞增生症、黏液表皮样癌、乳腺样分泌癌、异位胸腺瘤、伴胸腺样分化的梭形细胞肿瘤。而异位胸腺瘤的形态学特点，强调与其组织学分类相关（详见第十七章）。

　　以上是新版 Bethesda 系统的主要变化，与第一版相比，重新界定各分类诊断标准、更新各分类恶性风险度。对 PTC 的一些少见亚型、甲状腺内罕见肿瘤进行了增补。在具体实践中，仍然会存在问题，需要我们在将来的工作中进行进一步完善、改进。

（刘志艳　著）

参 考 文 献

[1] Cibas ES, Ali SZ. The Bethesda system for reporting thyroid cytopathology. Am J Clin Pathol 2009; 132(5): 658-65. doi: 10.1309/AJCPPHLWMI3JV4LA

[2] Kakudo K, Kameyama K, Hirokawa M, et al. Subclassification of follicular neoplasms recommended by the Japan Thyroid Association Reporting System of thyroid cytology. International Journal of Endocrinology 2015: 1-6. doi: DOI: 10.1155/2015/938305

[3] Kakudo K, Higuchi M, Hirokawa M, et al. Thyroid FNA cytology in Asian practice—Active surveillance for

indeterminate thyroid nodules reduces overtreatment of thyroid carcinomas. Cytopathology 2017; 28(6): 455-66. doi: 10.1111/cyt.12491

[4] Liu Z, Liu D, Ma B, et al. History and practice of thyroid fine-needle aspiration in China, based on retrospective study of the practice in Shandong University Qilu Hospital. J Pathol Transl Med 2017; doi: 51(6): 528-532. doi: 10.4132/jptm. 2017.09.12.

[5] Kakudo K, Liu ZY, Hirokawa M. Differential Diagnoses and Pitfalls of Thyroid FNA Cytology. BookWay, 2016.

[6] Lloyd RV, Osamura RY, Klöppel G, et al. WHO Classification of Tumours:Pathology and Genetics of Tumours of Endocrine Organs. 4th ed. Lyon: IARC, 2017.

[7] 刘志艳. 具有乳头样核特征的非浸润性甲状腺滤泡性肿瘤及其诊断标准. 中华病理学杂志 2017; 46(3): 205-8. doi: 10.3760/cma.j.issn.0529-5807.2017.03.016

[8] Cibas ES, Ali SZ. The 2017 Bethesda system for reporting thyroid cytopathology. Thyroid 2017; 27(11): 1341-6. doi: 10.1089/thy.2017.0500

[9] Cibas ES, Ali SZ. The Bethesda system for reporting thyroid cytopathology. Thyroid 2009; 19(11): 1159-65. doi: 10.1089/thy.2009.0274

[10] Strickland KC, Howitt BE, Marqusee E, et al. The impact of noninvasive follicular variant of papillary thyroid carcinoma on rates of malignancy for fine-needle aspiration diagnostic categories. Thyroid 2015; 25(9): 987-92. doi: 10.1089/thy.2014.0612

[11] Faquin WC, Wong LQ, Afrogheh AH, et al. Impact of reclassifying noninvasive follicular variant of papillary thyroid carcinoma on the risk of malignancy in the Bethesda system for reporting thyroid cytopathology. Cancer Cytopathol 2016; 124(3): 181-7. doi: 10.1002/cncy.21631

[12] Maletta F, Massa F, Torregrossa L, et al. Cytological features of 'noninvasive follicular thyroid neoplasm with papillary-like nuclear features' and their correlation with tumor histology. Hum Pathol 2016; 54: 134-42. doi: 10.1016/j.humpath.2016.03.014

[13] Zhu Y, Dai J, Lin X, et al. Fine needle aspiration of thyroid nodules: Experience in a Chinese population. J Basic Clinical Medicine 2015; 4(2): 65-9. doi:

[14] Liu Z, Song Y, Han B, et al. Non-invasive follicular thyroid neoplasm with papillary-like nuclear features and the practice in Qilu Hospital of Shandong. Journal of Basic and Clinical Medicine 2017; 6(1): 22-6. doi:

[15] Kakudo K, Higuchi M, Hirokawa M, et al. Thyroid FNA cytology in Asian practice—Active surveillance for indeterminate thyroid nodules reduces overtreatment of thyroid carcinomas. Cytopathology 2017; doi:

[16] Ali S, Cibas E. The Bethesda System for Reporting Thyroid Cytopathology: Definitions, Criteria, and Explanatory Notes. 2nd ed. New York: Springer, 2018.

[17] Kakudo K, Kameyama K, Miyauchi A, et al. Introducing the reporting system for thyroid fine-needle aspiration cytology according to the new guidelines of the Japan Thyroid Association. Endocr J 2014; 61(6): 539-52. doi:

[18] Satoh T, Isozaki O, Suzuki A, et al. 2016 Guidelines for the management of thyroid storm from The Japan Thyroid Association and Japan Endocrine Society (First edition). Endocr J 2016; 63(12): 1025-64. doi: 10.1507/endocrj.EJ16-0336

[19] Bychkov A, Hirokawa M, Jung CK, et al. Low rate of noninvasive follicular thyroid neoplasm with papillary-like nuclear features in Asian practice. Thyroid 2017; 27(7): 983-4. doi: 10.1089/thy.2017.0079

[20] 刘志艳, 周庚寅. 甲状腺细针穿刺不确定类型病变中甲状腺癌的生物学行为. 中华病理学杂志 2016; 45(6): 4. doi: 10.3760/cma.j.issn.0529-5807.2016.06.019

[21] Strickland KC, Vivero M, Jo VY, et al. Preoperative cytologic diagnosis of noninvasive follicular thyroid neoplasm with papillary-like nuclear features: A prospective analysis. Thyroid 2016; 26(10): 1466-71. doi: 10.1089/thy.2016.0280

附录二 2017 年新版 WHO 甲状腺肿瘤分类

2017 年新版 WHO 内分泌肿瘤分类根据肿瘤的病理、临床，最重要的是基因学特点，对内分泌肿瘤的分类进行了全面的更新[1]。新版中甲状腺肿瘤总体可分为上皮性肿瘤、非上皮性肿瘤和继发性肿瘤三大类（附表 2-1），其中最重要的进展在于甲状腺滤泡上皮细胞起源的高分化肿瘤、乳头和滤泡、良性和恶性分类的更新[1]，并新增加了一组甲状腺交界性肿瘤。嗜酸细胞肿瘤从滤泡性肿瘤中剔除，成为一组独立的病变。低分化癌诊断标准进一步明确。间变和鳞状细胞癌之间的相关性，其他如涎腺、胸腺和其他鳃弓衍生物罕见肿瘤等也有描述。本文就甲状腺肿瘤分类的重要变化做一简要介绍。

附表 2-1 新版 WHO 甲状腺肿瘤分类

新版 WHO 甲状腺肿瘤分类	ICD-O 编码	新版 WHO 甲状腺肿瘤分类	ICD-O 编码
滤泡性腺瘤	8330/0	滤泡腺癌，广泛浸润型	8330/3
透明变梁状肿瘤	8336/1*	嗜酸细胞肿瘤	
其他包裹性滤泡性肿瘤		嗜酸细胞腺瘤	8290/0
恶性潜能未定的滤泡性肿瘤（FT-UMP）	8335/1*	嗜酸细胞癌	8290/3
恶性潜能未定的高分化肿瘤（WDT-UMP）	8348/1*	甲状腺低分化癌	8337/3
具有乳头样核特征的非浸润性包裹型滤泡性肿瘤（NIFTP）	8349/1*	甲状腺未分化癌	8020/3
甲状腺乳头状癌（PTC）		鳞状细胞癌	8070/3
甲状腺乳头状癌	8260/3	甲状腺髓样癌	8345/3
滤泡型乳头状癌	8340/3	混合性髓样 - 滤泡性癌	8346/3
包裹型乳头状癌	8343/3	黏液表皮样癌	8430/3
微小乳头状癌	8341/3	黏液表皮样癌伴嗜酸性粒细胞增多	8430/3
柱状细胞型	8344/3	黏液癌	8480/3
嗜酸细胞型	8342/3	异位胸腺瘤	8580/3
甲状腺滤泡腺癌（FTC），非特指型	8330/3	伴胸腺样分化的梭形细胞肿瘤	8588/3
滤泡腺癌，微小浸润型	8335/3	甲状腺内胸腺癌	8589/3
滤泡腺癌，包裹性血管浸润型	8339/3*	副神经节瘤和间叶 / 平滑肌源性肿瘤	

续表

新版 WHO 甲状腺肿瘤分类	ICD-O 编码	新版 WHO 甲状腺肿瘤分类	ICD-O 编码
副神经节瘤	8693/3	孤立性纤维性肿瘤	8815/1
外周神经鞘瘤（PNSTs）		淋巴造血系统肿瘤	
神经鞘瘤	9560/0	朗格汉斯细胞组织细胞增生症	9751/3
恶性外周神经鞘瘤	9540/3	Rosai-Dorfman 病	
良性血管源性肿瘤		滤泡树突状细胞肉瘤	9758/3
血管瘤	9120/0	甲状腺原发性淋巴瘤	
海绵状血管瘤	9121/0	生殖细胞肿瘤	
淋巴管瘤	9170/0	良性畸胎瘤（0 级或 1 级）	9080/0
血管肉瘤	9120/3	未成熟畸胎瘤（2 级）	9080/1
平滑肌源性肿瘤		恶性畸胎瘤（3 级）	9080/3
平滑肌瘤	8890/0	继发性肿瘤	
平滑肌肉瘤	8890/3		

注：ICD-O 编码：形态学编码来源于国际疾病分类（ICD-O）（898A）。编码 0 代表良性肿瘤，1 代表可疑、不确定或交界性肿瘤，2 代表原位癌和上皮内肿瘤Ⅲ级，3 代表恶性肿瘤。鉴于对疾病的最新理解，新版 WHO 进行了部分修订。* 代表 IARC/WHO 协会新证实的形态学编码。

　　甲状腺上皮源性肿瘤主要包括甲状腺滤泡上皮细胞起源的肿瘤和 C 细胞起源的肿瘤，而后者包括淋巴瘤和间叶源性肿瘤等。甲状腺滤泡上皮细胞起源的肿瘤主要包括滤泡腺瘤、甲状腺乳头状癌（papillary thyroid carcinoma，PTC）、滤泡腺癌（follicular thyroid carcinoma，FTC）、低分化癌和间变性癌，因为独特的分子生物学和临床特点，新版 WHO 将嗜酸细胞肿瘤从滤泡腺癌中剔除并独立分类。新版中参照 2007 年意大利都灵共识制定甲状腺低分化癌诊断标准。

　　新版 WHO 对 PTC 的定义为显示向滤泡细胞分化的证据，并具有明确 PTC 细胞核特点的恶性上皮性肿瘤，强调 PTC 通常为浸润性，诊断 PTC 需具备乳头、浸润或 PTC 细胞核特点。新版 WHO 中对滤泡性肿瘤的界定，为起源于甲状腺滤泡上皮细胞的恶性肿瘤，不伴有 PTC 细胞核特点，通常为包裹性、呈浸润性生长[1]。由此可见甲状腺滤泡上皮肿瘤的形态学诊断与鉴别诊断仍然主要依据两点：一为 PTC 细胞核特点，二为浸润。新版尝试解决 PTC 细胞核特点不明确、浸润不确定的病变、缺乏乳头样生长模式的滤泡性病变的形态学诊断标准[1]，并根据循证医学和分子生物学研究结果，对一部分肿瘤进行了重新命名。

一、甲状腺交界性肿瘤（新增）

新版 WHO 引入了甲状腺交界性（intermediate，borderline）肿瘤的概念，使甲状腺肿瘤谱系得以完善。原甲状腺透明变梁状肿瘤被归类为交界性肿瘤，此外还包括以下两组病变。

1. 恶性潜能未定的肿瘤（新增）

（1）恶性潜能未定的肿瘤发展简史：2000 年，Williams 提出了"恶性潜能未定的高分化肿瘤"（well differentiated tumours of uncertain malignant potential，WT-UMP）的概念，用来命名在形态学上非浸润性、或者可疑浸润、具有不确定 PTC-N 的包裹性滤泡生长模式的病变；"高分化癌，非特指型"，用来特指伴有明确包膜浸润和 / 或血管内癌栓，但伴有不确定 PTC-N 的包裹性滤泡生长模式的病变；"恶性潜能未定的滤泡性肿瘤"（follicular tumour of uncertain malignant potential，FT-UMP），用来特指伴有可疑包膜浸润，但不伴有血管内癌栓和 PTC-N 的包裹性滤泡生长模式的病变[2]，并指出 WT-UMP 和 FT-UMP 均为交界性肿瘤[2]。

2004 年第三版 WHO 内分泌肿瘤分册将滤泡型 PTC（follicular variant PTC, FVPTC）作为一个独立的组织病理类型提出，指出其通常为包裹性，几乎无乳头生长结构[3]。临床医师在实践中逐渐发现，FVPTC 中具有包膜的一部分肿瘤，即使单纯切除后，依然具有良好的生物学行为，不伴有复发和转移。随之研究表明，根据是否具有包膜，FVPTC 应该分为两个亚型，即浸润性 FVPTC（infiltrative FVPTC，IFVPTC）和包裹性 FVPTC，IFVPTC 具有和经典型 PTC 相似的分子生物学特点和生物学行为[7]。并根据是否伴有包膜和 / 或血管浸润，将包裹性 FVPTC 进一步分为非浸润性包裹性 FVPTC 和浸润性包裹性 FVPTC，其分子生物学特点和生物学行为分别类似于甲状腺滤泡腺瘤和滤泡腺癌[8-10]。我们的观察表明，非浸润性包裹性 FVPTC 和 Williams 的 WT-UMP 具有相似的形态学、免疫组化特点和分子生物学特点。并提议使用交界性"恶性行为未定的高分化肿瘤（well differentiated tumour, uncertain behavior，WT-UB）"的概念来同时概括这两种肿瘤[9,16]。该类肿瘤发病率较低，我们观察到 EFVPTC 仅占 0.6%，而 WT-UB 共占 5.6%。

2014 年 AFIP 甲状腺及甲状旁腺肿瘤分册引用了 Williams 的概念，并将包裹性甲状腺滤泡性肿瘤总结如下[4]：具有典型 PTC-N、无论是否有包膜侵犯，均诊断为 FVPTC。PTC-N 不确定，但具有包膜侵犯者，诊断为 WDC-NOS；PTC-N 不确定、包膜侵犯不确定或无包膜侵犯者，诊断为 WDT-UMP。如无 PTC-N，有包膜浸润即为 FTC；无包膜浸润即为 FTA；而包膜浸润不确定者，应命名为 FT-UMP。

（2）新版 WHO 恶性潜能未定的肿瘤概念更新：新版 WHO 甲状腺交界性肿瘤中恶性潜能未定（uncertain malignant potential，UMP）的甲状腺肿瘤，为伴有可疑包膜或脉管浸润的包裹性或境界清楚的甲状腺滤泡生长模式的肿瘤，不关注 PTC 细胞核特点。再根据是否具有 PTC 细胞核特点，进一步分为两类：① FT-UMP，指缺乏 PTC 细胞核特点的 UMP[2]。② WT-UMP, 指具有明确或者不确定性 PTC 细胞核特点的 UMP。Williams 概念中的非浸润性 FVPTC 归入了"具有乳头样核特征的非浸润性甲状腺滤泡性肿瘤（non-invasive follicular thyroid neoplasm with papillary-like nuclear features，NIFTP）"。

可疑包膜浸润为肿瘤细胞浸润包膜但未穿透（有或无蘑菇样，附图 2-1A）。当包膜厚且不规则时更有意义，但必须除外细针穿刺假象。新版中将广基范围内肿瘤细胞顶起纤维结缔组织被膜（穹顶样）时（附图 2-1B），同样定义为可疑包膜浸润。当血管间隙内肿瘤细胞巢缺乏内皮细胞被覆和相关血栓、纤维结缔组织内肿瘤细胞巢与血管接触，考虑到底是早期血管浸润还是纯粹肿瘤细胞巢和血管时，为可疑脉管浸润（附图 2-2）[5]。新版中恶性潜能未定的肿瘤有一重要更新，就是包括了"境界清楚（不含包膜）"的原来意义上的非典型增生、伴有可疑浸润的病变。当肿瘤浸润间质反应不明显时，可疑浸润的判定对于病理诊断医生具有相当大的挑战性。WT-UMP 的免疫组化表达谱类似 FVPTC，提示两者可能有关。而 FT-UMP 则往往被诊断为可疑滤泡性肿瘤。UMP 预后很好，目前仅有 2 例 FT-UMP 发生远处转移的报道。基因学改变详见附表 2-2。

附表 2-2　甲状腺恶性潜能未定的肿瘤 (WT-UMP 和 FT-UMP) 的基因学改变

	N-RAS 突变	H-RAS 突变	K-RAS 突变	PAX8/PPARG	RET/PTC1	RET/PTC3	BRAF
WT-UMP	3/21 (14.3)	0/16(0)	0/16(0)	0/16(0)	5/51 (9.8)	0/21(0)	0/66(0)
FT-UMP	2/15 (13.3)	1/15 (6.6)	0/15(0)	1/15(6.6)	0/15(0)	0/15(0)	0/15(0)

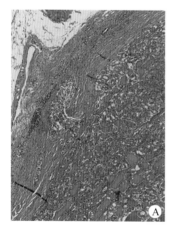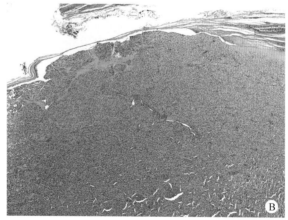

附图 2-1　恶性潜能未定的高分化肿瘤，可疑包膜浸润

2. 具有乳头样核特征的非浸润性甲状腺滤泡性肿瘤

2016 年，Nikiforov 等全球多中心病理专家针对 210 例伴有 / 不伴有浸润的包裹性甲状腺滤泡性肿瘤随访后进行重新评估，发现所有非浸润性病变即使是单纯手术切除后，也不伴有复发和转移，具有良好的生物学行为。因而提出了"NIFTP"，定义为一种起源于滤泡上皮细胞的具有 PTC-N 的包裹性或界限清楚的非浸润性滤泡性肿瘤，该肿瘤具有极低度恶性潜能，为交界性肿瘤。

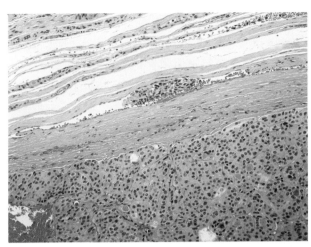

附图 2-2　恶性潜能未定的滤泡性肿瘤，可疑脉管浸润，血管内肿瘤细胞巢表面未见血管内皮被覆[5]

　　大体上NIFTP为具有完整包膜或界限清楚的肿瘤，切面灰白、质韧，出血囊性变等少见，通常直径 2~4cm（详见第六章）。组织学上，诊断 NIFTP 必须满足以下 4 条：①包膜完整，或界限清楚（附图 2-3）；②缺乏浸润；③滤泡状生长模式；④ PTC-N。细胞核评分主要依据以下三点：细胞核大小和形状；核膜不规则度和染色质特点[5]。诊断 NIFTP 细胞核评分必须 ≥ 2 分[5,6]。除此之外，NIFTP 必须除外 >1% 真性乳头、砂粒体、肿瘤性坏死、高核分裂象（≥ 3/10HPF）及其他细胞特点（如 >30% 实性 / 梁状 / 岛状生长方式）等[5]。

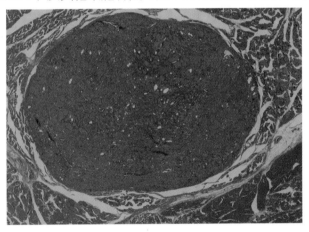

附图 2-3　NIFTP 低倍镜所见：包膜完整，或界限清楚，缺乏浸润，滤泡状生长模式

　　除非浸润性 EFVPTC 之外，NIFTP 尚且包括"界限清楚（clear demarcation）"者，即原 WHO 中不伴有包膜的"非典型腺瘤样增生性"病变[5]。结合 UMP 的概念不难看出，原"可疑浸润的腺瘤样增生（UMP）""不伴有浸润的非典型腺瘤样增生（NIFTP）"，在新版 WHO 中均界定为交界性肿瘤，其诊断同样依据细胞核评判标准进行评分，结合浸润的有无进行分类。该概念的更新，势必会将原来病理诊断中的一部分腺瘤样增生性病变，修订为 UMP 或 NIFTP（良性增生到交界性病变的更新），而另一部分原来病理诊断中的

非浸润性 EFVPTC，修订为 NIFTP（癌到交界性病变的更新），均为极低度恶性潜能，预后良好，推荐随访或单纯肿瘤切除。

　　在欧洲和北美国家，NIFTP 占所有甲状腺癌的 10%~20%。亚洲甲状腺工作组新近统计的各国 NIFTP 构成比为 0~4.7%，平均为 0.8%，其中山东大学齐鲁医院 NIFTP 的构成比为 0.3%，远低于西方国家[7]。男女比例为 1 :（3~4），发病年龄跨度较大，多数在 40~60 岁。临床表现为无症状、可移动的包块，肿瘤较大时可引起局部压迫症状，B 超提示界限清楚的均匀低回声结节。NIFTP 常见的基因学改变是 RAS 突变、PPARG 和 THADH 基因融合，偶见 BRAF^{V601E} 突变，但一般无 BRAF^{V600E} 突变。生物学行为上 NIFTP 类似于滤泡腺瘤，完整切除肿瘤后 15 年内复发和转移率低于 1%[1,8]，但若切缘阳性可致肿瘤复发[1]。

　　3. 透明变梁状肿瘤

　　除这两类新增的肿瘤之外，新版 WHO 中，原透明变梁状肿瘤（hyalinizing trabecular tumour）被重新界定为交界性病变，为包膜完整或境界清楚的单个实性肿瘤，缺乏包膜、脉管或甲状腺实质的浸润（仅 1 例浸润病例报道）[9]，同时具有独特的形态学特点和免疫表型[10]（详见第十二章）。

　　综上所述，甲状腺交界性肿瘤除包括具有包膜的滤泡生长模式的肿瘤外，尚且包括边界清楚（缺乏包膜）的病变。提示原有 "非典型腺瘤样增生"，在新版 WHO 甲状腺肿瘤分类中同样归入了交界性肿瘤，应根据细胞核特点进行评分并做出相应诊断。非浸润性滤泡型乳头状癌，已不再使用 "癌" 的概念，而重新命名为 NIFTP。同时，新版 WHO 新增了 "包裹型 PTC（乳头状生长模式）"，非浸润性包裹型 PTC 同样预后较好，是否应归为交界性肿瘤，尚需一系列研究进一步验证。可见包裹性 / 边界清楚的甲状腺滤泡性肿瘤的诊断主要依据包膜和 / 或脉管浸润及 PTC 细胞核特点，各肿瘤之间的关系详见附图 2-4。

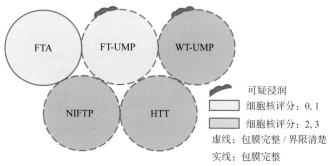

附图 2-4　包裹性甲状腺滤泡性病变示意图

二、甲状腺乳头状癌的更新

　　旧版 WHO 对 PTC 的定义为显示向滤泡细胞分化的证据，并具有明确 PTC 细胞核特点的恶性上皮性肿瘤。新版 WHO 在此概念的基础上，强调 PTC 通常为浸润性，诊断 PTC 需具备乳头、浸润或 PTC 细胞核特点（附图 2-5）。

1. 组织学类型的改变

新版 WHO 在旧版的基础上对 PTC 组织学类型进行了较大幅度的更新，新增了包裹型、鞋钉型。更新了微小乳头状癌、滤泡型、弥漫硬化型（附图 2-6）、高细胞型、柱状细胞型（附图 2-7，详见第十章）、嗜酸细胞型（附图 2-8）、透明细胞型（附图 2-9）、Warthin 样型（附图 2-10）等，其中对滤泡型和高细胞型更新较大。原实性型改为实性 / 梁状型（附图 2-11），原筛状型改为筛状桑葚型（附图 2-12，详见第九章）；原 PTC 伴结节性筋膜炎样间质改为结节性筋膜炎样型；原 PTC 伴梭形细胞和巨细胞改为梭形细胞型。去掉了 PTC 伴鳞状细胞癌或黏液表皮样癌。

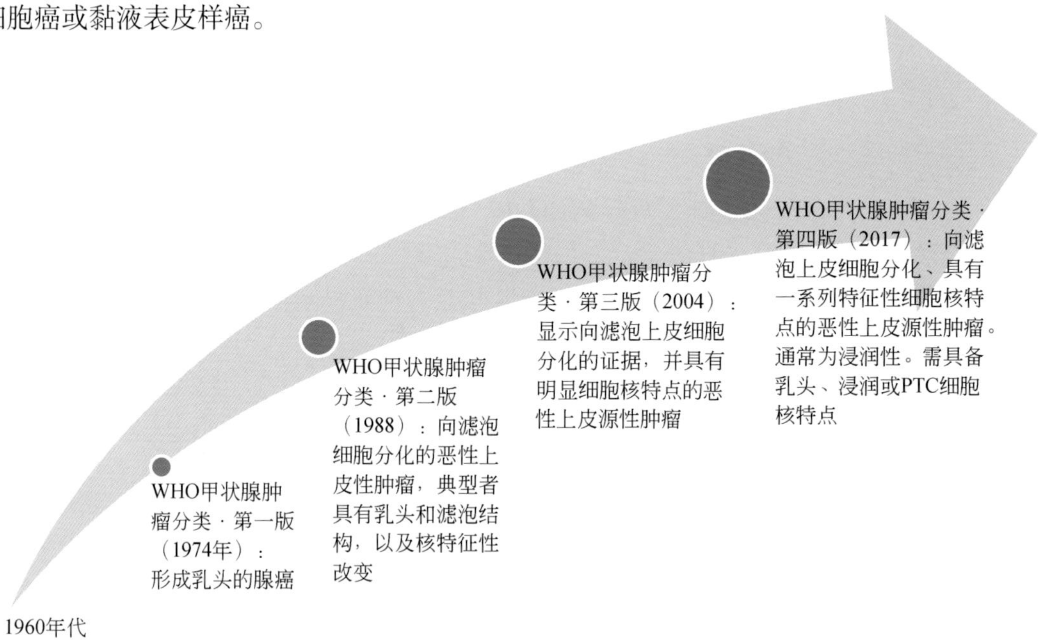

WHO甲状腺肿瘤分类·第四版（2017）：向滤泡上皮细胞分化、具有一系列特征性细胞核特点的恶性上皮源性肿瘤。通常为浸润性。需具备乳头、浸润或PTC细胞核特点

WHO甲状腺肿瘤分类·第三版（2004）：显示向滤泡上皮细胞分化的证据，并具有明显细胞核特点的恶性上皮源性肿瘤

WHO甲状腺肿瘤分类·第二版（1988）：向滤泡细胞分化的恶性上皮性肿瘤，典型者具有乳头和滤泡结构，以及核特征性改变

WHO甲状腺肿瘤分类·第一版（1974年）：形成乳头的腺癌

1960年代

附图 2-5　WHO 甲状腺肿瘤分类中甲状腺乳头状癌演变发展简图

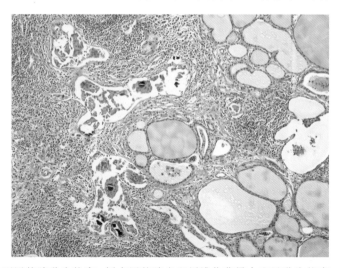

附图 2-6　弥漫硬化型甲状腺乳头状癌：桥本甲状腺炎和纤维化背景中查见乳头状癌，淋巴管内富含癌栓，砂粒体易见，可见部分鞋钉样癌细胞

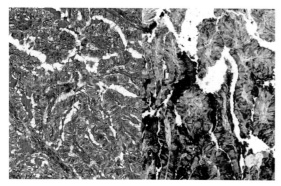

附图 2-7 柱状细胞型甲状腺乳头状癌：肿瘤细胞呈柱状、乳头状排列，乳头状癌细胞核特点不明显，右图显示该例异常表达 β -hCG

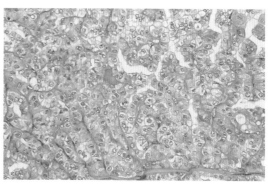

附图 2-8 嗜酸细胞型甲状腺乳头状癌：肿瘤细胞呈乳头状实性排列，具有乳头状癌细胞核特点，细胞质内可见丰富的嗜酸性颗粒，伴有不同程度的透明变性

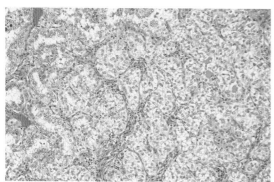

附图 2-9 透明细胞型甲状腺乳头状癌：肿瘤细胞呈乳头状、滤泡状、实性排列，细胞质透明

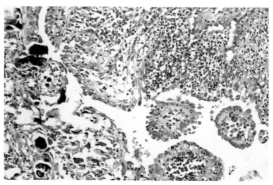

附图 2-10 Warthin 样型甲状腺乳头状癌：肿瘤间质富含淋巴细胞，肿瘤细胞呈鞋钉样或不同程度极性破坏、失黏附

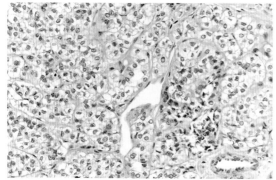

附图 2-11 实性 / 梁状型复合透明细胞型甲状腺乳头状癌：肿瘤细胞呈实性梁状排列，伴有广泛透明变性，具有典型乳头状癌细胞核特点，可见典型核内假包涵体

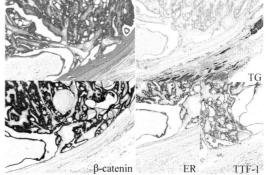

附图 2-12 筛状桑葚型甲状腺乳头状癌：肿瘤细胞呈乳头状、筛状排列，筛状结构内缺乏胶质，本例缺乏典型桑葚体结构。肿瘤细胞呈柱状、高细胞状，具有独特的免疫表型，TG 阴性，β-catenin 表达于细胞质和核，ER、TTF-1 阳性表达

（1）包裹型（新增）：新版 WHO 增加了包裹型（encapsulated variant），指具有典型 PTC 细胞学特点，具有完整的纤维包膜，也可有局灶浸润的 PTC（附图 2-13），约占所有 PTC 的 10%[11]，预后良好，可出现局部淋巴结转移，但血道转移罕见，5 年生存率近100%[12]，需与滤泡腺瘤伴乳头状增生鉴别，后者无 PTC 细胞核特点。

（2）鞋钉型（新增）：新版 WHO 新增了鞋钉型（hobnail variant）PTC[13-15]，定义为超过 30% 的肿瘤细胞具有鞋钉样特点。该型仅占所有 PTC 的不到 2%，为侵袭型[16,17]。组织学上表现为复杂的乳头或微乳头结构(附图 2-14)，嗜酸性胞质的细胞围绕在乳头周边，核位于顶端而非基底部，核质比不高，细胞黏附性消失，砂粒体不常见[18]，坏死、核分裂象、脉管侵犯及腺外侵犯、复发和远处转移常见[16,19]。免疫组化显示不同程度的 TG、CK7、CK19、HBME1 阳性，TTF-1 阳性，超过 25% 的细胞核 P53 阳性，Ki-67 增殖指数平均 10%。BRAF^{V600E} 突变最常见，其次是 TP53 突变[20-22]。

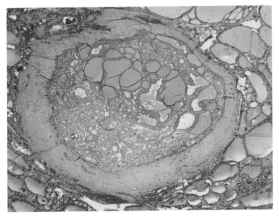 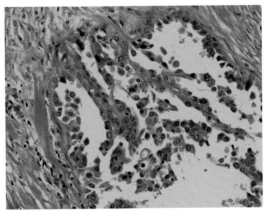

附图 2-13　包裹型甲状腺乳头状癌低倍镜所见：典型乳头状癌，完整的纤维包膜[5]

附图 2-14　鞋钉型甲状腺乳头状癌：组织学上表现为复杂的乳头或微乳头结构，嗜酸性胞质的细胞围绕在乳头周边，核位于顶端而非基底部，核质比不高[18]，细胞黏附性消失[5]

（3）甲状腺微小乳头状癌（papillary thyroid microcarcinoma，PTMC）：新版中尽管提到曾有提议将之命名为 "微小乳头状肿瘤（papillary microtumour）"[23]，但仍沿用微小乳头状癌的概念，特指直径小于 1cm 的 PTC（附图 2-15）。PTMC 总体预后良好，无病生存率为 93%。但也有报道称 PTMC 可表现为恶性生物学行为，尤其伴有 BRAF 基因突变者。

（4）滤泡型（follicular variant）：新版 WHO 将滤泡型 PTC 主要分为两个亚型，即浸润型和浸润性包裹型，其中浸润型最常见（附图 2-16），与经典型 PTC 特征多有类似。滤泡型甲状腺乳头状癌发展简史详见附图 2-17。将非包裹性滤泡型 PTC 归类为 PTC 的原因为：①其中某些肿瘤在甲状腺内存在多发病灶，具有经典型 PTC 特点；②其生物学行为与经典型 PTC 接近，其中以颈部淋巴结转移率高最为明显；③淋巴结转移经常有乳头结构；④肿瘤细胞角蛋白的表达与乳头状癌而非滤泡腺癌相似。浸润性包裹型 PTC 包膜和脉管浸润的判定标准参见甲状腺滤泡腺癌判定标准（follicular thyroid carcinoma，FTC）[5]。另外尚有两种罕见亚型：一是旧版 WHO 中巨滤泡型 PTC 不再是独立的一型，而归类为 FVPTC 的罕见亚型之一；另一种为弥漫或多结节型，在该型中，整个甲状腺被肿瘤弥漫浸润，不形成明显肉眼可见的结节，该型侵袭性强，预后较经典型 PTC 略差。

（5）高细胞型 (tall cell variant)：旧版 WHO 将超过 50% 的肿瘤细胞高度 3 倍于宽度的 PTC 定义为高细胞型。新版中主要有两点更新：一是将高细胞特点肿瘤细胞的比例降为 30%；二是肿瘤细胞高度定为 2~3 倍于宽度，将高细胞亚型标准放宽（附图 2-18）。肿瘤好发于中老年（平均 50 ～ 57 岁），体积较大（常 >5cm），易腺外播散（42%）、

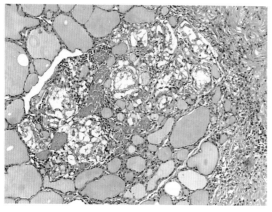 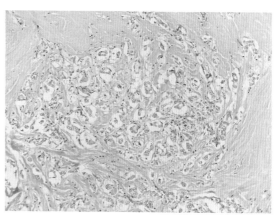

附图 2-15　甲状腺微小乳头状癌：甲状腺滤泡上皮细胞起源、具有乳头状癌细胞核特点、浸润性生长，直径小于 1cm

附图 2-16　浸润性滤泡型甲状腺乳头状癌：肿瘤细胞呈滤泡状，于纤维结缔组织中呈浸润性生长，具有典型乳头状癌细胞核特点，可见滤泡周围裂隙

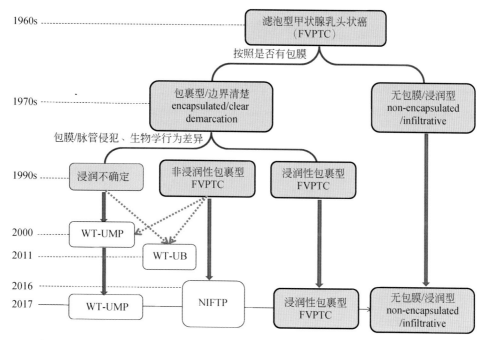

附图 2-17　滤泡型甲状腺乳头状癌发展简史（注：虚线箭头在新版 WHO 中有修订，实线箭头为新版 WHO 分类所引用）

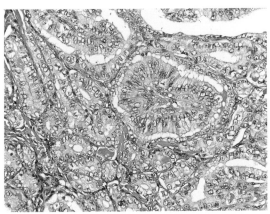

附图 2-18　高细胞型甲状腺乳头状癌：肿瘤细胞高度定为 2~3 倍于宽度，部分肿瘤细胞双列平行排列，形成所谓的"车轨征"

局部复发（58%）、远处转移（17%）和较高死亡率（25%）[24]。组织学上癌细胞呈单行排列，核位于基底，胞质丰富，常呈嗜酸性。即使没有腺外侵犯[25]、高细胞的比例不足 30%，预后仍较经典型 PTC 差，故应该在诊断中注明其比例。该型 BRAF 和 TERT 基因突变比例均较高。

（6）梭形细胞型（spindle cell variant）：用于 PTC 伴有 5%～95% 梭形细胞化生者（附图 2-19）。这些梭形细胞本质上为上皮，可以表达 CK 和 TTF-1（附图 2-20）。梭形细胞与出血和含铁血黄素无关、非甲状腺细针穿刺部位的反应性改变。该型与间变性癌的鉴别诊断包括细胞温和、缺乏核分裂象和坏死。

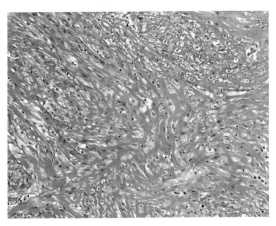

附图 2-19　梭形细胞型甲状腺乳头状癌：肿瘤细胞呈弥漫梭形，中度异型，缺乏坏死和病理性核分裂象，缺乏典型乳头状癌区域，间质胶原化

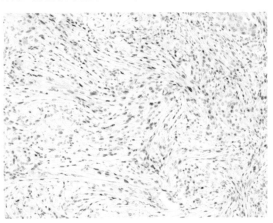

附图 2-20　梭形细胞型甲状腺乳头状癌：TTF-1 免疫组化染色，可见肿瘤细胞核呈阳性表达

三、甲状腺滤泡性肿瘤

对 FTC 进行重新分组。原甲状腺滤泡性肿瘤中的嗜酸细胞肿瘤，因具有独特的基因谱、临床治疗反应等而作为独立的分类。

1. 甲状腺滤泡腺癌

新版 WHO 中将 FTC 分为三组：微小浸润型、包裹性血管浸润型和弥漫浸润型。有关包膜浸润，新版中明确指出，肿瘤细胞 / 滤泡浸润至邻近正常甲状腺组织时，常可见到少许反应性纤维带（附图 2-21）。FTC 血管浸润的范围和预后相关，但淋巴管浸润少见，如发现淋巴管侵犯，病理医生应想到滤泡型 PTC 的诊断。<4 个血管浸润的预后要好于广泛浸润者。弥漫浸润型 FTC 弥漫浸润至整个甲状腺和甲状腺外软组织，并强调单纯血管浸润并非"弥漫浸润"。但广泛血管浸润者预后差。同时，新版中强调，滤泡腺癌很少侵犯淋巴管，淋巴结转移同样罕见。因此包裹性滤泡性肿瘤诊断中如查见淋巴管侵犯，应重新考虑滤泡型 PTC、而非 FTC 的诊断。该结论提示，原本诊断为滤泡腺癌伴淋巴管侵犯和 / 或淋巴结转移的病例，应为浸润性包裹性滤泡型 PTC。

新版 WHO 保留了旧版 FTC 的透明细胞型，新增了印戒细胞型、黏液型、肾小球样生长方式的滤泡腺癌、梭形细胞型、类似腺样囊性癌的 FTC、腺脂肪癌、梭形细胞型；并将旧版嗜酸细胞型 FTC 归入嗜酸细胞肿瘤（Hurthle cell tumour，HCT）中。其中 TERT 基因突变者预后差。FTC 放射性碘治疗有效。

2. 甲状腺滤泡腺瘤

甲状腺滤泡腺瘤的定义无明显修订，约 30% 伴有 RAS 基因突变，以 NRAS 外显子 61 最为常见。PTEN 错构肿瘤综合征患者和 Carney 综合征患者易患滤泡腺瘤。新版 WHO 保留了伴乳头状增生的腺瘤、伴怪异核的腺瘤、透明细胞腺瘤、印戒细胞腺瘤；原毒性（高功能）腺瘤改为高功能（毒性、热）腺瘤，原脂肪腺瘤新增腺脂肪瘤的同名词。新增了其他滤泡腺瘤，包括：富含脂质的滤泡腺瘤，因服用四环素导致的黑色腺瘤，以梭形细胞为主的腺瘤等。去除胚胎性腺瘤；去除嗜酸细胞腺瘤，并归入 HCT 分类中。

四、嗜酸细胞肿瘤

HCT/HCN 指滤泡上皮细胞起源的包裹性肿瘤，包括嗜酸细胞腺瘤和嗜酸细胞癌（附图 2-22），两者均要求嗜酸细胞占 75% 以上。包膜和脉管浸润的判定标准与滤泡性肿瘤一致。但对于可疑包膜和 / 或脉管浸润的嗜酸细胞肿瘤目前尚无明确界定。嗜酸细胞肿瘤中可伴

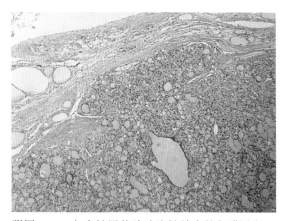

附图 2-21　包裹性甲状腺滤泡性肿瘤的包膜浸润：肿瘤细胞 / 滤泡浸润至邻近正常甲状腺组织时，常可见到少许反应性纤维带

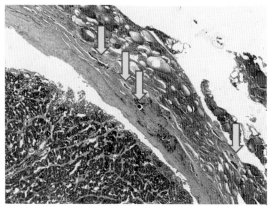

附图 2-22　嗜酸细胞癌，黄色箭头显示多数脉管内癌栓

有钙化，通常位于滤泡腔内，非同心圆状，更多见于良性 HCT（附图 2-23）。

HTC 与 FTC 不同，除血道转移外，可转移至颈部淋巴结。有时颈部血道转移可呈多结节状。实性 / 梁状生长模式、滤泡结构少见、灶性小细胞，提示恶性可能。直径 >4cm 的肿瘤，出现灶性肿瘤性坏死、核分裂象增加、灶性小细胞，被认为是低分化嗜酸细胞癌，此时肿瘤往往不表达 TG 和 TTF1。

嗜酸细胞肿瘤线粒体性 DNA 突变较 FTC 多见，其基因图谱不同于其他类型甲状腺癌，RAS 基因突变和 PAX8/PPARG 基因重排发生率低。部分遗传综合征，如 Cowden 综合征患者 HCT 患病风险增加。嗜酸细胞癌对抗放射性碘治疗。

五、低分化癌

新版 WHO 低分化癌的诊断标准依据 2007 年都灵共识[26]，包括：①滤泡上皮细胞起源的癌；②实性、梁状、岛状生长模式；③缺乏 PTC-N；④具有以下三条中至少一条，即扭曲核（即 PTC 细胞核去分化）、10 个高倍镜视野 ≥ 3 个核分裂象、肿瘤性坏死（附图 2-24）。该标准同样适合低分化嗜酸细胞癌的诊断。新版强调侵袭性 PTC 和 FTC 如具有典型分化特征（PTC 细胞核特点、乳头或者滤泡），不应诊断为低分化癌。低分化癌的分子生物学改变包括 RAS、BRAF、ALK、TP53、TERT 等。5 年生存率为 60%~70%。放射性碘治疗反应差。

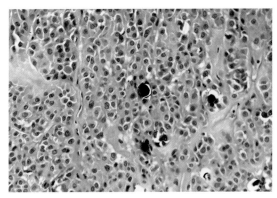 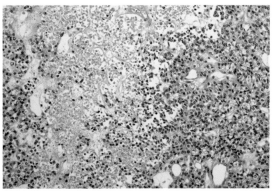

附图 2-23　嗜酸细胞肿瘤：查见灶性钙化，嗜碱性，位于滤泡腔内，个别呈砂粒体样，勿误诊为砂粒体

附图 2-24　甲状腺低分化癌：肿瘤细胞呈实性梁状生长模式，缺乏乳头状细胞核特点，具有明显肿瘤性坏死

以上是新版 WHO 组织学分类中甲状腺肿瘤分类的主要变化，最重要的是提出了甲状腺交界性肿瘤的概念[27]，并进一步明确了分化型甲状腺癌中的一些侵袭型和非侵袭型，对甲状腺肿瘤的基因图谱更为明确。肿瘤诊断标准的更新，对病理医生提出了更高的要求，我们应该及时了解新的分类及其临床意义，并不断发现新问题，立足临床、善于总结，以更好地服务于临床实践。

（刘志艳　著）

参考文献

[1] Lloyd R, Osamura R, Kloppel G, et al. WHO Classification of Tumours:Pathology and Genetics of Tumours of Endocrine Organs. 4th ed. Lyon: IARC, 2017.

[2] Williams ED. Guest editorial: Two proposals regarding the terminology of thyroid tumors. Int J Surg Pathol 2000; 8(3): 181-3.

[3] DeLellis RA, RV L, PU H, et al. WHO Classifications of Tumors of Endocrine Organs. 3rd ed. Lyon: IARC, 2004.

[4] Rosai J, DeLellis RA, Carcangiu ML. Tumors of the Thyroid and Parathyroid Glands. 4th ed. Maryland: AFIP, 2014.

[5] 刘志艳，周庚寅，Kennichi Kakudo，et al. 2017 版 WHO 甲状腺肿瘤分类解读 . 中华病理学杂志 2018；47(4)；DOI:10.3760/cma.j.issn.0529-5807.2018.04.017.

[6] Nikiforov YE, Seethala RR, Tallini G, et al. Nomenclature revision for encapsulated follicular variant of papillary thyroid carcinoma: A paradigm shift to reduce overtreatment of indolent tumors. JAMA Oncol 2016; 2(8): 1023-9.

[7] Liu Z, Song Y, Han B, et al. Non-invasive follicular thyroid neoplasm with papillary-like nuclear features and the practice in Qilu Hospital of Shandong. Journal of Basic and Clinical Medicine 2017; 6(1): 22-6.

[8] Kakudo K, Kameyama K, Hirokawa M, et al. Subclassification of follicular neoplasms recommended by the Japan Thyroid Association reporting system of thyroid cytology. International Journal of Endocrinology 2015; 2015: 1-6.

[9] McCluggage WG, Sloan JM. Hyalinizing trabecular carcinoma of thyroid gland. Histopathology 1996; 28(4): 357-62.

[10] Hirokawa M, Carney JA, Ohtsuki Y. Hyalinizing trabecular adenoma and papillary carcinoma of the thyroid gland express different cytokeratin patterns. Am J Surg Pathol 2000; 24(6): 877-81.

[11] Carcangiu ML, Zampi G, Pupi A, et al. Papillary carcinoma of the thyroid. A clinicopathologic study of 241 cases treated at the University of Florence, Italy. Cancer 1985; 55(4): 805-28.

[12] Eloy C, Santos J, Soares P, et al. Intratumoural lymph vessel density is related to presence of lymph node metastases and separates encapsulated from infiltrative papillary thyroid carcinoma. Virchows Arch 2011; 459(6): 595-605.

[13] Motosugi U, Murata S, Nagata K, et al. Thyroid papillary carcinoma with micropapillary and hobnail growth pattern: A histological variant with intermediate malignancy? Thyroid 2009; 19(5): 535-7.

[14] Kakudo K, Bai Y, Liu Z, et al. Classification of thyroid follicular cell tumors: with special reference to borderline lesions. Endocr J 2012; 59(1): 1-12.

[15] Lino-Silva LS, Dominguez-Malagon HR, Caro-Sanchez CH, et al. Thyroid gland papillary carcinomas with "micropapillary pattern," a recently recognized poor prognostic finding: Clinicopathologic and survival analysis of 7 cases. Hum Pathol 2012; 43(10): 1596-600.

[16] Asioli S, Erickson LA, Righi A, et al. Papillary thyroid carcinoma with hobnail features: Histopathologic criteria to predict aggressive behavior. Hum Pathol 2013; 44(3): 320-8.

[17] Amacher AM, Goyal B, Lewis JS, Jr., et al. Prevalence of a hobnail pattern in papillary, poorly differentiated, and anaplastic thyroid carcinoma: A possible manifestation of high-grade transformation. Am J Surg Pathol 2015; 39(2): 260-5.

[18] Asioli S, Erickson LA, Sebo TJ, et al. Papillary thyroid carcinoma with prominent hobnail features: A new aggressive variant of moderately differentiated papillary carcinoma. A clinicopathologic, immunohistochemical, and molecular study of eight cases. Am J Surg Pathol 2010; 34(1): 44-52.

[19] Yue C, Zhang Y, Xing L, et al. Clinicopathological factors in risk prediction of lymph node metastasis in papillary thyroid carcinoma. Zhonghua Yi Xue Za Zhi 2014; 94(46): 3637-41.

[20] Bellevicine C, Cozzolino I, Malapelle U, et al. Cytological and molecular features of papillary thyroid carcinoma with prominent hobnail features: A case report. Acta Cytol 2012; 56(5): 560-4.

[21] Asioli S, Maletta F, Pagni F, et al. Cytomorphologic and molecular features of hobnail variant of papillary thyroid carcinoma: Case series and literature review. Diagn Cytopathol 2014; 42(1): 78-84.

[22] Lubitz CC, Economopoulos KP, Pawlak AC, et al. Hobnail variant of papillary thyroid carcinoma: An institutional case series and molecular profile. Thyroid 2014; 24(6): 958-65.

[23] Rosai J, LiVolsi VA, Sobrinho-Simoes M, et al. Renaming papillary microcarcinoma of the thyroid gland: The Porto proposal. Int J Surg Pathol 2003; 11(4): 249-51.

[24] Morris LG, Shaha AR, Tuttle RM, et al. Tall-cell variant of papillary thyroid carcinoma: A matched-pair analysis of survival. Thyroid 2010; 20(2): 153-8.

[25] Ghossein RA, Leboeuf R, Patel KN, et al. Tall cell variant of papillary thyroid carcinoma without extrathyroid extension: Biologic behavior and clinical implications. Thyroid 2007; 17(7): 655-61.

[26] Volante M, Collini P, Nikiforov YE, et al. Poorly differentiated thyroid carcinoma: The Turin proposal for the use of uniform diagnostic criteria and an algorithmic diagnostic approach. Am J Surg Pathol 2007; 31(8): 1256-64.

[27] 刘志艳 .2017 年新版 WHO 甲状腺交界性肿瘤解读 . 山东大学耳鼻喉眼学报 2017；31（6）：1-4

缩略词表

A

ATC   anaplastic thyroid carcinoma   甲状腺间变性癌

ATA   The American Thyroid Association   美国甲状腺学会

AUS   atypia of undetermined significance   意义不明的异型性

B

BFN   benign follicular nodule   良性滤泡性结节

C

CEA   carcinoembryonic antigen   癌胚抗原

CNB   core needle biopsy (core biopsy)   粗针穿刺活检（粗针活检）

CT   calcitonin/computed tomography   降钙素 / 计算机断层成像

CMV-PTC   cribriform morula variant of papillary thyroid carcinoma   筛状桑葚型甲状腺乳头状癌

D

DLBCL   diffuse large B cell lymphoma   弥漫性大 B 细胞淋巴瘤

E

EMZBCL   extranodal marginal B-cell lymphoma   结外边缘区 B 细胞淋巴瘤

F

FTA   follicular thyroid adenoma   甲状腺滤泡腺瘤

FLUS   follicular lesion of undetermined significance   意义不明的滤泡性病变

FNA   fine needle aspiration   细针穿刺活检

FNAC   fine-needle aspiration cytology   细针穿刺活检细胞学

FN/HCN   follicular neoplasm/Hurthle cell neoplasm   滤泡性肿瘤 / 嗜酸细胞肿瘤

FN/SFN   follicular neoplasm/suspicious follicular neoplasm   滤泡性肿瘤 / 可疑滤泡性肿瘤

FT-UMP   follicular tumor of uncertain malignant potential   恶性潜能未定的滤泡性肿瘤

fT$_3$ 游离 T$_3$

fT$_4$ 游离 T$_4$

FTA   follicular thyroid adenoma   甲状腺滤泡腺瘤

FTC   follicular thyroid carcinoma   甲状腺滤泡腺癌

FTT　follicular thyroid tumor　甲状腺滤泡性肿瘤

FVPTC　follicular variant papillary thyroid carcinoma　滤泡型甲状腺乳头状癌

H

HCN/HCT　Hurthle cell neoplasm/Hurthle cell tumor　嗜酸细胞肿瘤

HCC　Hurthle cell carcinoma　嗜酸细胞癌

HE　hematoxylin and eosin　苏木素伊红染色

HPTC　hobnail variant papillary thyroid carcinoma　鞋钉型甲状腺乳头状癌

HT　Hashimoto's thyroiditis　桥本甲状腺炎

I

IHC　immunohistochemical staining　免疫组化染色

ITET/CASTLE　intrathyroid epithelial thymoma/carcinoma showing thymus-like differen-tiation　甲状腺内上皮性胸腺瘤 / 显示胸腺样分化的癌

ITC　intrathyroid thymic carcinoma　甲状腺内胸腺癌

J

JTA　Japan Thyroid Association　日本甲状腺学会

L

LBC　liquid-based cytology　液基细胞学

LT　lymphocytic thyroiditis　淋巴细胞性甲状腺炎

M

MALT　marginal zone B cell lymphoma of mucosa-associated lymphoid tissue　黏膜淋巴组织相关性边缘区 B 细胞淋巴瘤

MEC　mucoepidermoid carcinoma　黏液表皮样癌

MTC　medullary thyroid cancer　甲状腺髓样癌

N

N/C　nuclear/cytoplasmic ratio　核质比

NCI　nuclear cytoplasmic inclusions (pseudoinclusions) 核内细胞质包涵体（核内假包涵体）

ND　nondiagnostic　不适诊断

NSE　neuron-specific enolase　神经元特异性烯醇化酶

NIFTP　non-invasive follicular thyroid neoplasm with papillary-like nuclear features　具有乳头状核特征的非浸润性甲状腺滤泡性肿瘤

P

Pap　Papanicolaou　巴氏

PDC　poorly differentiated carcinoma　低分化癌

PHPT   primary hyperparathyroidism   原发性甲状旁腺功能亢进症

PMC   papillary microcarcinoma   微小乳头状癌

PNC   peculiar nuclear clearing   特异性透明核

PTC   papillary thyroid carcinoma   甲状腺乳头状癌

PTC-N   papillary thyroid carcinoma type nuclear features (changes)   甲状腺乳头状癌细胞核特征

PTMC   papillary thyroid microcarcinoma   甲状腺微小乳头状癌

PTA   parathyroid adenoma   甲状旁腺腺瘤

R

RAI   radioactive iodine   碘放射活性

RCC   renal cell carcinoma   肾细胞癌

ROSE   rapid on-site evaluation   现场快速评估

S

SAT   subacute thyroiditis   亚急性甲状腺炎

SIVs   septate intracytoplasmic vacuoles   肥皂泡样胞质内空泡

SM   suspicious for malignancy   可疑恶性

SPTC   suspicious for papillary thyroid carcinoma   可疑甲状腺乳头状癌

T

TBSRTC   The Bethesda System for Reporting Thyroid Cytopathology   甲状腺细胞病理 Bethesda 诊断系统

TG   thyroglobulin   甲状腺球蛋白

TGD   thyroglossal ducts   甲状舌管

TPO   thyroid peroxidase   甲状腺过氧化物酶

TSH   thyroid stimulating hormone   甲状腺刺激激素

TTF1   thyroid transcription factor 1   甲状腺转录因子 1

U

UC   undifferentiated carcinoma   未分化癌

US   ultrasonography   超声

UG-FNA   ultrasound guided fine needle aspiration   超声引导下细针穿刺

W

WHAFFT   worrisome histologic alterations following fine needle aspiration of the thyroid   甲状腺细针穿刺后继发性异型组织学改变

WDT-UB   well differentiated tumor of uncertain behavior   生物学行为未定的高分化肿瘤

WDT-UMP   well differentiated tumor of uncertain malignant potential   恶性潜能未定的高分化肿瘤

WHO   World Health Organization   世界卫生组织